输血检验技术与临床

主 编 宋雪珍 辛晓文 孙荣同

SHUXUE JIANYAN JISHU
YU LINCHUANG

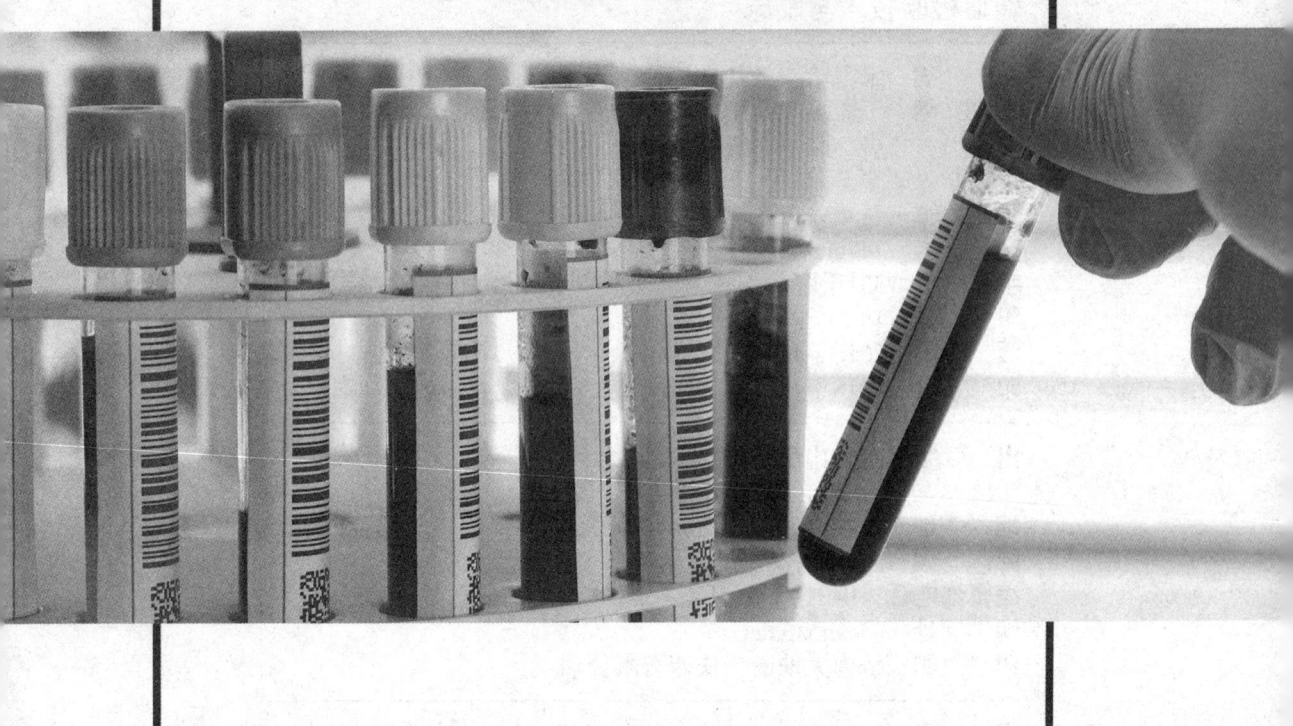

吉林出版集团
吉林科学技术出版社

图书在版编目（CIP）数据

输血检验技术与临床 / 宋雪珍等著. -- 长春：吉林科学技术出版社, 2018.3
ISBN 978-7-5578-3670-2

Ⅰ.①输… Ⅱ.①宋… Ⅲ.①输血—血液检查 Ⅳ.①R446.11

中国版本图书馆CIP数据核字(2018)第064122号

输血检验技术与临床

主　　编	宋雪珍　辛晓文　孙荣同				
副 主 编	王孟燕	任小宁	王甜甜	孙凌云	徐晓军　阮晓璇
	房　昆	徐腾飞	徐道晶	邹艳亮	侯迎豆
出 版 人	李　梁				
责任编辑	赵　兵　张　卓				
开　　本	787mm×1092mm　1/16				
字　　数	351千字				
印　　张	14				
版　　次	2018年4月第1版				
印　　次	2018年4月第1次印刷				
出　　版	吉林出版集团				
	吉林科学技术出版社				
地　　址	长春市人民大街4646号				
邮　　编	130021				
编辑部电话	0431-85635185				
网　　址	www.jlstp.net				
印　　刷	济南大地图文快印有限公司				
书　　号	ISBN 978-7-5578-3670-2				
定　　价	88.00元				

如有印装质量问题可寄出版社调换
版权所有　翻印必究　举报电话：0431-85635185

前　言

我国临床输血已成为非常重要的治疗手段，因而对从事输血医学研究和临床输血工作人才的需求也发生了的变化，对输血医学检验专业人员的要求也越来越高。为适应我国输血检验技术与临床事业的发展，输血检验科技术人员在提高检验技能的同时，也要加强临床知识的学习，掌握输血检验项目的临床意义，以便更好地协助临床，服务患者。在临床用血方面，各级医疗机构要积极推广科学、合理用血技术，杜绝血液的浪费和滥用，保证临床用血的质量和安全。

本书首先介绍了临床输血检验技术，包括临床血液一般检验、输血检验、血栓与止血检验、成分血采集技术等内容；其次重点阐述了临床输血，涵盖了血液成分的临床应用、血液代用品的临床应用、内科输血、外科输血、儿科输血、输血不良反应与输血传播疾病等内容，条理清晰，简明实用，可供医学检验技术专业学生使用，也可以作为医疗卫生机构输血科（库）、中心血站工作人员的专业参考书。

本书由临床领域内的优秀学术骨干根据多年的临床实践经验体会，并参阅大量国内外文献和科研成果编写而成。编写人员在编写过程中反复校对、再三审核，但由于水平和精力有限，难免有疏漏和不足之处，敬请各位同仁及广大读者不吝指正，以便日臻完善。

编　者
2018 年 3 月

目 录

第一章 临床血液一般检验 ... 1
- 第一节 血液标本采集与处理 ... 1
- 第二节 血红蛋白测定 ... 6
- 第三节 红细胞检验 ... 8
- 第四节 白细胞计数 ... 11
- 第五节 血小板计数 ... 14
- 第六节 红细胞沉降率测定 ... 16

第二章 输血检验 ... 18
- 第一节 ABO 血型鉴定 ... 18
- 第二节 Rh 血型鉴定 ... 27
- 第三节 其他血型鉴定 ... 31
- 第四节 血型血清学常用检查方法 ... 32
- 第五节 红细胞血型抗体筛查 ... 39
- 第六节 红细胞血型抗体鉴定 ... 43
- 第七节 交叉配血试验 ... 46
- 第八节 胎儿新生儿溶血病的血型血清学检查 ... 50
- 第九节 血小板血型抗原 ... 56
- 第十节 血小板血型的临床应用 ... 59
- 第十一节 人类白细胞抗原系统 ... 62
- 第十二节 HLA 抗体检测 ... 69
- 第十三节 梅毒螺旋体抗体检测 ... 72
- 第十四节 输血相关人类免疫缺陷病毒检测 ... 75

第三章 血栓与止血检验 ... 79
- 第一节 血栓与止血的筛查试验 ... 79
- 第二节 血管内皮细胞的检验 ... 85
- 第三节 血小板检验 ... 87
- 第四节 凝血因子检验 ... 90
- 第五节 抗凝物质检验 ... 92
- 第六节 纤溶活性检验 ... 95

第四章 成分血采集技术 ... 97
第一节 血小板采集技术 ... 97
第二节 粒细胞采集技术 ... 102
第三节 血浆采集技术 ... 105
第四节 外周血造血干细胞采集技术 ... 106
第五节 治疗性血液成分单采和置换技术 ... 108

第五章 血液成分的临床应用 ... 117
第一节 成分输血概述 ... 117
第二节 全血输注 ... 121
第三节 红细胞输注 ... 124
第四节 血小板输注 ... 127
第五节 血浆输注 ... 129
第六节 粒细胞输注 ... 131
第七节 冷沉淀输注 ... 132

第六章 血液代用品的临床应用 ... 134
第一节 血浆代用品 ... 134
第二节 红细胞代用品 ... 143
第三节 血小板代用品 ... 149

第七章 内科输血 ... 153
第一节 慢性贫血的输血 ... 153
第二节 急性贫血的输血 ... 155
第三节 红细胞疾病的输血 ... 159
第四节 白细胞疾病的输血 ... 167
第五节 出血性疾病的输血 ... 171

第八章 外科输血 ... 176
第一节 失血性休克 ... 176
第二节 神经外科输血 ... 178
第三节 烧伤输血 ... 179
第四节 骨科输血 ... 180
第五节 普通外科手术的输血 ... 181
第六节 胸心血管外科的输血 ... 183
第七节 严重创伤急救时的大量输血 ... 184
第八节 妊娠期输血 ... 185

第九章 儿科输血 ... 196
第一节 新生儿血液的生理学特征 ... 196
第二节 儿科输血特点 ... 197

第十章 输血不良反应与输血传播疾病 ... 202
第一节 输血不良反应 ... 202
第二节 输血传播疾病 ... 217

参考文献 ... 225

第一章

临床血液一般检验

第一节 血液标本采集与处理

一、静脉采血法

(一) 普通采血法

1. 试剂与器材 如下所述。
(1) 30g/L碘酊。
(2) 75%乙醇。
(3) 其他：一次性注射器、压脉带、垫枕、试管、消毒棉签。
2. 操作 如下所述。
(1) 取试管1支（需抗凝者应加相应抗凝剂）。
(2) 打开一次性注射器包装，取下针头无菌帽，将针头与针筒连接，针头斜面对准针筒刻度，抽拉针栓检查有无阻塞和漏气，排尽注射器内的空气，套上针头无菌帽，备用。
(3) 受检者取坐位，前臂水平伸直置于桌面枕垫上，选择容易固定、明显可见的肘前静脉或手背静脉，幼儿可用颈外静脉采血。
(4) 用30g/L碘酊自所选静脉穿刺处从内向外、顺时针方向消毒皮肤，待碘酊挥发后，再用75%乙醇以同样方式脱碘，待干。
(5) 在穿刺点上方约6cm处系紧压脉带，嘱受检者紧握拳头，使静脉充盈显露。
(6) 取下针头无菌帽，以左手拇指固定静脉穿刺部位下端，右手拇指和中指持注射器针筒，示指固定针头下座，针头斜面和针筒刻度向上，沿静脉走向使针头与皮肤成30°角，快速刺入皮肤，然后成5°角向前刺破静脉壁进入静脉腔。见回血后，将针头顺势深入少许。穿刺成功后右手固定注射器，左手松压脉带后，再缓缓抽动注射器针栓至所需血量。受检者松拳，消毒干棉球压住穿刺孔，拔出针头。嘱受检者继续按压针孔数分钟。
(7) 取下注射器针头，将血液沿试管壁缓缓注入试管中。抗凝血需立即轻轻混匀，盖紧试管塞，及时送检。
3. 附注 如下所述。
(1) 采血部位通常选择肘前静脉，如此处静脉不明显，可采用手背、手腕、腘窝和外踝部静脉。幼儿可采用颈外静脉。
(2) 采血一般取坐位或卧位：体位影响水分在血管内外的分布，从而影响被测血液成分浓度。

（3）压脉带捆扎时间不应超过1min，否则会使血液成分浓度发生改变。

（4）血液注入试管前应先取下注射器针头，然后将血液沿试管壁缓缓注入试管中，防止溶血和泡沫产生。需要抗凝时应与抗凝剂轻轻颠倒混匀，切忌用力振荡试管。

（5）如遇受检者发生晕针，应立即拔出针头，让其平卧。必要时可用拇指压掐或针刺人中、合谷等穴位，或嗅吸芳香酊等药物。

（二）真空采血管采血法

1. 原理　将有头盖胶塞的采血试管预先抽成不同的真空度，利用其负压自动定量采集静脉血样。

2. 试剂与器材　目前真空采血器有软接式双向采血针系统（头皮静脉双向采血式）和硬接式双向采血针系统（套筒双向采血式）两种，都是一端为穿刺针，另一端为刺塞针。另附不同用途的一次性真空采血管，有的加有不同抗凝剂，或其他添加剂，均用不同颜色头盖标记便于识别。真空采血法符合生物安全措施。

3. 操作　如下所述。

（1）消毒：为受检者选静脉与消毒。

（2）采血：①软接式双向采血针系统采血：拔除采血穿刺针的护套，以左手固定受检者前臂，右手拇指和示指持穿刺针，沿静脉走向使针头与皮肤成30°角，快速刺入皮肤，然后成5°角向前刺破静脉壁进入静脉腔，见回血后将刺塞针端（用橡胶管套上的）直接刺穿真空采血管盖中央的胶塞中，血液自动流入试管内，如需多管血样，将刺塞端拔出，刺入另一真空采血管即可。达到采血量后，松压脉带，嘱受检者松拳，拔下刺塞端的采血试管。将消毒干棉球压住穿刺孔，立即拔除穿刺针，嘱受检者继续按压针孔数分钟。②硬连接式双向采血针系统采血：静脉穿刺如上，采血时将真空采血试管拧入硬连接式双向采血针的刺塞针端中，静脉血就会自动流入采血试管中，拔下采血试管后，再拔出穿刺针头。

（3）抗凝血：需立即轻轻颠倒混匀。

4. 附注　如下所述。

（1）使用真空采血器前应仔细阅读厂家说明书，严格按说明书要求操作。

（2）尽量选粗大的静脉进行穿刺。

（3）刺塞针端的乳胶套能防止拔除采血试管后继续流血污染周围，达到封闭采血防止污染环境的作用，因此不可取下乳胶套。

（4）带乳胶套的刺塞端须从真空采血试管的胶塞中心垂直穿刺。

（5）采血完毕后，先拔下刺塞端的采血试管，后拔穿刺针端。

（6）使用前勿松动一次性真空采血试管盖塞，以防采血量不准。

（7）如果一次采血要求采取几个标本时，应按以下顺序采血：血培养管，无抗凝剂及添加剂管，凝血象管，有抗凝剂（添加剂）管。

二、毛细血管采血法

1. 试剂与器材　如下所述。

（1）一次性采血针。

（2）消毒干棉球。

(3) 75%乙醇棉球。

(4) 经过校正的20μl吸管。

2. 操作　如下所述。

(1) 采血部位：成人以左手无名指为宜，1岁以下婴幼儿通常用大拇指或足跟部两侧采血。

(2) 轻轻按摩采血部位，使其自然充血，用75%乙醇棉球消毒局部皮肤，待干。

(3) 操作者用左手拇指和示指紧捏刺血部位两侧，右手持无菌采血针，自指尖内侧迅速穿刺。

(4) 用消毒干棉球擦去第一滴血，按需要依次采血。

(5) 采血完毕，用消毒干棉球压住伤口，止血。

3. 附注　如下所述。

(1) 除特殊情况外，不要在耳垂采血。应避免在冻疮、炎症、水肿等部位采血。

(2) 皮肤消毒后一定要待乙醇挥发，干燥后采血，否则血液会四处扩散而不成滴。

(3) 穿刺深度一般以2.0~2.5mm为宜，稍加挤压血液能流出。

(4) 进行多项检验时，采集标本次序为：血小板计数、红细胞计数、血红蛋白测定、白细胞计数及涂血片等。

三、抗凝剂的选用

临床血液学检验中常用的抗凝剂有以下3种。

1. 枸橼酸钠（柠檬酸钠）　枸橼酸能与血液中的钙离子结合形成螯合物，从而阻止血液凝固。市售枸橼酸钠多含2分子结晶水，相对分子质量为294.12，常用浓度为109mmol/L（32g/L）。枸橼酸钠与血液的比例多采用1∶9（V∶V），常用于凝血象和红细胞沉降率测定（魏氏法血沉测定时抗凝剂为1∶4，即抗凝剂0.4ml加血1.6ml）。

2. 乙二胺四乙酸二钾（$EDTA \cdot K_2 \cdot 2H_2O$，MW404.47）　抗凝机制与枸橼酸钠相同。全血细胞分析用$EDTA \cdot K_2$ 1.5~2.2mg可阻止1ml血液凝固。适用于全血细胞分析，尤其适用于血小板计数。但由于其影响血小板聚集及凝血因子检测，故不适合做凝血象和血小板功能检查。

3. 肝素　是一种含有硫酸基团的黏多糖，相对分子质量为15 000，与抗凝血酶Ⅲ（AT-Ⅲ）结合，促进其对凝血因子Ⅻ、Ⅺ、Ⅸ、Ⅹ和凝血酶活性的抑制，抑制血小板聚集从而达到抗凝。通常用肝素钠盐或锂盐粉剂（125U=1mg）配成1g/L肝素水溶液，即每毫升含肝素1mg。取0.5ml置小瓶中，37~50℃烘干后，能抗凝5ml血液。适用于红细胞比容测定，不适合凝血象和血液学一般检查，因其可使白细胞聚集，并使血涂片染色后产生蓝色背景。

四、血涂片制备

1. 器材　清洁、干燥、无尘、无油脂的载玻片（25mm×75mm，厚度为0.8~12mm）。

2. 操作　血涂片制备方法很多，目前临床实验室普遍采用的是手工推片法，在玻片近一端1/3处，加一滴（约0.05ml）充分混匀的血液，握住另一张边缘光滑的推片，以30°~45°角使血滴沿推片迅速散开，快速、平稳地推动推片至载玻片的另一端。

3. 附注 如下所述。

（1）血涂片通常呈舌状或楔形，分头、体、尾三部分。

（2）推好的血涂片应在空气中晃动，使其尽快干燥。天气寒冷或潮湿时，应于37℃恒温箱中保温促干，以免细胞变形缩小。

（3）涂片的厚薄、长度与血滴的大小、推片与载玻片之间的角度、推片时的速度及红细胞比容有关。一般认为血滴大、角度大、速度快则血膜厚；反之则血膜薄。红细胞比容高于正常时，血液黏度较高，保持较小的角度，可得满意结果；相反，红细胞比容低于正常时，血液较稀，则应用较大角度、推片速度应较快。

（4）血涂片应在1h内染色或在1h内用无水甲醇（含水量<3%）固定后染色。

（5）新购置的载玻片常带有游离碱质，必须用浓度约1mol/L HCl浸泡24h后，再用清水彻底冲洗，擦干后备用。用过的载玻片可放入含适量肥皂或其他洗涤剂的清水中煮沸20min，洗净，再用清水反复冲洗，蒸馏水最后浸洗，擦干备用。使用时，切勿用手触及玻片表面。

（6）血液涂片既可直接用非抗凝的静脉血或毛细血管血，也可用EDTA抗凝血制备。由于EDTA能阻止血小板聚集，故在显微镜下观察血小板形态时非常合适。

（7）使用EDTA·K_2抗凝血液样本时，应充分混匀后再涂片。抗凝血样本应在采集后4h内制备血涂片，时间过长可引起中性粒细胞和单核细胞的形态改变。注意制片前，样本不宜冷藏。

五、血涂片染色

（一）瑞氏（Wright）染色法

1. 原理 瑞氏染色法使细胞着色既有化学亲和反应，又有物理吸附作用。各种细胞由于其所含化学成分不同，对染料的亲和力也不一样，因此，染色后各种细胞呈现出各自的染色特点。

2. 试剂 如下所述。

（1）瑞氏染液

瑞氏染料 0.1g

甲醇（AR） 60.0ml

瑞氏染料由酸性染料伊红和碱性染料亚甲蓝的氧化物（天青）组成。将瑞氏染料放入清洁干燥研钵里，先加少量甲醇，充分研磨使染料溶解，将已溶解的染料倒入棕色试剂瓶中，未溶解的再加少量甲醇研磨，直至染料完全溶解，甲醇全部用完为止。配好后放于室温下，一周后即可使用。新配染液效果较差，放置时间越长，染色效果越好。久置应密封，以免甲醇挥发或氧化成甲酸。染液中也可加中性甘油2~3ml，除可防止甲醇过早挥发外，也可使细胞着色清晰。

（2）pH6.8磷酸盐缓冲液

磷酸二氢钾（KH_2PO_4） 0.3g

磷酸氢二钠（Na_2HPO_4） 0.2g

加少量蒸馏水溶解，再加至1 000ml。

3. 操作 如下所述。
(1) 采血后推制厚薄适宜的血涂片（见"血涂片制备"）。
(2) 用蜡笔在血膜两头画线，然后将血涂片平放在染色架上。
(3) 加瑞氏染液数滴，以覆盖整个血膜为宜，固定血膜约1min。
(4) 滴加约等量的缓冲液与染液混合，室温下染色5~10min。
(5) 用流水冲去染液，待干燥后镜检。
4. 附注 如下所述。
(1) pH对细胞染色有影响：由于细胞中各种蛋白质均为两性电解质，所带电荷随溶液pH而定。对某一蛋白质而言，如环境pH < pI（蛋白质的等电点），则该蛋白质带正电荷，即在酸性环境中正电荷增多，易与酸性伊红结合，染色偏红；相反，则易与美蓝天青结合，染色偏蓝。为此，应使用清洁中性的载玻片，稀释染液必须用pH6.8缓冲液。冲洗玻片必须用流水。
(2) 未干透的血膜不能染色，否则染色时血膜易脱落。
(3) 染色时间与染液浓度、染色时温度成反比；而与细胞数量成正比。
(4) 冲洗时不能先倒掉染液，应用流水冲去，以防染料沉淀在血膜上。
(5) 如血膜上有染料颗粒沉积，可加少许甲醇溶解，但需立即用水冲掉甲醇，以免脱色。
(6) 染色过淡，可以复染。复染时应先加缓冲液，创造良好的染色环境，而后加染液，或加染液与缓冲液的混合液，不可先加染液。
(7) 染色过深可用水冲洗或浸泡水中一定时间，也可用甲醇脱色。
(8) 染色偏酸或偏碱时，均应更换缓冲液再重染。
(9) 瑞氏染液的质量好坏除用血涂片实际染色效果评价外，还可采用吸光度比值(ratio of absorption, RA)评价。瑞氏染液的成熟指数以RA (A650nm/A525nm) = 1.3 ± 0.1为宜。
(10) 目前已有商品化瑞氏染液及缓冲液供应。

（二）瑞氏－姬姆萨（Wright－Giemsa）复合染色法

姬姆萨染色原理与瑞氏染色相同，但提高了噻嗪染料的质量，加强了天青的作用，对细胞核着色效果较好，但对中性颗粒着色较瑞氏染色差。因此，瑞氏－姬姆萨复合染色法可取长补短，使血细胞的颗粒及胞核均能获得满意的染色效果。

1. 试剂 瑞氏－姬姆萨复合染色液。

Ⅰ液：取瑞氏染料1g、姬姆萨染料0.3g，置洁净研钵中，加少量甲醇（分析纯），研磨片刻，吸出上层染液。再加少量甲醇继续研磨，再吸出上层染液。如此连续几次，共用甲醇500ml。收集于棕色玻璃瓶中，每天早、晚各振摇3min，共5天，以后存放一周即能使用。

Ⅱ液：pH6.4~6.8磷酸盐缓冲液

磷酸二氢钾（无水） 6.64g
磷酸氢二钠（无水） 2.56g

加少量蒸馏水溶解，用磷酸盐调整pH，加水至1 000ml。

2. 操作 瑞氏－姬姆萨染色法与瑞氏染色法相同。

（孙凌云）

第二节 血红蛋白测定

一、氰化高铁血红蛋白（HiCN）测定法

（一）原理

血红蛋白（除硫化血红蛋白外）中的亚铁离子（Fe^{2+}）被高铁氰化钾氧化成高铁离子（Fe^{3+}），血红蛋白转化成高铁血红蛋白。高铁血红蛋白与氰离子（CN^-）结合，生成稳定的氰化高铁血红蛋白（hemoglobin cyanide，HiCN）。氰化高铁血红蛋白在波长540nm处有一个较宽的吸收峰，它在540nm处的吸光度同它在溶液中的浓度成正比。常规测定可从HiCN参考液制作的标准曲线上读取结果。

（二）试剂

HiCN试剂：

氰化钾（KCN）　0.050g

高铁氰化钾［$K_3Fe(CN)_6$］　0.200g

无水磷酸二氢钾（KH_2PO_4）　0.140g

非离子表面活性剂［Triton X-100，Saponic218 等］　0.5~1.0ml

上述成分分别溶于蒸馏水中，混合，再加蒸馏水至1 000ml，混匀。试剂为淡黄色透明溶液，pH值在7.0~7.4。血红蛋白应在5min内完全转化为高铁血红蛋白。

（三）操作

1. 标准曲线制备　将市售氰化高铁血红蛋白（HiCN）参考液稀释为四种浓度（200g/L，100g/L，50g/L，25g/L），然后以HiCN试剂调零，分别测定各自在540nm处的吸光度。以血红蛋白浓度（g/L）为横坐标，其对应的吸光度为纵坐标，在坐标纸上描点，绘制标准曲线。

2. 常规检测血红蛋白　先将20μl血用5.0ml HiCN试剂稀释，混匀，静置5min后，测定待检标本在540nm下的吸光度，查标准曲线求得血红蛋白含量。

（四）附注

（1）血红蛋白测定方法很多，但无论采用何种方法，都必须溯源至HiCN的结果。

（2）试剂应贮存在棕色硼硅有塞玻璃瓶中，不能贮存于塑料瓶中，否则会使CN^-丢失，造成测定结果偏低。

（3）试剂应置于4~10℃保存，不能放0℃以下保存，因为结冰可引起试剂失效。

（4）试剂应保持新鲜，至少一个月配制一次。

（5）氰化钾是剧毒品，配试剂时要严格按剧毒品管理程序操作。

（6）脂血症或标本中存在大量脂质可产生混浊，可引起血红蛋白假性升高。白细胞数 $>20\times10^9$/L、血小板计数 $>700\times10^9$/L 及异常球蛋白增高也可出现混浊，均可使血红蛋白假性升高。煤气中毒或大量吸烟引起血液内碳氧血红蛋白增多，也可使测定值增高。若因白细胞数过多引起的混浊，可离心后取上清液比色；若因球蛋白异常增高（如肝硬化患者）

引起的混浊,可向比色液中加入少许固体氯化钠(约0.25g)或碳酸钾(约0.1g),混匀后可使溶液澄清。

(7) 测定后的 HiCN 比色液不能与酸性溶液混合(目前大都用流动比色,共用1个废液瓶,尤须注意),因为氰化钾遇酸可产生剧毒的氢氰酸气体。

(8) 为防止氰化钾污染环境,比色测定后的废液集中于广口瓶中处理:①首先以水稀释废液(1:1),再按每升上述稀释废液加次氯酸钠(安替福民)35ml,充分混匀后敞开容器口放置15h 以上,使 CN^- 氧化成 CO_2 和 N_2 挥发,或水解成 CO_3^{2-} 和 NH_4^+,再排入下水道。②如果没有安替福民,可用"84"消毒液40ml 代替,除毒效果基本相同。③碱性硫酸亚铁除毒:硫酸亚铁和 KCN 在碱性溶液中反应,生成无毒的亚铁氰化钾,取硫酸亚铁($FeSO_4 \cdot 7H_2O$)50g,氢氧化钠50g,加水至1 000ml,搅匀制成悬液。每升 HiCN 废液,加上述碱性硫酸亚铁悬液40ml,不时搅匀,置3h 后排入下水道。但除毒效果不如前两种方法好。

(9) HiCN 参考液的纯度检查:①波长450~750nm 的吸收光谱曲线形态应符合文献所述,即峰值在540nm,谷值在504nm。②A540nm/A504nm 的吸光度比值应为1.59~1.63。③用 HiCN 试剂作空白,波长710~800nm 处,比色杯光径1.000cm 时,吸光度应小于0.002。

二、十二烷基硫酸钠血红蛋白(SLS-Hb)测定法

由于 HiCN 试剂含剧毒的氰化钾会污染环境,对环境保护不利。为此,各国均相继研发不含 KCN 的测定血红蛋白方法,如 SLS-Hb 现已应用于血细胞分析仪上,但其标准应溯源到 HiCN 量值。

(一) 原理

除 SHb 外,血液中各种血红蛋白均可与十二烷基硫酸钠(sodium lauryl sulfate,SLS)作用,生成 SLS-Hb 棕色化合物,SLS-Hb 波峰在538nm,波谷在500nm。本法可用 HiCN 法标定的新鲜血,再制备本法的标准曲线。

(二) 试剂

1. 60g/L 十二烷基硫酸钠的磷酸盐缓冲液 称取60g 十二烷基硫酸钠溶解于33.3mmol/L 磷酸盐缓冲液(pH7.2)中,加 TritonX-100 70ml 于溶液中混匀,再加磷酸盐缓冲液至1 000ml,混匀。

2. SLS 应用液 将上述60g/L SLS 原液用蒸馏水稀释100倍,SLS 最终浓度为2.08mmol/L。

(三) 操作

1. 准确吸取 SLS 应用液 5.0ml 置于试管中,加入待测血20μl,充分混匀。5min 后置540nm 下以蒸馏水调零,读取待测管吸光度,查标准曲线即得 SLS-Hb 结果。

2. 标准曲线绘制 取不同浓度血红蛋白的全血标本,分别用 HiCN 法定值。再以这批已定值的全血标本,用 SLS-Hb 测定,获得相应的吸光度,绘制出标准曲线。

(四) 参考区间

男 131~172g/L*

女 113~151g/L*

新生儿 180~190g/L**

婴儿　110~120g/L＊＊
儿童　120~140g/L＊＊

＊摘自丛玉隆，金大鸣，王鸿利，等．中国人群成人静脉血血细胞分析参考范围调查．中华医学杂志，2003，83（14）：1201-1205.

＊＊摘自胡亚美，江载芳．诸福棠实用儿科学（下册）．第7版．北京：人民卫生出版社，2003：2685.

（五）附注

（1）注意选用CP级以上的优质十二烷基硫酸钠［$CH_3(CH_2)_3SO_4Na$，MW288.38］。本法配方溶血力很强，因此不能用同一管测定液同时测定血红蛋白和白细胞计数。

（2）如无TritonX-100可用国产乳化剂OP或其他非离子表面活性剂替代。

（3）其他环保的血红蛋白测定方法还很多，如间羟血红蛋白等。

（六）临床意义

生理性增加：新生儿、高原地区居住者。

减少：主要见于婴幼儿、老年人及妊娠中晚期等。

病理性增加：真性红细胞增多症、代偿性红细胞增多症，如先天性青紫性心脏病、慢性肺部疾病、脱水。

减少：各种贫血、白血病、产后、手术后、大量失血。

在各种贫血时，由于红细胞内血红蛋白含量不同，红细胞和血红蛋白减少程度可不一致。血红蛋白测定可以用于了解贫血的程度。如需要了解贫血的类型，还需做红细胞计数和红细胞形态学检查及红细胞其他相关的指标测定。

（阮晓璇）

第三节　红细胞检验

一、红细胞计数

（一）原理

用等渗稀释液将血液按一定倍数稀释，充入计数池后显微镜下计数一定体积内红细胞数，换算求出每升血液中红细胞的数量。

（二）试剂与器材

1. 红细胞稀释液　如下所述。

枸橼酸钠　1.0g

36%甲醛液　1.0ml

氯化钠　0.6g

加蒸馏水至100ml，混匀、过滤两次后备用。

2. 其他　显微镜、改良Neubauer血细胞计数板等。

（三）操作

（1）取中号试管1支，加红细胞稀释液2.0ml。

（2）用清洁干燥微量吸管取末梢血或抗凝血 10μl，擦去管外余血后加至红细胞稀释液底部，再轻吸上层清液清洗吸管 2~3 次，立即混匀。

（3）混匀后，用干净微量吸管将红细胞悬液充入计数池，不得有空泡或外溢，充池后静置 2~3min 后计数。

（4）高倍镜下依次计数中央大方格内四角和正中共 5 个中方格内的红细胞。对压线细胞按"数上不数下、数左不数右"的原则进行计数。

（四）计算

红细胞数/L = 5 个中方格内红细胞数 $\times 5 \times 10 \times 200 \times 10^6$

= 5 个中方格内红细胞数 $\times 10^{10}$

= 5 个中方格内的红细胞数 $\times 10^{12}/100$

式中：

×5　5 个中方格换算成 1 个大方格。

×10　1 个大方格容积为 0.1μl，换算成 1.0μl。

×200　血液的实际稀释倍数应为 201 倍，按 200 是便于计算。

$\times 10^6$　由 1μl 换算成 1L。

（五）参考区间

男　　(4.09~5.74) $\times 10^{12}/L$ *

女　　(3.68~5.13) $\times 10^{12}/L$ *

新生儿　(5.2~6.4) $\times 10^{12}/L$ **

婴儿　　(4.0~4.3) $\times 10^{12}/L$ **

儿童　　(4.0~4.5) $\times 10^{12}/L$ **

*摘自丛玉隆，金大鸣，王鸿利，等．中国人群成人静脉血血细胞分析参考范围调查．中华医学杂志，2003，83（14）：1201-1205.

**摘自胡亚美，江载芳．诸福棠实用儿科学（下册）．第 7 版．北京：人民卫生出版社，2003：2685.

（六）附注

（1）采血时不能挤压过甚，因此针刺深度必须适当。

（2）稀释液要过滤，试管、计数板均须清洁，以免杂质、微粒等被误认为红细胞。

（3）参考范围数值内，两次红细胞计数相差不得超过 5%。

（4）不允许以血红蛋白浓度来折算红细胞数。

（七）临床意义

红细胞增加或减少的临床意义与血红蛋白测定相似。一般情况下，红细胞数与血红蛋白浓度之间有一定的比例关系。但在病理情况下，此比例关系会打破，因此，同时测定二者，对贫血诊断和鉴别诊断有帮助。

二、红细胞形态学检查

各种贫血患者红细胞形态和着色有不同程度的改变，观察外周血红细胞形态有助于贫血的诊断和鉴别诊断。外周血红细胞变化有以下几种类型。

（一）大小异常

正常红细胞大小较为一致，直径为 6~9μm。在各种贫血时，红细胞可出现大小不一。凡直径 >10μm 者称大红细胞，>15μm 者称巨红细胞，常见于巨幼细胞性贫血、肝脏疾病等；直径 <6μm 者称为小红细胞，多见于缺铁性贫血等疾病。

（二）形态异常

1. 球形红细胞（spherocyte） 红细胞直径通常 <6μm，厚度增加通常 >2.6μm，因而红细胞呈小圆球形，细胞中心区血红蛋白含量较正常红细胞多，常见于下列疾病。

（1）遗传性球形细胞增多症。

（2）自身免疫性溶血性贫血。

（3）异常血红蛋白病（HbS 及 HbC 病等）。

2. 椭圆形红细胞（elliptocyte） 红细胞呈椭圆形，横径缩短，长径增大，有时可呈畸形。正常人血液中也可见到，但最多不超过 15%。这种红细胞增多见于以下疾病。

（1）遗传性椭圆形细胞增多症，一般要高于 25%~50% 才有诊断价值。

（2）其他各类贫血都可有不同程度的增多。

3. 靶形红细胞（target cell） 比正常红细胞扁薄，中心有少许血红蛋白，部分可与周围的血红蛋白连接，边缘部染色较中央深，故呈靶状。主要见于以下疾病。

（1）珠蛋白生成障碍性贫血。

（2）严重缺铁性贫血。

（3）一些血红蛋白病（血红蛋白 C、D、E、S 病）。

（4）肝病、脾切除后及阻塞性黄疸等。

4. 镰形红细胞（sickle cell） 细胞狭长似镰刀，也可呈麦粒状或冬青叶样，主要见于遗传性镰形红细胞增多症。

5. 口形红细胞（stomatocyte） 红细胞淡染区呈裂口状狭孔，正常 <4%。增高见于以下疾病。

（1）口形细胞增多症。

（2）急性乙醇中毒。

6. 棘形红细胞（acanthocyte） 棘形红细胞是一种带刺状的红细胞，刺呈针刺状或尖刺状，见于以下疾病。

（1）棘细胞增多症（遗传性血浆 β 脂蛋白缺乏症）时，棘形红细胞可高达 70%~80%。

（2）严重肝病或制片不当。

7. 锯齿细胞（crenated cell） 锯齿细胞也称短棘形细胞（echinocyte），细胞突起较棘细胞短，但分布较均匀。主要见于尿毒症、微血管病性溶血性贫血、丙酮酸激酶缺乏症、阵发性睡眠性血红蛋白尿症等。

8. 裂红细胞（schistocyte） 裂红细胞指红细胞碎片，包括盔形红细胞等，多见于 DIC 和心源性溶血性贫血等。其他也见于化学中毒、肾功能不全、血栓性血小板减少性紫癜等。

（三）染色异常

1. 着色过浅 红细胞中心淡染区扩大，多见于缺铁性贫血、地中海贫血及其他血红蛋白病。

2. 着色过深 中心淡染区不见，着色较深，多见于溶血性贫血及大细胞性贫血。

3. 嗜多色性红细胞 红细胞经瑞氏染色染成灰蓝色、灰红色、淡灰色，胞体较正常红细胞稍大，这是一种尚未完全成熟的网织红细胞，多染性物质是核糖体，随着细胞的成熟而逐渐消失，主要见于各种增生性贫血。

（四）结构异常

1. 嗜碱性点彩红细胞 用亚甲基蓝染色（或瑞氏染色），成熟红细胞内有散在的深蓝色嗜碱性颗粒，外周血中点彩红细胞增多，表示贫血时骨髓再生旺盛或有紊乱现象，某些重金属中毒时可大量出现。

2. 卡波环（Cabot ring） 成熟红细胞内有染成紫红色的细线状环，呈圆形或8字形，可能是残留核膜所致，见于恶性贫血、溶血性贫血、铅中毒等。

3. 染色质小体（Howell – Jolly body） 成熟红细胞中含有紫红色圆形小体，大小不等，数量不一，可能是残留的核染色质微粒。见于增生性贫血、脾切除后、巨幼细胞性贫血、恶性贫血等。

4. 有核红细胞 正常成人血片中不会出现，新生儿出生一周内可能有少量有核红细胞出现。溶血性贫血、急、慢性白血病、红白血病、髓外造血及严重缺氧等在外周血片中常见到有核红细胞。

（任小宁）

第四节 白细胞计数

一、白细胞计数

（一）原理

血液经白细胞稀释液稀释，成熟红细胞全部被溶解，充入计数池后，在显微镜下计数一定体积内白细胞数，换算出每升血液中白细胞数量。

（二）试剂

白细胞稀释液：
冰乙酸 2ml
蒸馏水 98ml
10g/L 亚甲蓝溶液 3滴
混匀过滤后备用。

（三）操作

（1）取小试管1支，加白细胞稀释液0.38ml。

（2）用微量吸管准确吸取末梢血20μl，擦去管外余血，将吸管插入小试管中稀释液的底部，轻轻将血放出，并吸取上清液清洗吸管2次，混匀。

（3）待红细胞完全破坏，液体变为棕褐色后，再次混匀后充池，静置2~3min，待白细胞下沉。

（4）用低倍镜计数四角4个大方格内的白细胞数，对压线细胞按"数上不数下、数左不数右"的原则进行计数。

（四）计算

白细胞数/L = N/4 × 10 × 20 × 10^6 = N/20 × 10^9

式中：

N　4个大方格内白细胞总数。

÷4　为每个大方格（即 0.1μl）内白细胞平均数。

×10　1个大方格容积为 0.1μl，换算成 1.0μl。

×20　血液稀释倍数。

×10^6　由 1μl 换算成 1L。

（五）参考区间

成人　男（3.97 ~ 9.15）×10^9/L *

　　　女（3.69 ~ 9.16）×10^9/L *

儿童　（8 ~ 10）×10^9/L * *

婴儿　（11 ~ 12）×10^9/L * *

新生儿　20 ×10^9/L * *

*摘自丛玉隆，金大鸣，王鸿利，等．中国人群成人静脉血血细胞分析参考范围调查．中华医学杂志，2003，83（14）：1201 - 1205．

* *摘自胡亚美，江载芳．诸福棠实用儿科学（下册）．第 7 版．北京：人民卫生出版社，2003：2685．

（六）附注

（1）采血时不能挤压过甚，因此针刺深度必须适当。

（2）小试管、计数板均须清洁，以免杂质、微粒等被误认为细胞。

（3）白细胞总数在参考范围内，大方格间的细胞数不得相差 8 个以上，两次重复计数误差不得超过 10%。

（4）白细胞数量过高时，可加大稀释倍数；白细胞数量过低时，可计数 8 个大方格的白细胞数或加大取血量。

（5）一些贫血患者血液中有核红细胞增多，会当作白细胞计数，应予校正除去。

校正公式：

白细胞校正数/L = X × 100/（100 + Y）

式中：

X：未校正前白细胞数。

Y：在白细胞分类计数时，计数 100 个白细胞的同时计数到的有核红细胞数。

（七）临床意义

1. 增加　如下所述。

（1）生理性增加：新生儿、妊娠晚期、分娩期、月经期、饭后、剧烈运动后、冷水浴后及极度恐惧与疼痛等。

（2）病理性增加：大部分化脓性细菌所引起的炎症、尿毒症、严重烧伤、传染性单核细胞增多症、急性出血、组织损伤、手术创伤后、白血病等。

2. 病理性减少　病毒感染、伤寒、副伤寒、黑热病、疟疾、再生障碍性贫血、极度严重感染、X 线照射、肿瘤化疗后和非白血性白血病等。

二、白细胞分类计数

（一）原理

把血液制成细胞分布均匀的薄膜涂片，用瑞氏或瑞氏 - 姬姆萨复合染料染色，根据各类白细胞形态特征予以分类计数，得出各类白细胞相对比值（百分数），同时应观察白细胞的形态变化。

（二）试剂

见第一节血涂片染色。

（三）操作

（1）见本章第一节血涂片染色，操作步骤（1）～（5）。

（2）先在低倍镜下浏览全片，了解染色好坏和细胞分布情况，观察有无异常细胞。

（3）选择涂片体尾交界处染色良好的区域，在油镜下计数 100 个白细胞，按其形态特征进行分类计数。求出各类细胞所占百分数和绝对值。

（四）参考区间

见表 1-1 及表 1-2。

表 1-1　成人白细胞分类计数参考范围

细胞类别	百分数（%）	绝对数（×10^9/L）
中性粒细胞		
杆状核	1～36	0.04～0.6
分叶核	50～70	2～7
嗜酸性粒细胞	0.5～5	0.02～0.5
嗜碱性粒细胞	0～1	0～1
淋巴细胞	20～40	0.8～4
单核细胞	3～10	0.12～1

表 1-2　儿童白细胞分类计数参考范围＊＊

细胞类别	百分数（%）
中性粒细胞	50～70（新生儿至婴儿 31～40）
嗜酸性粒细胞	5～50
嗜碱性粒细胞	0～7
淋巴细胞	20～40（新生儿至婴儿 40～60）
大单核细胞	1～8（出生后 2～7 天 12）
未成熟细胞	0～8（出生后 2～7 天 12）

注：＊＊摘自胡亚美，江载芳. 诸福棠实用儿科学（下册）. 第 7 版. 北京：人民卫生出版社，2003：2685.

（五）附注

（1）分类时应从血膜体尾交界处边缘向中央依次上下呈城垛状迂回移动，计数时不能重复和遗漏。

（2）白细胞数明显减少的血片，应检查多张血片。

（3）分类见有核红细胞，不计入100个白细胞内，以分类100个白细胞过程中见到多少有核红细胞报告，并注明所属阶段。

（4）除某些病理情况（如慢性淋巴细胞白血病）外，破碎细胞或不能识别细胞的数量不超过白细胞总数的2%。若破碎细胞仍能明确鉴别，如破碎的嗜酸性粒细胞，应包括在分类计数中。在结果报告中应对破碎细胞或不能识别细胞作适当描述。

（5）分类中应注意观察成熟红细胞、血小板的形态、染色及分布情况，注意有无寄生虫和其他异常所见。

（6）白细胞形态变化较大，遇有疑问应请示上级主管或主任进行核实，以减少错误。

（六）临床意义

1. 病理性增多　如下所述。

（1）中性粒细胞：急性化脓感染、粒细胞白血病、急性出血、溶血、尿毒症、急性汞中毒、急性铅中毒等。

（2）嗜酸性粒细胞：过敏性疾病如支气管哮喘、寄生虫病，某些传染病如猩红热，某些皮肤病如湿疹，某些血液病如嗜酸性粒细胞性白血病及慢性粒细胞白血病等。

（3）嗜碱性粒细胞：慢性粒细胞白血病、转移癌及骨髓纤维化等。

（4）淋巴细胞：百日咳、传染性单核细胞增多症、慢性淋巴细胞白血病、麻疹、腮腺炎、结核、传染性肝炎等。

（5）单核细胞：结核、伤寒、亚急性感染性心内膜炎、疟疾、黑热病、单核细胞白血病、急性传染病的恢复期等。

2. 病理性减少　如下所述。

（1）中性粒细胞：伤寒、副伤寒、疟疾、流感、化学药物中毒、X线和镭照射、抗癌药物化疗、极度严重感染、再生障碍性贫血、粒细胞缺乏等。

（2）嗜酸性粒细胞：伤寒、副伤寒以及应用肾上腺皮质激素后。

（3）淋巴细胞：多见于传染病急性期、放射病、细胞免疫缺陷等。

（辛晓文）

第五节　血小板计数

一、原理

将血液用适当的稀释液作一定量稀释，混匀后充入计数池内，在显微镜下计数一定体积内的血小板数量，经过换算出每升血液中血小板数。

二、试剂

1%草酸铵稀释液，分别用少量蒸馏水溶解草酸铵1.0g及$EDTA \cdot Na_2$ 0.012g，合并后加蒸馏水至100ml，混匀，过滤后备用。

三、操作

（1）取清洁小试管1支加入血小板稀释液0.38ml。
（2）准确吸取毛细血管血20μl，擦去管外余血，置于血小板稀释液内，吸取上清液洗三次，立即充分混匀。待完全溶血后再次混匀1min。
（3）取上述均匀的血小板悬液1滴，充入计数池内，静置10~15min，使血小板下沉。
（4）用高倍镜计数中央大方格内四角和中央共五个中方格内血小板数。

四、计算

血小板数/L = 5个中方格内血小板数 × 10^9/L。

五、参考区间

成人　男（85~303）× 10^9/L△
　　　女（101~320）× 10^9/L△
新生儿　（100~300）× 10^9/L＊＊
儿童　（100~300）× 10^9/L＊＊

△摘自丛玉隆，金大鸣，王鸿利，等．中华检验医学杂志，2004，27（6）：368-370.
＊＊摘自胡亚美，江载芳．诸福棠实用儿科学（下册）．第7版．北京：人民卫生出版社，2003：2685.

六、附注

（1）血小板稀释液应防止微粒和细菌污染，配成后应过滤。试管及吸管也应清洁、干净。
（2）针刺应稍深，使血流通畅。拭去第一滴血后，首先采血作血小板计数。操作应迅速，防止血小板聚集。采取标本后应在1h内计数完毕，以免影响结果。
（3）血液加入稀释液内要充分混匀，充入计数池后一定要静置10~15min。室温高时注意保持计数池周围的湿度，以免水分蒸发而影响计数结果。
（4）计数时光线要适中，不可太强，应注意有折光性的血小板和杂质、灰尘相区别。附在血细胞旁边的血小板也要注意，不要漏数。
（5）用位相显微镜计数，效果更佳，计数更准确。

七、临床意义

1. 血小板减少（<100 × 10^9/L）　见于：①血小板生成障碍：再生障碍性贫血、急性白血病、急性放射病等；②血小板破坏增多：原发性血小板减少性紫癜（ITP）、脾功能亢进；③血小板消耗过多：如DIC等。
2. 血小板增多（>400 × 10^9/L）　见于：①骨髓增生综合征、慢性粒细胞性白血病、真性红细胞增多症等；②急性感染、急性失血、急性溶血等；③其他：脾切除术后。

（辛晓文）

第六节 红细胞沉降率测定

一、魏氏（Westergren）测定法

（一）原理

将枸橼酸钠抗凝血液置于特制刻度血沉管内，垂直立于室温1h后，读取上层血浆高度的毫米数值，即为红细胞沉降率（erythrocyte sedimentation rate，ESR）。

（二）试剂与器材

1. 109mmol/L枸橼酸钠溶液　枸橼酸钠（$Na_3C_6H_5O_7 \cdot 2H_2O$，MW294.12）3.2g；用蒸馏水溶解后，再用蒸馏水稀释至100ml，混匀。此液在室温保存不得超过2周。

2. 血沉管　ICSH规定，血沉管为全长（300±1.5）mm，两端相通，一端有规范的200mm刻度魏氏管（玻璃或塑料制品），管内径2.55mm，管内均匀误差小于5%，横轴与竖轴差<0.1mm，外径（5.5±0.5）mm，管壁刻度200mm，误差±0.35mm，最小分度值1mm，误差为<0.2mm。

3. 血沉架　应放置平稳，不摇动，不振动，避免直射阳光，血沉管直立（90°±1°），不漏血。

（三）操作

（1）取静脉血1.6ml，加入含109mmol/L枸橼酸钠溶液0.4ml试管中，混匀。

（2）用血沉管吸取混匀抗凝血液至"0"刻度处，拭去管外附着的血液，将血沉管直立在血沉架上。

（3）室温静置1h后，观察红细胞下沉后血浆高度，读取结果。

（四）参考区间

成人：男性<15mm/h；女性<20mm/h。

（五）附注

（1）目前全血细胞分析均采用EDTA·K_2抗凝血。Gambino提出用EDTA抗凝血也可做ESR，只要检测ESR前，用生理盐水或109mmol/L枸橼酸钠溶液将EDTA抗凝血作1∶4稀释，立即混匀，置于Westergren血沉管内，垂直立于室温1h后，读取上层血浆高度的毫米数值。它与魏氏法有良好的相关性。

（2）红细胞在单位时间内下沉速度与血浆蛋白的量和质、血浆中脂类的量和质、红细胞大小与数量，是否成串钱状聚集以及血沉管的内径、清洁度、放置是否垂直、室温高低等因素有关。

（3）抗凝剂与血液比例要准确。抗凝剂与血液之比为1∶4。

（4）血沉标本应在采血后3h内测定。测定前要充分混匀。

（5）血沉管要干燥、洁净，符合ICSH规定，血沉架必须稳固，放置要垂直。血沉管直立后不允许漏血，污染周围。

（6）室温过低、过高和贫血时，对结果都有影响。为此，血沉测定室温要求为18～

25℃，在测定期内温度不可上下波动，稳定在±1℃之内。室温过高时血沉加快，可以按温度系数校正。室温过低时血沉减慢，无法校正。

二、自动血沉仪测定法

（一）原理

血沉过程可分为三期，第一期为形成串钱期，沉降较慢，一般约为5～20min，快者5～10min；第二期为快速期，沉降较快；第三期为堆积期，红细胞堆积管底。全自动血沉仪采用红外线定时扫描检测，可记录血沉全过程，并显示和打印出报告，以便作动态分析。仪器还能对多个标本同时扫描检测。

（二）试剂与器材

1. 自动血沉仪　均用红外线扫描检测。根据型号不同，可有5～100管同时检测的。有的还有恒温装置。
2. 试管　应使用与仪器匹配的试管或一次性专用管。
3. 抗凝剂　109mmol/L枸橼酸钠溶液。

（三）操作

详细阅读说明书，严格按照厂家操作规程进行。有的观察20min，或30min，或更短时间，其结果相当于魏氏法（mm/h）。

（四）附注

（1）与魏氏法的要求一致。

（2）检测标本全过程应封闭，避免操作者及实验室污染。

（五）临床意义

1. 生理性增快　见于月经期、妊娠3个月至产后1个月的妇女以及60岁以上的老年人。
2. 病理性增快　见于急性炎症、结缔组织病、风湿热活动期、组织严重破坏、贫血、恶性肿瘤、高球蛋白和异常球蛋白血症等。

（邹艳亮）

第二章

输血检验

血型血清学检查的基础是红细胞抗体抗原的反应，此反应本身是不可见的，为了让这种反应显现出来，必须使用一些特殊的技术使抗原—抗体反应出现凝集、沉淀或溶血，其中最常见的就是血凝技术。本章将系统介绍血型血清学常用的检测方法，并详细阐述临床实验室应如何规范地进行红细胞血型鉴定、红细胞血型抗体筛查、红细胞血型抗体鉴定、交叉配血试验及胎儿新生儿溶血病的血型血清学检测。注意的是：本章方法学为红细胞血清学基本操作规范，不同试剂需参阅厂商说明。

1900年Landsteiner在特异性血凝现象的基础上发现了人类第一个血型系统——ABO血型系统，为临床输血安全打下了良好的理论基础。经过了一个多世纪的改进和发展，这些经典的血清学方法很多依然活跃在基础研究和临床检测的领域，许多新兴的血清学方法则推动着临床检测向着更准确、更高效的方向发展，为人类的输血和医疗保健事业造福。

第一节 ABO血型鉴定

一、ABO血型鉴定

原理：

人类ABO血型系统包括四种主要的表现型：A、B、O和AB。ABO血型由红细胞上A和B抗原的有或无决定，ABO系统还以血清中存在自然发生的规则抗体为特点，即血清中含有针对自身红细胞所缺的A或B抗原产生的同种凝集素（也称为"天然抗体"）。人类红细胞上A和B抗原的有或无与血浆中抗A和抗B抗体的产生存在着相反的互补关系。例如O型个体红细胞上缺少A和B抗原，其血清中含有抗A和抗B抗体。

利用红细胞凝集试验，通过正反定型可准确鉴定ABO血型。所谓正定型，也称为红细胞定型试验，是指用标准抗A和抗B试剂来测定红细胞上的A抗原和B抗原；所谓反定型，也称为血清定型试验，是指用标准A型细胞和B型细胞来测定血清中有无相应的抗A和抗B抗体。"天然抗体"的免疫原可能是肠道及环境中的细菌，例如在大肠埃希菌的脂多糖外壳中含有ABO类似结构。

1. 试管法 试管法是ABO定型试验的经典方法。

（1）样本：抗凝或者不抗凝的样本均可用于ABO鉴定试验。红细胞可以悬浮在自身血清、血浆或盐水中，也可以洗涤后悬浮于盐水中。通常情况下，试管法正定型被检样本与反定型中试剂红细胞的细胞悬液浓度皆为2%~5%。

(2) 试剂

1) 抗A血清。

2) 抗B血清。

3) 2%~5%的A_1型、B型红细胞盐水悬液。

4) 如果需要，可增加抗A，B试剂和A_2血型红细胞。

(3) 操作

1) 正定型：检测红细胞上的A或B抗原。①加1滴抗A到一支洁净试管中并标记；②加1滴抗B到一支洁净试管中并标记；③如果需要，可选做加1滴抗A，B在第三支试管，并标记；④向每一试管滴加1滴2%~5%的待检红细胞悬液；⑤轻轻混匀，按照校准速度和时间离心，通常（900~1 000）×g离心15秒；⑥轻轻重悬细胞扣，检查凝集情况；⑦观察、解释、记录试验结果，并与血清（血浆）试验结果对照。

2) 反定型：检测血清或血浆中的抗体。①取2支洁净试管，分别标记A_1和B，分别向其中滴加2~3滴血清或血浆；②加1滴A_1型试剂红细胞到标记A_1的试管；③加1滴B型试剂红细胞到标记B的试管；④如果需要，加1滴A_2试剂红细胞到一支已加入2~3滴血清或血浆的试管中，并做好标记；⑤轻轻混合试管内容物，按照校准速度和时间离心，通常（900~1 000）×g离心15秒；⑥检查是否有溶血现象。然后轻轻重悬细胞扣，检查凝集情况；⑦观察、解释、记录试验结果，并与红细胞试验结果对照。

(4) 结果判定

1) 细胞试验中的凝集以及血清或血浆试验中的溶血或凝集均为阳性结果。

2) 细胞扣重悬后表现为均匀的细胞悬液是阴性结果。

3) 凝集强度判断标准参见表2-1。

表2-1 凝集反应解释

肉眼观察所见	凝集强度	评分 Score
一个结实的凝集块	4+	12
数个大的凝集块	3+	10
小的凝集块，背景浑浊（颗粒状，但确定成块）	1+	5
非常细小的凝集，背景浑浊（细小颗粒状）	$1+^w$	4
几乎看不见的凝集，背景浑浊没有凝集	w+ 或 +/-	2
没有凝集	0	0
凝集和不凝集的细胞同时存在，混合视野	mf	
完全溶血	H	
部分溶血，还有一些红细胞	PH	

注：参照美国血库协会（AABB）第17版。

4) ABO定型的血清或血浆试验以及红细胞试验的解释见表2-2。

5) 如果红细胞定型试验与血清定型试验结果不一致，应通过进一步试验解决，然后才给出ABO血型结果。

6) 混合视野凝集的情况，应进一步找出原因：例如是否混合血样标本，近期有无输血史，是否白血病急性期或者 ABO 亚型等。

7）按表 2-2 报告受检者红细胞 ABO 血型。

表 2-2 ABO 血型常规定型

抗体试剂+待检红细胞反应 （红细胞定型）			待检血清+试剂红细胞反应 （血清定型）		解释
抗 A	抗 B	抗 A，B（可选）	A 细胞	B 细胞	ABO 比较大型
+	−	+	−	+	A
−	+	+	+	−	B
−	−	−	+	+	O
+	+	+	−	−	AB

(5) 注意事项

1）红细胞试验中抗体试剂与待测红细胞产生 3+ ~4+ 的凝集为阳性反应。血清与试剂红细胞的反应经常较弱。血清试验可以在室温孵育 5~15 分钟以增强弱凝集反应，观察结果时既要看有无凝集，更要注意凝集强度，有助于弱凝集的发现。

2）试管法定型反应快，需时短，特别是紧急输血时，可立即离心观察结果；通过离心增强凝集，可发现亚型和较弱的抗原—抗体反应，结果准确可靠，是 ABO 定型的常规方法。

2. 玻片法

(1) 样本：用玻片法进行 ABO 正定型时，待检红细胞悬液的浓度是 10%~15%。玻片法一般只能做正定型。

(2) 试剂

1）抗 A。

2）抗 B。

(3) 操作

1）加 1 滴抗 A 到一洁净的玻璃片或白瓷板凹孔中，并做好标记。

2）加 1 滴抗 B 到一洁净的玻璃片或白瓷板凹孔中，并做好标记。

3）向以上玻片上或白瓷板凹孔中的每一种试剂中分别加 1 滴充分混匀的待检红细胞悬液。

4）充分混合抗体试剂和细胞，用搅拌棒将混合物均匀分散。

5）不断地从一边到另一边轻轻倾斜转动玻片或白瓷板，持续大概 2 分钟。在此期间不要将玻片或瓷板放在热的表面上。

6）读取：解释并记录所有玻片或白瓷板凹孔中的结果。

(4) 结果判定

1）任何 ABO 定型试剂与红细胞反应表现强凝集都是阳性结果。

2）在反应 2 分钟末红细胞仍呈现均匀悬液是阴性结果。

3）弱阳性或可疑结果应使用试管法进一步确认。

(5) 注意事项

1）玻片法可能存在感染性标本暴露的风险，需注意防范。

2）玻片法可作为 ABO 血型初筛或复检。

3）玻片法定型简单，不需离心设备，适合大规模血型普查，但该法反应时间较长，不适合急诊定型。

4）玻片法不适合检测血清或血浆中的抗体，故不适用于抗体鉴定和交叉配血。

5）玻片法不适合检测 ABO 亚型。亚型红细胞抗原与抗体的凝集反应慢、凝集强度弱，可能导致定型有误。

6）我国输血技术操作规程要求玻片法正反定型均做，而美国血库协会（AABB）操作手册中玻片法仅用于正定型。

3. 柱凝集法

(1) 样本：同玻片法和试管法。

(2) 试剂

1）ABO 试剂红细胞。

2）柱凝集血型卡。

(3) 操作

1）配制好检测样本的红细胞悬液和试剂红细胞悬液。通常用于柱凝集试验的红细胞悬液浓度比试管法低，比如可选用 1% 或 0.8% 的红细胞盐水悬液 50μl，个别新生儿卡中选用 5% 的红细胞盐水悬液 10μl。

2）在正定型的柱凝集检测管中分别加入样本的红细胞悬液。

3）在反定型的柱凝集检测管中先加入反定型红细胞悬液再加入检测样本的血清或血浆。

4）在专用柱凝集离心机中离心。

5）判读并记录凝集反应结果。

(4) 结果判定：根据红细胞在凝胶柱内的反应情况解释凝集强度。出现凝集和（或）溶血结果为阳性，不凝集为阴性。柱凝集法凝集强度判读表见图 2-1、表 2-3。

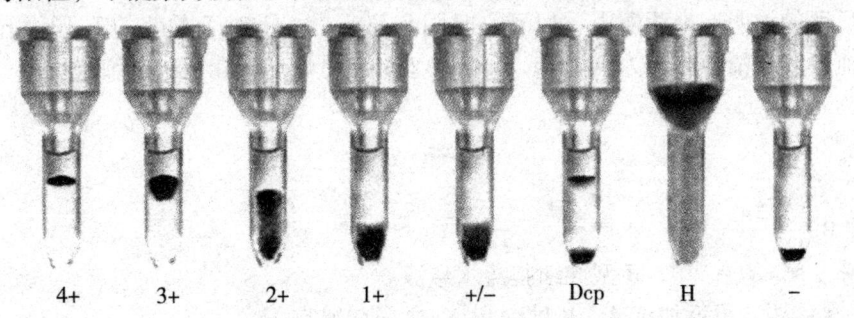

4+　　3+　　2+　　1+　　+/-　　Dcp　　H　　-

图 2-1　柱凝集法凝集强度结果判读

表 2-3　柱凝集法反应强度解释

反应强度	红细胞在凝胶内的反应情况
4 +	红细胞全部位于凝胶表面
3 +	大部分红细胞位于凝胶表面，少部分位于凝胶中上部
2 +	大部分红细胞位于凝胶中部，少部分位于凝胶中下部
1 +	红细胞位于凝胶中下近底部

续 表

反应强度	红细胞在凝胶内的反应情况
+/-	绝大部分红细胞沉积在管尖底部,极少部分位于凝胶中近底部
Dcp	同时存在两群细胞,分别位于凝胶表面和管尖底部,即混合视野凝集
H	红细胞复合物部分或完全消失,柱内液体为均匀透明红色,即发生溶血
-	红细胞全部沉积在管尖底部

（5）注意事项：微柱凝集试验技术是较新的血型血清学检测技术，具有易于操作标准化、自动化、判读客观和可靠、结果可长期保存、有利于大量样本操作等优点，但在检测过程中，红细胞悬液中如有颗粒物质，或血样本的血浆中存在冷抗体或蛋白异常，都会干扰检测结果的判读。柱凝集血型卡法有可能难于鉴别或漏检某些 ABO 亚型抗原。

4. 微孔板法　微孔板技术可用来检测红细胞上的抗原和血清中的抗体。一块微孔板相当于 96 根"短"试管，因此，其检测原理与试管法相同。

微孔板可以是硬的，也可以是软的，其底部是 U 形或 V 形的。U 形底微孔板使用更为广泛，因为使用这种微孔板，可以在离心后重悬红细胞观察结果，或者将微孔板以一定角度安置，在红细胞流动模式下观察结果。两种判读方法都可以估计凝集强度。

（1）样本：同玻片法和试管法。

（2）仪器

1）分配仪（可选）：将等量液体分配到微孔板中的自动仪器。

2）微孔板结果判读仪（可选）：自动光度仪，通过分析 U 形底孔中的吸光度，判定阳性和阴性结果。仪器的微处理器会显示血型检测的结果。必须根据生产厂商的说明，准备血清、血浆或者细胞样本。

3）离心机：需要购买用于常规台式离心机的特种平板载体。要建立合适的离心条件。根据生产厂商的说明，推荐使用下列离心时间和离心力。①对于柔软的 U 形微孔板：红细胞检测、血浆和血清检测均为 700×g，5 秒；②对于硬 U 形微孔板：红细胞检测、血浆和血清检测均为 400×g，30 秒。

（3）试剂

1）抗 A。

2）抗 B。

3）2%~5% 的 A_1 型，B 型红细胞盐水悬液。

4）如果需要，可增加抗 A，B 试剂和 A_2 血型红细胞。

（4）操作

1）检测红细胞：①在干净 U 形微孔板的两孔中分别加入 1 滴抗 A 和 1 滴抗 B，如果需要，在第 3 孔中加入抗 A，B；②在含有血型检测试剂的孔中，分别加入 1 滴 2%~5% 红细胞生理盐水悬液；③温和地轻拍微孔板壁，混匀红细胞和试剂；④用合适的条件离心微孔板；⑤轻拍微孔板，或者使用机械摇器，或者将板放置一定角度，使液体流动，以重悬红细胞；⑥判读，解释，记录结果。将结果和血浆或血清结果进行比较。

2）检测血浆或血清：①在每孔中加入 1 滴待测血浆或血清；②在 U 形微孔板含有血浆或血清的每孔中分别加入 1 滴 2%~5% A_1 和 B 型试剂红细胞悬液。如果选择检测 A_2，将 A_2

红细胞加到第3孔内；③温和地轻拍微孔板壁，混匀各组分；④用合适的条件离心微孔板；⑤轻拍微孔板，或者使用机械摇板器，或者将板放置一定角度，使液体流动，以重悬红细胞；⑥判读，解释，记录结果。将结果和红细胞结果进行比较。

(5) 解释

1) 红细胞定型试验中的凝集，血浆或血清定型试验中的溶血或凝集，均被判定为阳性结果。

2) 红细胞重悬后表现为均匀的细胞悬液是阴性结果。

3) 对ABO检测的结果说明见表2-2。

4) 细胞试验和血浆或血清试验的结果如果出现矛盾，在记录患者或献血者的ABO血型前，必须解决这个问题。

(6) 注意事项：为加强弱的血浆或血清的反应，微孔板可以在室温孵育5~10分钟，然后重复离心、判读、记录的过程。

二、ABO亚型鉴定

ABO血型系统中除了A型、B型、AB型和O型四种主要的表现型以外，人群中还有一部分A和B血型的变异型，称为ABO亚型。如A亚型有A_2、A_3、A_x、A_m、A_{el}等，而B亚型有B_3、B_x、B_m和B_{el}等。ABO亚型受控于稀有的ABO等位基因，在人群中的频率很低，通常在几千分之一到几万分之一。

(一) ABO正反定型试验

1. 原理　ABO亚型在常规的ABO定型试验中常常表现为正反定型结果不一致。共同特点是红细胞上的A或B抗原数量减少，正定型中红细胞与抗A，抗B试剂的反应与正常A或B型红细胞相比显著减弱，有些甚至不凝集，ABO亚型红细胞上的H抗原表达常常增强。某些ABO亚型血清中除了ABO天然抗体之外，还会产生抗A_1（或抗B）。由于ABO亚型种类很多，不同ABO亚型常呈现独特的正反定型结果。

2. 结果分析

(1) ABO亚型正反定型结果：ABO亚型呈现独特的正反定型结果，比如A_3或B_3红细胞与抗A或抗B试剂表现混合视野凝集反应；A_2红细胞与抗A试剂凝集较强，但不与抗A_1试剂反应，因此抗A_1试剂可以用来鉴定A_2红细胞；与抗A相比，抗A，B常常与Ax红细胞呈增强的凝集反应等。每一种亚型红细胞上的抗原与血清中的抗体在ABO正反定型试验中表现各不相同，尚无特定的抗血清可以将它们简单地加以区分。表2-4所显示的是不同ABO亚型正反定型特点。B亚型的命名和血清学特点常常与A亚型相对应，但B亚型在人群中的数量和种类比A亚型少。A_2是相对常见并且比较重要的一种A亚型，但是目前为止尚未发现与A_2亚型血清学上相对应的B_2亚型。

表2-4　ABO亚型正反定型血型血清特征

表型	红细胞与抗血清反应					血清与试剂红细胞反应				唾液血型物质
	抗A	抗B	抗AB	抗A_1	抗H	A_{1c}	A_{2c}	B_c	O_c	
A_1	4+	−	4+	4+	−	−	−	4+	−	A和H
A_{int}	4+	−	4+	2+	3+	−	−	4+	−	A和H

续表

表型	红细胞与抗血清反应					血清与试剂红细胞反应				唾液血型物质
	抗A	抗B	抗AB	抗A_1	抗H	A_{1c}	A_{2c}	B_c	O_c	
A_2	4+	-	4+	-	2+	有时*	-	4+	-	A和H
A_3	2+^{mf}	-	2+^{mf}	-	3+	偶尔§	-	4+	-	A和H
A_m	-/±	-	-/±	-	4+	-	-	4+	-	A和H
A_x	-/±	-	-	-	4+	2+/-	-/1+	4+	-	H
A_{el}	-	-	-	-	4+	2+/-	-	4+	-	H
B	-	4+	4+		-	4+	4+	-	-	B和H
B_3	-	1+^{mf}	2+^{mf}		-	4+	4+	-	-	B和H
B_m	-	-	±		-	4+	4+	-	-	B和H
B_x	-	-/±	±		-	4+	4+	-	-	H

注:*：A_2亚型的个体，其血清中常含有抗A_1；§：A_3亚型的个体血清中偶尔也会产生抗A_1。

正定型属于细胞抗原定型，反定型属于血清抗体定型。ABO血型鉴定必须正反定型都做，相互印证。如果ABO正反定型结果不符，需要找到造成不一致的原因，疾病、亚型、不规则抗体、冷抗体以及自身抗体干扰是ABO正反定型不一致的主要原因。

（2）正反定型结果不一致的原因：既可能是技术性问题也可能是红细胞和血清本身的问题，常见有以下几种原因。

1）试剂抗血清：效价太低、亲和力不强。如抗A血清效价不高，可将A亚型误定为O型，AB型误定为B型。

2）红细胞悬液：过浓或过淡，抗原-抗体比例不适当，使反应不明显，误判为阴性反应。

3）受检者红细胞上抗原位点：红细胞上抗原位点过少（如ABO亚型）或抗原性减弱（见于白血病或恶性肿瘤）以及类B等。

4）受检者血清：血清中蛋白浓度紊乱（如高球蛋白血症），或实验时温度过高，常引起红细胞呈缗钱状排列；或受检者血清中缺乏应有的抗A和（或）抗B抗体，如丙种球蛋白缺乏症；或血清中有ABO血型以外的抗体，如自身抗I或其他不规则抗体，常引起干扰；或老年人血清中ABO抗体水平有所下降。

5）红细胞溶解：各种原因引起的红细胞溶解，误判为不凝集。

6）其他：由细菌污染或遗传因素引起多凝集或全凝集；新生儿ABO抗原尚未发育完全等。

7）ABO亚型：ABO亚型在常规的ABO定型试验中常常表现为正反定型结果不一致。

（3）正反定型结果不一致的解决办法

1）重复试验并分析可能原因：正反定型结果不符时，应重复试验并分析可能的原因，首先应当排除技术性原因造成的正反定型不符。当怀疑正反定型不符是由于ABO亚型所致时，可增加必要的试验内容，例如正定型补充红细胞与抗A_1，抗HA_1抗A，B试剂的反应，反定型增加血清与A_2红细胞的反应。必要时可通过吸收放散试验检测红细胞上的弱A和弱B抗原，还可以通过检测唾液中的血型物质帮助推测ABO亚型（见本章第四节）。

2）排除技术性原因造成的正反定型不符：严格执行操作规程，使用质量合格的试剂，细心观察和解释试验结果，重新做试验1次。对一些疑难问题必须及时请示上级主管，并进一步检查。

A. 初步检查步骤：①重新从受检者采取1份新鲜血液标本，这样可以纠正因污染或搞错样本造成的不符合。②将红细胞洗涤1~3次，配成5%的盐水细胞悬液，用抗A、抗B、抗A_1、抗A, B及抗H做试验可以得到其他有用的信息。③对待检红细胞做直接抗球蛋白试验，如结果呈阳性，表示红细胞已被抗体致敏；用A_1、A_2、B、O红细胞及自身红细胞检查待检血清。如果怀疑是抗I，用O型（或ABO相合的）脐血红细胞检查。④如果试验结果未见凝集，应将细胞及血清试验至少在室温和4℃放置30分钟，用显微镜检查核实。⑤如疑为A抗原或B抗原减弱，则可将受检红细胞与抗A或抗B血清作吸收及放散试验，以及受检者唾液作A、B、H血型物质测定。人群中大约80%的个体属于ABH分泌型，可以通过其唾液检测血型物质的种类；如试验结果红细胞呈缗钱状排列，加生理盐水1滴混匀，往往可使缗钱现象消失。应注意不应先加盐水于受检者血清中，再加试剂红细胞作试验，以免使血清中抗体被稀释。⑥如受检者为A型血而疑为有类B抗原时，可用下列方法进行鉴别：a. 观察细胞与抗A及抗B的凝集强度，与抗A的反应要比与抗B的反应强，这种区别用玻片法作试验更为明显；b. 用受检者红细胞与自身血清作试验，血清中的抗B不凝集自身红细胞上的类B抗原；c. 检查唾液中是否有A、B物质，如果是分泌型，可检出A物质或（和）B物质；d. 核对患者的诊断。类B抗原的形成与结肠癌、直肠癌、革兰阴性杆菌感染有关。⑦如发现多凝集现象，应考虑由遗传产生的Cad抗原活性、被细菌酶激活的T或TK受体、或产生机制不太明了的Tn受体所引起。多凝集红细胞具有以下特点：a. 能被人和许多家兔的血清凝集；b. 能与大多数成年人的血清凝集，不管有无相应的同种抗体；c. 不被脐带血清凝集；d. 通常不与自身的血清凝集；e. 如有条件可用外源凝集素加以鉴别。

B. A、B反定型红细胞悬液的制备：①分别采取已知A、B血型的红细胞，经盐水洗涤3次，以压紧红细胞配成不同浓度的红细胞悬液（表2-5）；②为了防止红细胞悬液敏感性不一致，可随机采取3个或3个以上同型的健康成人血液，按A、B型分别混合后，按上法制备；③如条件许可，可分别制备A_1、A_2及其他亚型的红细胞悬液，以供ABO亚型鉴定时参考；④如欲将红细胞保存，应严格注意无菌技术采集血液，以ACD保存液按4：1抗凝，置4℃冰箱可保存3周。临用时取出一部分经盐水洗涤后配制成所需的浓度。如以红细胞保存液保存，在4℃可保存4~5周。红细胞保存液的配法：5.4%葡萄糖液640ml及109mmol/L枸橼酸钠264ml混合后，加新配的1%硫柳汞液1.8ml，经高压灭菌的（110℃，15分钟）溶液最后pH为7.4，使用时压积红细胞与保存液的容积比为6：1。

表2-5 红细胞悬液的配制

悬液浓度（%）	压积红细胞（滴）	盐水（滴）
2	1	2ml（40）
5	1	0.8ml（16）
10	1	0.4ml（8）
20	1	0.2ml（4）

（二）吸收和放散试验确认弱 A 或弱 B 亚型

1. 原理　一些 ABO 亚型的抗原非常弱，以至于直接凝集试验检测不到，甚至在降低孵育温度和增强抗体强度后仍检测不到这些弱抗原。可先用抗 A 或抗 B 吸附于红细胞上的 A 抗原或（和）B 抗原，然后将结合的抗体放散下来，放散液通过与试剂 A_1 和 B 红细胞的反应，来评价放散液中是否有抗 A 或抗 B 抗体。对于正定型单克隆抗 A，抗 B 及人源抗 A，抗 B 均无法检出抗原，且反定型检出相应抗体的标本，需要进行吸收放散试验。

2. 样本　待检红细胞。

3. 试剂　人源性抗 A 和（或）抗 B 试剂。由于某些单克隆 ABO 定型试剂对 pH 和渗透压的改变较为敏感，这些试剂可能不适合用于吸收和放散试验。

（1）放散试剂：见本章第四节。
（2）3 份不同个体的 O 型红细胞。
（3）3 份不同个体的 A_1 或 B 型红细胞。

4. 操作

（1）用生理盐水洗涤 1ml 待测红细胞至少 3 遍，最后一遍吸弃所有上清。
（2）加 1ml 抗 A 试剂（如果怀疑 A 亚型）或 1ml 抗 B 试剂（如果怀疑 B 亚型）到洗涤好的压积红细胞。
（3）混匀红细胞和抗体，置 4℃ 孵育 1 小时，这期间可偶尔混匀一下。
（4）离心混合物，移除所有上清试剂。
（5）将细胞转移到一个洁净的新试管中。
（6）用大量（至少 10ml）冷盐水（4℃）至少洗涤 8 遍。保留末次洗涤上清分装到新的试管中，与放散液做平行试验。
（7）选用一种适合的放散方法（如热放散）重获 ABO 抗体（参见本章第四节）。
（8）检测放散液和（第 6 步中获得的）末次洗涤液，分别与 3 个 O 细胞以及 3 个 A_1 或 B 红细胞反应（根据吸收所用抗体选择合适的 A_1 或 B 细胞）。向两组试管中分别加 2 滴放散液和洗涤液，然后向试管中加上述红细胞悬液 1 滴，立即离心检查凝集。
（9）如果离心后没有观察到凝集，室温孵育 15~30 分钟。
（10）如果室温孵育后仍没有凝集，37℃ 孵育 15~30 分钟，做间接抗球蛋白试验。

5. 结果判定

（1）放散液中出现抗 A 或抗 B，说明待测红细胞上有 A 或 B 抗原。只有符合以下情况，试验结果才是有效的：①任何阶段，放散液与所有 3 个抗原阳性的红细胞反应；②放散液与所有 3 个 O 型细胞不反应；③末次洗涤液与所有 6 个细胞均不发生反应。
（2）放散液与抗原阳性的红细胞不反应表明待测红细胞上不表达 A 或 B 抗原。不反应也可能是没有正确做好吸收放散试验。
（3）放散液与某些或全部抗原阳性细胞以及 O 细胞反应，说明试验过程中保留了一些额外的抗体。
（4）如果末次洗涤液与抗原阳性细胞反应，试验是无效的。放散试验前，未结合的试剂抗体没有洗涤干净。

(5) A_1、B 或 O 细胞或所有 3 种细胞可以平行进行吸收放散试验，作为该实验的阳性或阴性对照。

（宋雪珍）

第二节　Rh 血型鉴定

一、Rh 血型定型

原理：

Rh 血型系统是输血医学中仅次于 ABO 系统的第二大血型系统。Rh 血型系统常见的抗原有 D 和 C、c、E、e 五种，分别由 RHD 基因和 RHCE 基因编码，RhD 和 RhCE 蛋白均是反复穿膜的蛋白质。使用相应的抗 D、抗 C、抗 c、抗 E 和抗 e 五种血型试剂可以鉴定这些抗原。临床上，D 抗原是 Rh 抗原中免疫原性最强的抗原，也是最具有临床意义的抗原，一般只作 D 抗原鉴定，凡带有 D 抗原者称为 Rh 阳性，不带 D 抗原者称为 Rh 阴性。采用常规血清学技术，中国汉族人群中 Rh 阳性比例约为 99.7%，Rh 阴性比例大约 0.2%~0.4%。欧洲和北美白人 Rh 阳性率在 82%~88%，大约 95% 的非洲黑人是 D 阳性。

本节以鉴定 RhD 抗原为例，介绍 Rh 血型试管法、玻片法和微量板法的鉴定方法，除这三种方法之外，Rh 血型的鉴定也可用柱凝集法、酶法和聚凝胺法进行定型。利用 Rh 血型定型试剂中的 IgM 抗 D 血型抗体和红细胞在盐水介质中反应，有相应抗原的红细胞发生凝集，无相应抗原的红细胞不发生凝集，从而判断待检红细胞上所具有的 RhD 抗原。

1. 试管法

（1）样本：抗凝或不抗凝的血液标本都可以用于 Rh 定型。红细胞可以悬浮于自身血清、血浆、盐水中或洗涤后悬浮于盐水中。

（2）试剂

1）IgM 抗 D 试剂。

2）6% 小牛血清白蛋白，或 Rh 对照试剂。

（3）操作

1）加 1 滴抗 D 到一洁净试管，并做好标记。

2）加 1 滴 6% 小牛血清白蛋白，或试剂厂商提供的 Rh 对照试剂到第二个洁净试管中，并标记。

3）分别加 1 滴 2%~5% 红细胞悬液到每支试管中。

4）轻轻混合，通常（900~1 000）×g 离心 15 秒。

5）轻轻重悬细胞扣，检查凝集。

6）评价反应强度，记录试验管和对照管的试验结果。

（4）结果判定

1）抗 D 管凝集，对照管不凝集表明红细胞是 RhD 阳性。

2）对照管和抗 D 管均阴性，说明待测红细胞是 RhD 阴性结果。此时如果检测的是患者标本则可以认为是 RhD 阴性。但根据多数国际行业协会的标准，要求对献血者血样和孕妇血样需做进一步确认试验，以排除弱 RhD 抗原的存在。

3）对照管凝集则试验无效，可能需要移除红细胞上的 IgM 或 IgG 抗体。

（5）注意事项

1）适合的试剂包括低蛋白单克隆试剂和高蛋白多克隆抗 D 试剂。

2）本试验只是 RhD 血型鉴定的初检，确认 RhD 血型需进一步进行弱 D 鉴定。

3）玻片法、微量板法和柱凝集卡等方法也可用于 RhD 血型的初筛试验。但由于玻片法的灵敏度较低，一般很少在临床 RhD 鉴定中使用该方法。

2. 玻片法

（1）样本：用玻片法进行 Rh 定型时，待检红细胞悬液的浓度是 40%～50%。

（2）试剂：适合用于玻片法的低蛋白抗 D 试剂。

（3）操作

1）试验前，将洁净玻片预热到 40～50℃。

2）加 1 滴抗 D 到一洁净的玻璃片或白瓷板凹孔中，并做好标记。

3）加 1 滴合适的对照试剂到另一洁净的玻璃片或白瓷板凹孔中，并做好标记。

4）向以上玻片上或白瓷板凹孔中的每一种试剂中分别加 1 滴充分混匀的 40%～50% 待检红细胞悬液。

5）充分混合抗体试剂和细胞，用搅拌棒将混合物均匀分散。

6）不断地从一边到另一边轻轻倾斜转动玻片或白瓷板，持续大概 2 分钟。

7）读取，解释并记录所有玻片或白瓷板凹孔中的结果。

（4）结果判定

1）抗 D 试剂与红细胞反应表现凝集，而对照为阴性反应，表明待检红细胞是 RhD 阳性。

2）抗 D 试剂与对照均为阴性反应，表明待检红细胞可能是 RhD 阴性，进一步使用试管法间接抗球蛋白试验可以检出玻片法检测不到的弱 D 表型。

3）如果对照反应阳性，在没有进一步试验之前，不能解释为 RhD 阳性。

（5）注意事项

1）玻片法可能存在感染性标本暴露的风险，需注意防范。

2）玻片法不适合检测弱 D 表型。

3. 微孔板法

（1）样本：根据生产厂商的说明。自动化技术需要抗凝样本。

（2）试剂：只使用获得许可，能用于微孔板检测的抗 D 试剂。参照生产厂商的说明，使用特定的试剂、仪器及正确的操作。

（3）操作

1）在干净的微孔板孔中加入 1 滴抗 D 试剂。如果该试剂需要使用 Rh 对照，在第 2 孔中加入 1 滴 Rh 对照。

2）在每孔中加入 1 滴 2%～5% 生理盐水红细胞悬液。

3）轻轻拍打平板的边沿，混匀各组分。

4）根据生产厂商的说明，使用合适的条件离心平板。

5）轻拍微孔板，或者使用机械摇板器，或者将板放置一定角度，使液体流动，以重悬红细胞。

6）检测凝集，判读、解释、记录实验结果。

7）为加强弱反应，将阴性结果的样本在37℃，孵育15~30分钟，重复步骤（4）~（6）。

（4）结果判定

1）抗D孔中出现凝集，同时，对照组中是均匀的悬液，说明该红细胞是D阳性。

2）抗D孔和对照孔中均未出现凝集。来自患者的样本可以被定为D阴性。

3）对于献血者的样本以及来自母亲产生Rh免疫球蛋白的婴儿样本，需进一步检测是否具有弱D抗原。

4. 柱凝集法

（1）样本：同玻片法和试管法。

（2）试剂：已加抗D试剂的柱凝集血型卡。

（3）操作

1）配制好检测样本的红细胞悬液和试剂红细胞悬液。通常用于柱凝集试验的红细胞悬液浓度比试管法低，比如可选用1%或0.8%的红细胞盐水悬液50μl，个别新生儿卡中选用5%的红细胞盐水悬液10μl。

2）在柱凝集卡的RhD检测管中分别加入样本的红细胞悬液。

3）在专用柱凝集离心机中离心。

4）判读并记录凝集反应结果。

（4）结果判定：根据红细胞在凝胶柱内的反应情况解释凝集强度。出现凝集和（或）溶血结果为阳性，不凝集为阴性。柱凝集法凝集强度判读表见图2-1。

二、弱D型鉴定

已报道有100多种RHD等位基因编码的RhD蛋白带有氨基酸置换，导致了多种D抗原变异型，包括弱D、部分D和Del表现型。

1. 原理 携带弱D（weak D）抗原的红细胞仍被归类为D阳性。弱D型红细胞与某些抗D试剂在盐水介质中不发生凝集，但在间接抗球蛋白试验中发生凝集。因此，当在盐水介质中发现红细胞与IgM抗D不凝集时，不应立即鉴定为RhD阴性，需进一步排除弱D型的可能。当献血者初筛检测为阴性时需进一步进行Rh阴性确认试验，以排除弱D，但是如果检测的是患者样本，则可不必再确认。

"部分D（partial D）"，又称不完全D红细胞，是由于缺失D抗原的一部分抗原表位而得名。目前人们将部分D分类为DI~DⅦ，每个表位中又有若干个亚类。部分D表型常常是由于RHD和RHCE形成杂交基因，导致RhD基因的部分片段被RHCE基因替代，杂交基因编码的蛋白质丢失D抗原的部分表位。部分D表型的个体输入正常RhD阳性红细胞，有可能会产生抗D。有些部分D则与弱D类似，是由于RHD基因编码的蛋白质发生氨基酸置换所致。这类"部分D"与"弱D"两者不同之处是弱D的氨基酸替代常常发生在RhD蛋白的细胞内区段或跨膜区，而部分D的氨基酸替代则发生在RHD蛋白的膜外区。

Del红细胞表达非常少的D抗原，常规的血清学定型试验无法检出，需通过更加敏感的吸收放散技术才能检测到。常规血清学诊断的Rh阴性个体中，有一部分实际上是Del表现型。亚洲人中Del占到Rh阴性的10%~30%；白种人Del的频率要少得多，仅有大约 0.027%。

2. 样本　通常使用洗涤后的红细胞悬液,试管法悬液浓度皆为 2%~5%,柱凝集法为 0.8% 或 1%。

3. 试剂　不是每一种抗 D 试剂都适用于 Rh 阴性确认试验。通常采用室温反应的单克隆 IgM 抗 D,结合一种用于抗球蛋白试验的单克隆或多克隆 IgG 抗 D,用来进一步检测弱 D 表现型。

(1) 抗 D 试剂。

(2) 6% 小牛血清白蛋白,或 Rh 对照试剂。

(3) 抗人球蛋白试剂,多特异性或抗 IgG。

(4) IgG 抗体致敏的红细胞。

4. 操作　试验流程应使用合适的对照。

(1) 加 1 滴抗 D 到一洁净的试管中,并做好标记。

(2) 加 1 滴 6% 小牛血清白蛋白,或试剂厂商提供的 Rh 对照试剂作为对照试剂到第二个洁净试管中,并标记。

(3) 向每支试管加 1 滴 2%~5% 的红细胞生理盐水悬液。

(4) 混匀并孵育测试管和对照管,通常在 37℃ 孵育 15~30 分钟。

(5) 孵育后可以离心并轻轻重悬细胞扣,检查凝集。

(6) 用生理盐水至少洗涤细胞 3 遍。每次洗涤,通常(900~1 000)×g,离心 1 分钟。弃上清。

(7) 倒扣吸干剩余上清液后,加 1 滴或 2 滴抗人球蛋白试剂,或根据试剂制造商的要求加抗人球蛋白试剂。

(8) 轻轻混匀,并以校准的速度和时间离心,通常(900~1 000)×g 离心 15 秒。

(9) 轻轻重悬,检查凝集强度并记录结果。

(10) 加入 IgG 致敏的质控红细胞以确认阴性抗球蛋白试验的有效性。

5. 结果判定

(1) 抗 D 管凝集,对照管没有凝集,表明红细胞是 D 阳性。将结果报告成 D 阳性,或者 D 变异型。

(2) 抗 D 管和对照管均没有凝集,则提示被检红细胞上无 D 抗原表达,是 D 阴性。

(3) 允许使用待检红细胞的直接抗球蛋白试验作为对照,但是在间接抗人球蛋白试验过程中,最好使用一种 Rh 或白蛋白对照试剂,可以排除所有试剂成分造成的假阳性。

(4) 对照管在任何阶段出现凝集,则试验无效。先从红细胞上移除 IgG-抗体可能对试验是有帮助的。

6. 注意事项

(1) 在临床输血中弱 D 型个体输注 RHD 阳性红细胞后可产生抗 D 抗体。所以受血者(患者)为弱 D 型,作 Rh 阴性论,应输注 Rh 阴性血液;供血者(献血者)为弱 D 型者,应作 Rh 阳性论,不应当输血给 Rh 阴性的受血者。

(2) 在选用 IgM 和 IgG 抗 D 试剂时,所选用的抗 D 应能尽可能多的识别不同 D 表位。其中 DⅣ、DⅤ、DⅥ 表位被认为是必须可识别的。

(3) 中国人 RhD 阴性群体中约有 10%~30% 的个体是 Del 表型。这类表型的个体在受到 D 抗原免疫刺激时，几乎不产生应答。Del 表型的鉴定请参见本章第四节中吸收试验和放散试验。

（4）对于"部分 D"表型个体，由于缺失 D 抗原的一部分抗原表位，表现为与某些单克隆抗 D 不凝集而与另外的单克隆抗 D 试剂发生凝集。进一步鉴定其带有或缺失的 RhD 表位，需使用一组分别针对不同 D 表位的特殊抗 D 抗体。例如：DIAGAST 公司的 D - Screen 试剂盒，是一组针对 RhD 蛋白不同表位的单克隆抗 D 试剂。有些部分 D 表型的个体，如 DⅥⅢ表型，可产生缺乏其表位的抗 D 抗体，DⅥⅢ型妇女与 Rh 阳性丈夫生育的婴儿可能发生新生儿溶血病。

（宋雪珍）

第三节　其他血型鉴定

一、MN 血型定型

1. 原理　根据红细胞膜表面是否具有 M 抗原和（或）N 抗原，可将 MN 血型系统分为 M 型、N 型和 MN 型 3 种表现型。利用红细胞凝集试验，可准确鉴定 MN 血型。免疫性抗 M、抗 N 抗体能引起早产、死胎、新生儿溶血病及配血不合等。

2. 样本　抗凝或不抗凝的血液标本都可以用于 MN 血型定型。红细胞可以悬浮于自身血清、血浆、盐水中或洗涤后悬浮于盐水中。

3. 试剂

（1）抗 M 血清。

（2）抗 N 血清。

4. 操作

（1）加 1 滴抗 M 试剂到一支洁净试管，并做好标记。

（2）加 1 滴抗 N 试剂到一支洁净试管，并做好标记。

（3）向以上两支试管中分别加 2%～5% 的受检者红细胞悬液 1 滴。

（4）轻轻混匀，置室温中 5～15 分钟，通常（900～1 000）×g 离心 15 秒。

（5）观察并记录反应结果。

5. 结果判定　待检红细胞仅与抗 M 试剂凝集，与抗 N 不凝集，判断为 MM 血型；与抗 M 不凝集，仅与抗 N 试剂发生凝集，判断为 NN 血型；红细胞既与抗 M 凝集，也与抗 N 凝集判定为 MN 血型。

二、P1Pk 血型定型

1. 原理　当 P1/P2 表型被证实是由 A4GALT 基因外显子 2a 中的一个多态性所确定后，2010 年国际输血协会（ISBT）将原来的 P 血型系统重新命名为 P1Pk 血型系统，该系统包括 P1Pk1 和 P1Pk2 两种抗原（即原来的 P1 抗原和 pk 抗原）。临床上使用抗 P1 试剂将红细胞分成 P1Pk1 和 P1Pk2 两种抗原（抗 P1 阳性和抗 P1 阴性）。我国汉族人群 P1Pk1 占 39.67%，P1Pk2 占 60.33%。

2. 样本　抗凝或不抗凝的血液标本都可以用于 P1Pk 血型定型。红细胞可以悬浮于自身血清、血浆、盐水中或洗涤后悬浮于盐水中。

3. 试剂

（1）抗 P1 试剂。

（2）已知 P1Pk1 和 P1Pk2 血型的 2%~5% 的红细胞悬液。

4. 操作

（1）加 1 滴抗 P1 分型试剂到一支洁净试管，并标记为受检者。

（2）加 1 滴抗 P1 试剂到一支洁净试管，并标记为 P1Pk1 对照。

（3）加 1 滴抗 P1 试剂到第三支洁净试管，并标记为 P1Pk2 对照。

（4）分别向以上三支试管滴加受检者红细胞、P1Pk1 和 P1Pk2 红细胞悬液各 1 滴。

（5）放置室温中 5~15 分钟。通常（900~1 000）×g 离心 15 秒。

（6）观察凝集，并记录实验结果。

5. 结果判定　P1Pk1 对照管凝集，P1Pk2 对照管不凝集；受检红细胞凝集者为 P1Pk1 表型；P1Pk1 对照应管凝集，P1Pk2 对照管不凝集；受检红细胞不凝集者为 P1Pk2 表型。

6. 注意事项

（1）P1Pk 血型鉴定应注意控制反应时间在 5~15 分钟，太长容易出现假阳性。

（2）抗 P1 常属冷凝集素 IgM，4℃为最适反应温度，偶尔可引起输血反应。

（宋雪珍）

第四节　血型血清学常用检查方法

一、抗球蛋白试验

抗球蛋白试验（antiglobulin test，AGT）又称 Coombs 试验，是检查红细胞上是否致敏有 IgG 抗体（直接抗球蛋白试验）或血清中是否存在 IgG 抗体（间接抗球蛋白试验）的一种经典方法。当血清或血浆中的 IgG 抗体致敏到红细胞上，或红细胞膜上本身就致敏有抗体，通过加入抗人球蛋白（antihuman globulin，AHG）的"桥连"作用，使红细胞表面的 IgG 抗体与抗人球蛋白抗体发生特异性反应，形成肉眼可见的红细胞凝集。抗人球蛋白除可以测定红细胞上 IgG 抗体外，也可以测定补体组分（C3、C4）。所谓多特异性 AHG，即包括抗 IgG 和抗 C3 抗体。

（一）直接抗球蛋白试验

1. 原理　利用抗球蛋白可与体内已被 IgG 抗体或补体致敏的红细胞产生凝集反应，用于检查红细胞膜上是否已被 IgG 抗体所致敏。直接抗球蛋白试验（direct antiglobulin test，DAT）常用于新生儿溶血病（胎儿红细胞被母亲血型抗体致敏）、溶血性输血反应（输入的不相合红细胞被受血者不完全抗体致敏）、自身免疫性溶血性贫血（患者红细胞被自身抗体致敏）以及药物诱导产生的自身抗体（由甲基多巴类药物、青霉素等所致）的检测。

2. 试剂与器材

（1）抗人球蛋白（AHG）试剂多特异性抗球蛋白试剂，或抗-IgG 和抗 C3d。

（2）对照试剂盐水或 6% 白蛋白。

（3）IgG 致敏的试剂红细胞。

3. 操作

(1) 将 EDTA 抗凝的血样用生理盐水配制成 2%~5% 的红细胞。

(2) 向测定管和对照管中分别加入 1 滴 2%~5% 红细胞悬液。

(3) 生理盐水洗涤 3~4 次,最后一次洗涤,除尽上清液。

(4) 立即向测定管中加入抗人球蛋白试剂 1 滴,向对照管中加入 1 滴盐水或 6% 白蛋白,混匀。

(5) (900~1 000) ×g 离心 15 秒。

(6) 观察凝集情况,评分并记录结果。

(7) 若测定管中未观察到凝集,向含有抗球蛋白试剂的试管中加入 IgG 致敏红细胞,(900~1 000) ×g 离心 15 秒,观察并记录结果,确认阴性结果的有效性。

4. 结果判定

(1) 立即离心测定管出现凝集,而盐水或 6% 白蛋白对照管未出现凝集,直接抗球蛋白试验(DAT)为阳性。

(2) 如果盐水或 6% 白蛋白对照管在离心后出现凝集,则实验结果无效。

(3) 如果实验过程中未观察到凝集,加入 IgG 致敏红细胞后发生凝集,则 DAT 为阴性。如果 IgG 致敏细胞不凝集,阴性结果无效,需重复实验。

5. 注意事项

(1) 在有激活的补体存在的情况下,可使用单特异性 AHG 试剂。

(2) 进一步确认致敏在被检红细胞上的是 IgG 或是补体,可采用单特异性抗 IgG 和抗 C3dg。

(3) DAT 阴性不一定证明红细胞上没有结合球蛋白分子,多特异性和单特异性抗 IgG 试剂的检测灵敏度可达 150~500 个 IgG 分子/红细胞,但患者体内红细胞上 IgG 包被数即使低于此水平,仍会发生自身免疫性溶血性贫血。

(4) 盐水或 6% 白蛋白对照管出现凝集,提示可能存在冷自身凝集素或温反应性 IgM/IgG-抗体导致的自发凝集。37℃孵育红细胞或用温(37℃)盐水洗涤,可消除冷自身抗体的反应。自身凝集需要用二硫苏糖醇(DTT)或 2-氨乙基异硫脲溴化物(AET)处理红细胞。

(5) 初检可只用多特异性抗球蛋白试剂。如果 DAT 阴性,不需要后续试验。如果 DAT 阳性,再用单特异性试剂(抗-IgG 和抗补体)做 DAT,以确定是何种球蛋白。

(6) 脐血标本中含有华通胶,可能需增加洗涤次数。

(7) 可用柱凝集卡(抗-IgG 卡)进行 DAT。在进行柱凝集试验时需注意样本中尽量不含凝块、纤维蛋白,以避免假凝集。

(二) 间接抗球蛋白试验

1. 原理 间接抗球蛋白试验(indirect antiglobulin test, IAT)是一种检测血清中不完全抗体或补体的方法,即用已知抗原表型的红细胞测定受检血清中是否含有相应的不完全抗体(IgG 抗体),或用已知特异性的抗血清测定受检红细胞上是否含有相应抗原。本试验常用于血型鉴定、抗体的筛查和鉴定、输血前交叉配血试验以及其他特殊研究。

2. 试剂与器材

(1) 生理盐水。

（2）抗人球蛋白（AHG）试剂，可按需要，使用多特异性或单特异性抗 IgG。

（3）O 型抗筛细胞。混合 O 型抗筛细胞只能用于献血者检测。患者样本必须使非混合细胞。

（4）生理盐水配制的 2%～5% 献血者红细胞悬液。

（5）IgG 致敏的试剂红细胞。

3. 操作

（1）向正确标记的试管中加 2 滴血清或血浆。

（2）每管中，加 2%～5% 试剂 O 型红细胞盐水悬液或献血者红细胞悬液 1 滴，混匀。

（3）（900～1 000）×g 离心 15 秒，观察溶血和凝集情况，评分并记录结果。

（4）37℃孵育 30～60 分钟。

（5）（900～1 000）×g 离心 15 秒，观察溶血和凝集情况，评分并记录结果。

（6）生理盐水洗涤红细胞 3 次或 4 次，最后一次洗涤尽量移除上清。

（7）向红细胞扣里加入 AHG，充分混匀。

（8）（900～1 000）×g 离心 15 秒，观察凝集，评分并记录结果。

（9）加入 IgG 致敏的试剂红细胞确认阴性结果的有效性。

4. 结果判定

（1）37℃孵育后，出现凝集/溶血为阳性结果。

（2）加 AHG 后，出现凝集为阳性结果。

（3）初次离心未观察到凝集，加 IgG 致敏红细胞后，离心出现凝集为阴性结果。

（4）如果加入的 IgG 致敏的试剂红细胞离心后未凝集，阴性结果无效，实验需重做。

5. 注意事项

（1）质控：输血前对不规则抗体的检测实验，需每日使用弱抗体进行监控。质控血清可用 6% 牛白蛋白稀释定型用抗血清试剂至 IAT 反应 2 + 强度，也可用人源 IgG 抗体。

（2）在间接抗球蛋白试验中，可使用白蛋白、低离子强度溶液（LISS）、PEG 来加快并增强抗原 - 抗体反应。加 22% 牛白蛋白后，37℃孵育时间为 15～30 分钟；加 LISS 后，孵育时间为 10～15 分钟；加 4 滴 20% PEG 后，孵育时间为 15 分钟。加 PEG 的实验，37℃孵育后没有直接离心看结果这一步，因为红细胞无法重悬。

（3）可使用单特异性抗 IgG 试剂替代多特异性 AHG，以避免结合 C3 的自身抗体造成不必要的阳性反应。

（4）使用 PEG 时，由于血清球蛋白浓度提高，会出现血清蛋白沉淀现象。当 IgG 致敏红细胞不反应或反应很弱时，这一问题会很明显。在 AHG 介质中，至少 4 洗红细胞，并充分摇匀、重悬红细胞通常可防止问题发生，或者用不加 PEG 的方法重复一次实验。

（5）操作步骤 6～9 需连续完成，不可中断。

二、唾液中 ABH 血型物质测定

1. 原理　约 78% 的个体带有 Se 基因，可分泌水溶性 ABH 抗原至除脑脊液外的体液中。这种分泌型抗原可通过 ABH 抗血清对唾液的抑制试验来检测。

2. 试剂与器材

（1）唾液的留取：在小烧杯或广口试管中收集唾液 5～10ml。大多数人可在几分钟内积累到这一数量。为促进唾液分泌，可嚼石蜡或干净的橡皮圈，但不要嚼口香糖或含糖/蛋白的物品。（900～1 000）×g 离心 8～10 分钟，将上清液转移至一干净试管，沸水浴 8～10 分钟，灭活唾液酶。（900～1 000）×g 离心 8～10 分钟，收集透明或略带乳白色的上清液。用等量生理盐水稀释上清液。如果样本采集当天不进行实验，应将样本放于 -20℃ 冻存。冻存样本可保持活性数年之久。

（2）人（多克隆）抗 A 和抗 B 试剂。

（3）荆豆来源的市售抗-H 凝集素或用荆豆种子盐水抽提物制备的抗-H。

（4）A_1、B、O 型红细胞。

（5）来自已知分泌型和非分泌型个体的冷冻/新鲜唾液，分别作为阳性和阴性对照。

3. 操作

（1）倍比稀释要用的分型试剂：检测 A 物质用抗 A、检测 B 物质用抗 B、检测 H 物质用抗-H。

（2）每 1 滴稀释的分型试剂，分别加入对应的 2%～5% 红细胞（A、B、O）盐水悬液 1 滴。1 000×g 离心 15 秒，肉眼观察凝集情况，选择凝集强度 2+ 的最高稀释度。

（3）在 4 支试管中各加 1 滴正确稀释的定型试剂。检测 ABH 抗原，试管上标记"分泌"、"非分泌"、"盐水"和"待检"。

（4）向"分泌"、"非分泌"和"待检"管中各加 1 滴对应分泌型个体的唾液，在"盐水"管中加 1 滴盐水。

（5）混匀，室温孵育 8～10 分钟。

（6）根据检测的目标抗原，每管中加 1 滴 2%～5% 洗涤过的指示红细胞悬液（A、B、O）。

（7）混匀，室温孵育 30～60 分钟。

（8）（900～1 000）×g 离心 15 秒，肉眼观察细胞扣凝集情况。

4. 结果判定　指示红细胞被抗体凝集，说明唾液中没有相应抗原。指示细胞不被抗体凝集，说明唾液中含有相应抗原。盐水对照管中的抗体不能凝集指示红细胞，说明实验无效。无效实验通常说明试剂被过度稀释，需重新确定适宜的稀释度，再重复实验。

5. 注意事项　之前已检测过的分泌（Se）和非分泌（sese）个体的唾液可分别作为阳性和阴性对照。已知分泌/非分泌型个体的唾液可分装冻存，以备后用。

三、吸收试验

1. 原理　血清中的抗体可以通过表达相应抗原的红细胞吸收除去。抗体被吸收后，分离血清和细胞，相应的抗体仍结合在红细胞上。通过放散试验，可收集结合的抗体。检测吸收后的血清，可鉴定吸收后剩余的抗体。吸收试验常用于：分离多抗体血清；吸收自身抗体，以检测可能被掩盖的同种抗体；制作血清试剂时，除去不要的抗体（通常是抗 A、抗 B）；用已知特异性的抗血清，通过吸收试验证明红细胞上存在相应抗原；用已知抗原表型的红细胞，通过吸收试验可证明抗体的特异性。

2. 试剂与器材

（1）待吸收的血清或血浆。

（2）（自体或异源）红细胞，应有待吸收抗体所对应的抗原。

3. 操作

（1）盐水洗涤红细胞至少三次。

（2）红细胞末次洗涤后，（800~1 000）×g 离心至少 5 分钟，尽量除尽上清液。残余盐水可用滤纸条吸尽。

（3）混匀适量体积的压积红细胞和血清，在适宜的温度下孵育 30~60 分钟。

（4）孵育过程中，定时混匀血清和细胞。

（5）红细胞（800~1 000）×g 离心 5 分钟。如有条件，在孵育温度下离心，防止抗体从红细胞膜上解离。

（6）将上清液（被吸收的血清）转移至干净的试管。如要放散液，保留红细胞。

（7）取部分吸收后的血清反应，和保留的未用过的吸收红细胞反应，以检查是否所有抗体都被吸收。

4. 结果判定　如果吸收后血清仍有活性，证明抗体未被完全吸收。血清不反应，证明抗体被完全吸收。

5. 注意事项

（1）压积红细胞和血清可按等体积加入，也可根据实际情况，加大红细胞或血清的量。IgG 抗体的最适吸收温度为 37℃，IgM 抗体的最适吸收温度为 4℃。

（2）如果红细胞和血清的接触面积较大，吸收会更有效。推荐使用大口径试管（13mm 以上）。

（3）抗体要完全除尽，可能需多次吸收。但每增加一次吸收，血清被稀释的可能性会增加，未被吸收的抗体会减弱。

（4）重复吸收时，要用新的红细胞，而非之前吸收过的红细胞。

（5）对于耐酶处理的抗原，可用酶处理红细胞，以增强对相应抗体的吸收。

四、放散试验

原理：

红细胞上的抗原与血清中抗体在适合条件下发生凝集或致敏，这种结合是可逆的，如改变某些物理条件，抗体又可从结合的细胞上放散，再以相应的红细胞鉴定放散液内抗体的种类并测定其强度，用以判定原来红细胞上抗原的型别。这种方法常用于 ABO 亚型的鉴定、全凝集或多凝集红细胞的定型、类 B 的鉴定以及新生儿溶血病的诊断等。

放散试验的方法很多，ABO 血型新生儿溶血病的 IgG 抗 A、抗 B 以及 IgM 血型抗体以热放散法为常用。Rh 血型 IgG 抗体以乙醚放散法为常用。

（一）热放散法

（1）患儿红细胞用盐水洗涤三次，取压积红细胞 1ml 左右，加等量或半量盐水，置大试管中。

（2）将试管放在 56℃ 水浴中不断振摇 1 分钟，并放置 9 分钟，取出后置预先准备盛有 56℃ 热水的离心套管内，立即以 2 000 转/分钟离心 5 分钟，吸取上层液（即放散液）备用。

（二）酸放散法

（1）预期用途：适用于自免溶贫患者红细胞上自身抗体的放散，HDN 患儿红细胞上免疫抗体（ABO血型系统以外）的放散，输血反应患者红细胞上免疫抗体的放散等。放散可用于抗体特异性的鉴定，以判断致敏于红细胞表面的抗体的性质。

（2）试剂主要组成成份：酸释放剂A：甘氨酸，氯化钠，乙二胺四乙酸二钠；酸释放剂B：三（羟甲基）氨基甲烷。

（3）样本要求：2ml抗凝全血；室温24h内，4℃保持7天以内，用于释放；全血血样无明显溶血。

（4）操作步骤

1）取直抗阳性待检血样的压积红细胞1ml，用生理盐水彻底洗三遍，去除未结合红细胞的血型抗体。最后一次洗涤，尽可能去除离心上清液，摇散压积红细胞。

2）加入与待检压积红细胞等体积的"酸释放剂A"（1ml），轻摇混匀15秒（或封口后颠倒混匀5~10次），1 000g（3 400转）离心1分钟，取尽上清液。

3）调整pH。逐滴加入"酸释放剂B"（A:B约为2:1），直至上清液开始转变为蓝色为止。此时，若有浑浊现象可再离心一次，最后得到的蓝色上清液，即为放散液，备用。

（三）乙醚放散法

（1）取1体积压积红细胞加1体积生理盐水混匀，再加2体积乙醚、颠倒混匀，振摇10分钟，然后以3 000转/分钟，离心5分钟。

（2）离心后即分成三层，最上层是乙醚，中层是红细胞基质，下层是具有抗体的放散液，其色深红。

（3）该放散液置37℃水浴中30分钟，除尽乙醚，备用。

五、血型抗体效价测定

1. 原理　血型效价测定（又称效价滴定）是一种半定量方法，用来确定血清中抗体的浓度或比较红细胞表面抗原表达强度差异。血型抗体效价滴定常用于以下情况：发生胎母同种免疫时，检测孕妇体内抗体的活性；判断自身抗体特异性；鉴别高效价低亲合力抗体，Knops、Chido/Rodgers、Csa、JMH抗体常表现此特性；观察巯基还原剂对抗体活性的影响，以判断免疫球蛋白的种类（IgG或IgM）。

2. 试剂与器材
（1）待滴定血清或血浆。
（2）2%~5%表达相应抗原的红细胞生理盐水悬液。
（3）生理盐水（也可用白蛋白作稀释液）。

3. 操作
（1）根据血清稀释度标记10支试管（比如1:1、1:2等）。1:1代表1体积未稀释血清；1:2代表1体积血清被稀释至2体积或50%的血清稀释液。
（2）除第1管（未稀释，1:1）外，每支试管中加1体积盐水。
（3）前两管（未稀释和1:2）中，各加1体积血清。
（4）用干净的吸管，混匀1:2中的液体数次，转移1体积至下一支试管（1:4）。
（5）重复相同的步骤，直至完成所有稀释，每次使用干净的吸管混匀并转移液体。从最后一管中吸出1体积稀释过的血清并留存，以备后续稀释使用。
（6）按稀释度标记10支试管。

（7）从每个稀释过的血清中转移2滴至对应标记的试管，每个稀释度使用一支独立的吸管。每管加2滴2%红细胞悬液。也可加试剂商提供的3%~4%的红细胞悬液1滴，但这种方法不够精确。

（8）充分混匀，根据抗体性质，用合适的血清学技术检测。

（9）肉眼观察结果，打分并记录。前带效应可能会造成稀释度低的血清反应比稀释度高的血清弱。如果要避免结果误读，最好先观察稀释度最高的试管，依次判读，直至未稀释样本管。

4. 结果判定　观察肉眼凝集1+的最高稀释度。效价用稀释度的倒数表示（如32，而不是1/32或1：32）。如果稀释度最高的血清仍有凝集，说明还未到达反应终点，应继续稀释并检测。

5. 注意事项

（1）在比较研究中，效价相差3个或3个以上稀释度，为显著差异。技术差异和生物固有的可变性会导致重复试验的结果升高或降低1个稀释度。比如，血清中抗体的真实效价为32，在重复试验中，终点可能出现在1：32、1：64或1：16的试管中。

（2）如果不评估凝集强度，效价值就会引起误解。可以给观察的凝集强度打分，滴定试验中所有试管的分数总和为最终分数，这是另一种测量抗体活性的半定量方法。不同的样品相差10分或以上，可以粗略地判定两者的分数有显著差异。

（3）高效价低亲合力抗体的效价通常大于64，而且大部分试管表现出一致的弱反应。

（4）大体积比小体积测量准确。同一组试验中，大量稀释得到的结果比每个实验分别稀释的结果更可靠。要计算所有试验需要的体积，每个稀释度都要准备足够的量。

（5）移液很关键。推荐使用可更换吸头的移液器。

（6）检测用红细胞的年龄、表型和浓度会影响结果。

（7）孵育的最适时间和温度、离心的时间和转速都要保持一致。

（8）如果要比较多个含抗体血清的效价，所用红细胞（最好新鲜采集）应来自同一献血者。如果没条件，应用来自相同表型献血者的混合试剂红细胞完成试验。样本只有同时做检测，比较才有效。

（9）如果一份血清要和不同的红细胞样本反应，所有红细胞都应采用相同的采集和保存方法，并稀释到相同的浓度。所有试验都应来自同一份母液。样本只有同时做检测，比较才有效。

六、聚凝胺试验

1. 原理　聚凝胺试验（polybrene）使用低离子介质（low ionic medium，LIM）加速IgG型抗体与红细胞之间的反应速度。聚凝胺作为一种碱性分子可以和红细胞表面的酸性糖分子结合，在离心力的作用下聚凝胺使红细胞相互靠近，使得已经结合在红细胞表面的IgG抗体分子可以在不同的红细胞之间搭桥。然后加入重悬液，使得聚凝胺的作用被消除。被聚凝胺凝集起来的红细胞，此时会渐渐散开，但已经被IgG抗体分子搭桥连接起来的红细胞不会散开，以此检测血清或血浆中存在的血型抗体。本试验具有敏感性高及快速等优点，已应用于血型检查、抗体筛选和鉴定、交叉配血试验。聚凝胺试剂目前国内市场有售。

2. 试剂与器材
（1）低离子介质（LIM）。
（2）Polybrene 试剂。
（3）2%~5%已知抗原的红细胞生理盐水悬液。
（4）重悬液。
3. 操作
（1）小试管中加入待检血清2滴和1滴2%~5%红细胞悬液。
（2）立即以1 000×g离心，观察结果。如果阴性则继续试验；如果阳性，需分析原因排除干扰后继续后续试验。
（3）加0.6ml LIM试剂，室温放置1分钟。
（4）加入2滴polybrene试剂，立即以1 000×g离心1分钟，弃去试管中液体，轻摇试管，肉眼判断红细胞凝集情况。如果有凝集出现则继续操作。如果没有凝集出现则该试验无效。
（5）加入1滴重悬液，轻摇试管，肉眼观察结果。
4. 结果判定 1分钟内凝集消失为聚凝胺试验阴性，1分钟内凝集不消失为聚凝胺试验阳性。
5. 注意事项
（1）通常情况下，使用低离子强度溶液（LISS）法和LIM试剂作为缩短抗原-抗体的反应时间是同时有效的。
（2）加入重悬液后，应尽快观察结果，以免弱反应消失。
（3）肝素会中和聚凝胺的作用，应避免用肝素抗凝的血样。
（4）聚凝胺方法不适合Kell系统抗体的检测，所以对阴性结果需进行抗球蛋白试验，以免漏检。黄种人中Kell系统抗体极罕见。

（宋雪珍）

第五节 红细胞血型抗体筛查

抗体筛查试验的原则是让受检者的血清与已知血型的试剂红细胞即筛选红细胞反应，以发现在37℃有反应的抗体。试验中使用的方法有盐水法、抗人球蛋白试验、白蛋白介质法、低离子强度溶液（LISS）法、聚凝胺（polybrene）法、凝胶法等。

红细胞血型抗体筛查适用于下列情况：ABO血型鉴定发现受检者血清中有不规则抗体时；供血者血清抗体筛检；输血前受血者血清抗体筛查；输血后溶血性输血反应疑为由同种抗体引起时；孕妇血清的抗体检查；新生儿溶血病婴儿血液中抗体检查；直接抗球蛋白试验阳性红细胞放散液中抗体的检查。

一、IgM血型同种抗体筛查试验

1. 原理 当血清（或血浆）中的血型抗体是IgM免疫球蛋白时，具有相应抗原的红细胞在盐水介质中就可以直接被IgM性质的抗体凝集。
2. 样本
（1）血清和血浆标本均可用于抗体筛查和鉴定。极少数情况下，需通过激活补体才能证实的抗体，才需使用血清标本。本节下文和第六节中除特指外，血清标本即血清或血浆标本。

（2）血清标本的采取时间应注意。为了检出由于近期红细胞刺激而产生的抗体，血样必须是新近的。

（3）为了防止血样溶血对血清中抗体检测的影响，有必要把血清从凝块中分离，贮存在另一个单独的试管内，并适当标记、密封或用塞子塞紧。

（4）红细胞放散液也可以作抗体筛查及鉴定。

（5）如果以冷冻血清作抗体检查，融化后的样本要充分混合。如果一个样本要使用多次，应把它分成数小份后冷冻。反复冻融的标本不能供抗体鉴定用。

（6）每一样本应详细记录病史，包括姓名、性别、年龄、民族、诊断、妊娠史、输血史，使用过哪些药物（如甲基多巴、青霉素、先锋霉素等）、采样日期、有无抗凝剂、抗凝剂的种类和剂量、血液样本的外观、有无溶血、黄疸等。

（7）5~10ml 全血分离得到的血清可鉴定单一特异性的抗体，如包含较多抗体，可能需要更多的全血。

3. 试剂

（1）抗体筛选细胞有多种商业化的试剂可供选择，以 2 个或 3 个抗原互补的单一供者红细胞为 1 套，单一人份红细胞的敏感性较混合红细胞更好。

（2）针对于中国人群，一套筛选细胞至少有以下抗原通常被认为是合适的：D、C、E、ce、M、N、S、s、P1、Lea、Leb、K、k、Fya、Fyb、Jka、Jkb 和 Mur。

（3）某些抗体与抗原反应时存在剂量效应，即抗体与抗原纯合的红细胞比与抗原杂合的红细胞反应要强，如 Rh、MNS、Duffy 和 Kidd 系统中的抗体。如果某种抗体只能与相应抗原的纯合子细胞反应，而筛选细胞上这种特定抗原是杂合子时，则该抗体有可能被漏检。合适的纯合子表型的供血者是很少的，为了能尽可能地避免具有临床意义的抗体漏检，通常在使用来自 3 个供者的红细胞的筛选细胞中，以下抗原一般需纯合表达：D、C、E、s、Fyb、Jka 和 Jkb。由于在蒙古人种中 s-、Fya- 的频率相对较低，因此有条件时可选用 S 和 Fya 纯合表达的细胞。

（4）筛选细胞通常不包括低频率抗原，所以针对低频率抗原的抗体会漏检。这种抗体只有在抗体鉴定时才能检测到，或在交叉配血时或新生儿出生后出现黄疸时才会被发现。

4. 操作

（1）取受检者血清 2 滴加入各支标好的试管中。

（2）取筛选红细胞悬液各 1 滴加入每个试管中，与血清混匀。

（3）室温孵育 10~15 分钟后，（900~1 000）×g 离心 15 秒。

（4）观察是否溶血。轻轻重悬细胞扣，观察凝集反应，记录结果。

5. 结果判定

（1）溶血或凝集都是阳性结果。如果溶血和凝集都存在，离心后要立即观察上清液的溶血情况。

（2）重悬细胞扣后，红细胞呈平滑悬液状为阴性结果。

（3）判读试验结果时，必须记录观察到的每个细胞样本的凝集强度或溶血现象。同一实验室中的技术人员必须使用同样的解释和符号。

6. 注意事项

（1）多数在室温或 4℃下反应最强。

（2）在室温下有活性而在37℃无活性的抗体是没有什么临床意义的。

二、IgG 血型同种抗体筛查试验

1. 原理 当抗体是 IgG 免疫球蛋白时，大多必须使用抗人球蛋白法、白蛋白介质法、低离子强度溶液法等方法之一才能使红细胞出现凝集反应。凝胶技术是近年来出现的另一种显示红细胞抗原-抗体反应的方法，它利用微柱中填充物的空间位阻或亲和反应，在离心力的作用下，使被抗体致敏的红细胞留在微柱上端，而未被致敏的红细胞沉至柱底。

2. 样本 同 IgM 血型同种抗体筛查试验。

3. 试剂 除筛选细胞外，IgG 血型同种抗体筛查试验还需以下试剂。

（1）抗人球蛋白试剂单特异性（抗-IgG 特异性）或多特异性（含抗 IgG 和抗补体）的抗人球蛋白试剂（AHG）均可，多数实验人员倾向于使用单特异性 AHG 以避免由结合补体引起的意外反应。

（2）增效剂包括 LISS、聚乙二醇（PEG）、凝胶柱、聚凝胺和固相技术等。复杂情况下还需使用其他技术。

4. 操作

（1）抗人球蛋白试验

1）在标记的试管中加入受检者血清 2 滴。

2）加 2%～5% 试剂红细胞悬液 1 滴，混匀。

3）离心，观察是否溶血和凝集，并记录结果。离心速度和时间通常为（900～1 000）×g（3 400 转/分），15 秒。

4）37℃孵育 30～60 分钟。

5）离心，观察是否溶血和凝集，并记录结果。离心速度和时间通常为（900～1 000）×g（3 400 转/分），15 秒。

6）洗涤细胞 3～4 次，最后一次洗涤后，弃去全部洗涤液。

7）将抗人球蛋白试剂加入细胞扣，充分混匀。

8）离心，观察凝集反应，记录结果。离心速度和时间通常为（900～1 000）×g（3 400 转/分），15 秒。

9）如结果为阴性，加入 IgG 致敏的细胞，离心并观察结果。离心速度和时间通常为（900～1 000）×g（3 400 转/分），15 秒。

（2）低离子强度溶液（LISS）抗人球蛋白试验抗原、抗体在低离子强度溶液的条件下发生反应，可缩短检出大多数抗体所需的温育时间。

1）LISS 的配制：称取氯化钠 1.75g 和甘氨酸 18g，置 1L 的容量瓶内；加磷酸盐缓冲液（0.15 mol/L KH_2PO_4 11.3ml 和 0.15mol/L Na_2HPO_4 8.7ml 混合）20ml；加蒸馏水定容至 1L；用 NaOH 调节 pH 至 6.7±0.1；加 0.5g 叠氮钠作为防腐剂。

2）方法一：加受检者血清 2 滴于标记的试管中；加入等体积的 LISS；加 2%～5% 的试剂红细胞悬液 1 滴，混匀；37℃孵育 10～15 分钟；离心，离心速度和时间通常为 1 000×g（3 400 转/分），15 秒。观察是否溶血或凝集，记录结果；按照抗人球蛋白试验操作步骤（见操作 1）中的（6）～（9）操作。

3）方法二：将适量的试剂红细胞用盐水洗涤 3 次，弃去全部盐水；用 LISS 将红细胞配制成2%~3%悬液；加受检者血清2滴于标记的试管中；加LISS重悬的红细胞悬液2滴，混匀，37℃孵育10~15分钟；离心，离心速度和时间通常为1 000×g＜3 400转/分），15秒。观察是否溶血，轻轻重悬细胞扣观察是否凝集，记录结果；按照抗人球蛋白试验操作步骤中的（6）~（9）操作。

（3）聚乙二醇（PEG）抗人球蛋白试验

1）将受检者血清2滴，20% PEG溶液2滴，2%~5%的试剂红细胞悬液1滴混匀。

2）37℃孵育15分钟。

3）不立即离心。

4）用生理盐水将红细胞洗涤4次，最后一次洗涤后，弃去全部洗涤液。

5）使用单特异性抗IgG，按照抗人球蛋白试验操作步骤中的（7）~（9）操作。

5. 结果判定

（1）37℃孵育后的凝集/溶血均为阳性结果。

（2）加入抗人球蛋白试剂后的凝集为阳性结果。

（3）如加入IgG致敏的红细胞离心后出现凝集，则之前观察到的没有凝集的抗人球蛋白试验结果是阴性，如加入IgG致敏的红细胞也不见凝集，表示试验无效，必须重做。

6. 注意事项

（1）孵育时间和红细胞的体积及浓度均为文献报道。各实验室根据条件可制订抗体检查的室内方法。

（2）抗人球蛋白试验的步骤（3）可省略以避免检出室温下反应的抗体。

（3）抗人球蛋白试验的步骤（6）~（9）需连续完成，不得中断。

（4）有些抗体与H抗原有关，它们与O型红细胞的反应比与A型、B型或AB型强，鉴定这些抗体还需要ABO细胞、ABO亚型细胞以及脐血细胞的协助。

（5）血型同种抗体筛查试验也可用聚凝胺、酶法等多种检测IgG抗体的方法进行。

7. 临床意义　抗体筛查试验也有其局限性。阴性的试验结果不一定意味着受检血清中没有抗体，而只是在使用这些技术时，缺乏与筛查细胞起反应的抗体。如果临床资料等提供了另外的线索，就应扩大常规筛查方法。如遇到受检者血清同试剂红细胞呈阳性反应，而同供血者红细胞呈阴性反应，或者相反，可能由下列抗体所引起。

（1）在A_1和A_1B型血清中偶尔有抗H：而O型红细胞上有大量的H抗原，A_1和A_1B细胞上的H抗原非常少。所以，含抗-H的血清能凝集全部O型试剂红细胞，但不凝集A_1和A_1B供血者的红细胞。同样，因为A_2细胞有相当大量的H抗原，所以如果A_1血清中含有抗-H时，与A_2细胞交叉配血可能是不相合的。

（2）抗-LebH：这种抗体与O型Le（b+）红细胞起反应，但不与A_1或A_1B型Le（b+）红细胞凝集。因此，在抗体检查中检出有抗-LebH，而这种抗体与A_1或A_1B型Le（b+）红细胞作交叉配血可以是相合的。

（3）在A_2受血者血清中有抗A_1，这种情况受检者血清与O型筛选细胞呈阴性，而与A_1供血者细胞呈阳性反应。

（4）受检者血清中存在与低频率抗原反应的抗体如Wra，这种情况可能受检者血清与筛选细胞不反应，而与红细胞表面存在相应抗原的供者红细胞凝集。

（5）受检者血清中存在仅与相应抗原的纯合子细胞起反应的抗体，这种情况可能与筛检细胞或供血者细胞发生凝集。

（辛晓文）

第六节 红细胞血型抗体鉴定

红细胞血型抗体鉴定是血型抗体筛查后的进一步检查。一旦抗体被检出，应作抗体鉴定试验，以确定其特异性。

抗体鉴定应有的样本信息：受检者的血型，包括 ABO、Rh 以及其他必需的血型；以往输血史及妊娠史；临床诊断，尤其是自身免疫性溶血性贫血（AIHA）；药物治疗史（包括 Rh 免疫球蛋白）；如果以往曾有过血型鉴定，应进一步了解以往试验方法等；与随机供者红细胞反应阳性的频率和强度；试验时有无溶血现象及剂量效应等。

1. 试剂 红细胞血型抗体鉴定需使用谱细胞（panel cells）。

谱细胞一般由 8~16 人份已知血型抗原组成的单个供者的 O 型红细胞组成。可选择市售试剂，也可根据情况自行制备。谱细胞中的红细胞表型应包括 Rh、Kidd、MNSs、Duffy、Diego、Xg、Kell、Lewis、P 及 Lutheran 等血型系统的主要抗原，为了提供 Rh 系统中复合抗体（如抗-Ce）与混合抗体（如抗-C+抗-e）的鉴定依据，谱细胞中 Rh 的基因型也应加以标明（如 R1R1，R1R2）。如有条件对其他特殊抗原可以另列一栏加以说明，如对低频率及高频率抗原是阴性还是阳性。通常一套谱细胞应尽可能包括多种抗原决定簇，以及一些缺乏某种抗原决定簇的红细胞。谱细胞中应包含针对有剂量效应抗体的相应纯合子抗原细胞。谱细胞的组合原则是，可有效鉴定常见的有临床重要性的抗体，如抗-D、抗-E、抗-K、抗-Fya 等，且不覆盖其他抗体，对大多数单一抗体（single antibody）和多种混合抗体（multiple antibody）鉴定方便。为了保证抗体鉴定的正确性，要求每个抗原有足够的阳性和阴性细胞，从而使血清学检查的结果表现出客观的规律而不是偶然的结果。应注意结果判定时使用正确对应的谱细胞反应格局。通常谱细胞保存于特殊保养液中，试管法中谱细胞浓度一般为 2%~5%，应在有效期内使用。

2. 操作

（1）血型抗体鉴定：实验包含以下主要内容。

1）自身对照：观察受检者的血清与受检者自身细胞的反应情况，确定血清内是否有自身抗体或自身抗体和同种抗体二者同时存在。

2）谱细胞：使用谱细胞，应用各种抗体检查技术，检测受检者的血清，结合谱细胞反应格局，确定其抗体的特异性。还需同时检测受检者的红细胞表型进行验证。

3）吸收放散：当患者体内的同种抗体有两种或两种以上时，可采用吸收放散试验。

（2）复杂抗体鉴定：抗体鉴定的方法无统一的规定，须灵活应用盐水法、白蛋白介质法、抗人球蛋白试验、低离子强度溶液法、聚凝胺法及凝胶法等各种技术（图 2-2、图 2-3）。一般应包括盐水法（4℃、室温及 37℃）、抗人球蛋白试验，必要时再结合吸收放散试验及用巯基乙醇（2-ME）或二硫苏糖醇（DTT）处理的血清分析抗体特异性。各种方法均应包含自身对照。如反应格局较弱，可使用增效剂。

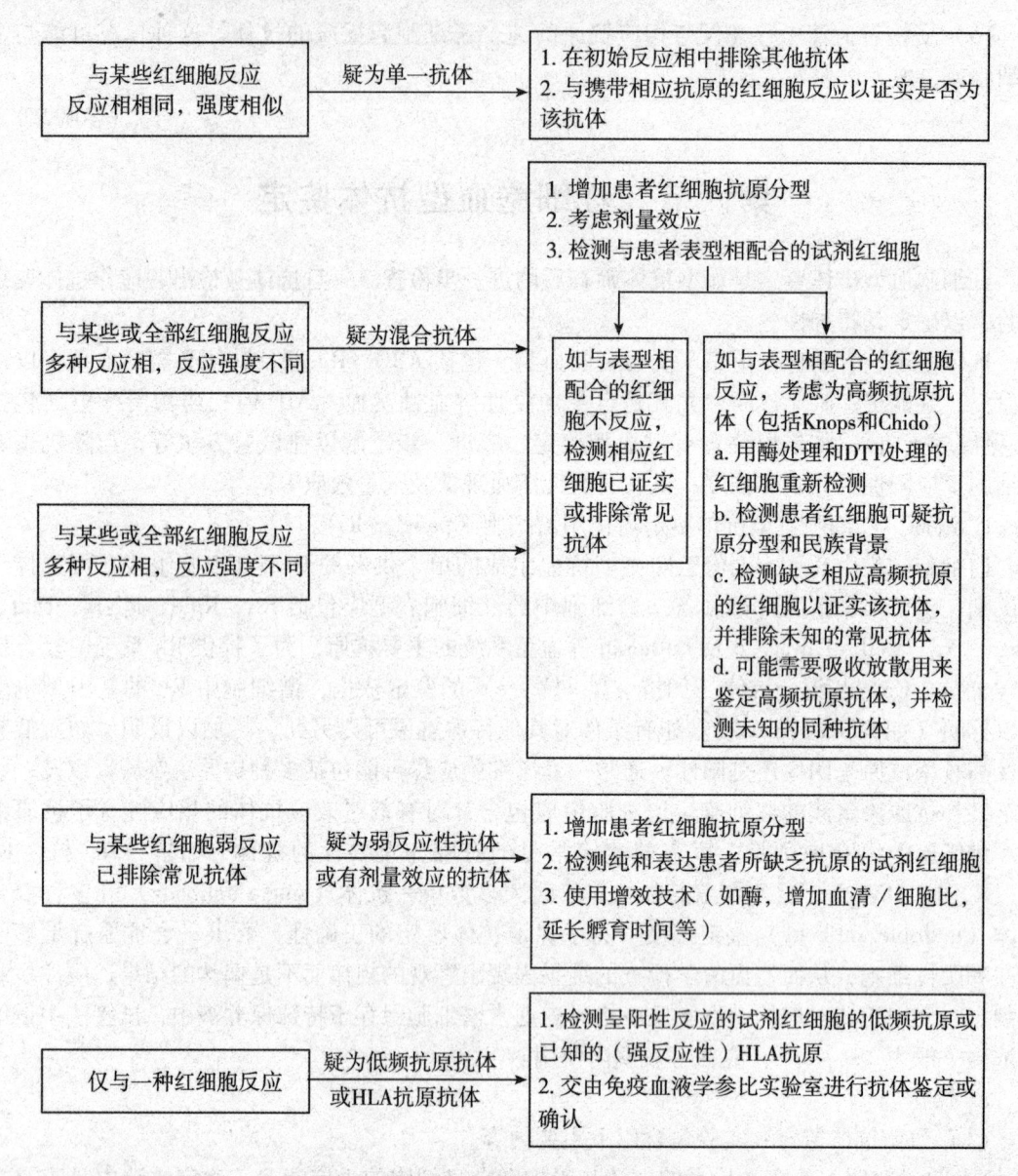

```
┌─────────────────────┐                    ┌──────────────────────────────────┐
│ 与某些红细胞反应    │  疑为单一抗体      │ 1. 在初始反应相中排除其他抗体    │
│ 反应相相同,强度相似 │ ─────────────────► │ 2. 与携带相应抗原的红细胞反应以证实是否为│
└─────────────────────┘                    │    该抗体                        │
                                           └──────────────────────────────────┘

                                           ┌──────────────────────────────────┐
                                           │ 1. 增加患者红细胞抗原分型        │
                                           │ 2. 考虑剂量效应                  │
                                           │ 3. 检测与患者表型相配合的试剂红细胞│
                                           └──────────────┬───────────────────┘
                                                  ┌───────┴───────┐
┌─────────────────────┐                           ▼               ▼
│ 与某些或全部红细胞反应│ 疑为混合抗体    ┌──────────┐ ┌──────────────────────┐
│ 多种反应相,反应强度不同│───────────────►│如与表型相 │ │如与表型相配合的红细胞│
└─────────────────────┘                  │配合的红细 │ │反应,考虑为高频抗原抗 │
                                         │胞不反应,  │ │体(包括Knops和Chido) │
                                         │检测相应红 │ │a. 用酶处理和DTT处理的│
                                         │细胞已证实 │ │   红细胞重新检测     │
┌─────────────────────┐                  │或排除常见 │ │b. 检测患者红细胞可疑抗│
│ 与某些或全部红细胞反应│                 │抗体       │ │   原分型和民族背景   │
│ 多种反应相,反应强度不同│─────────────►  │           │ │c. 检测缺乏相应高频抗原│
└─────────────────────┘                  │           │ │   的红细胞以证实该抗体│
                                         │           │ │   并排除未知的常见抗体│
                                         │           │ │d. 可能需要吸收放散用来│
                                         │           │ │   鉴定高频抗原抗体,并检│
                                         │           │ │   测未知的同种抗体   │
                                         └──────────┘ └──────────────────────┘

┌─────────────────────┐                    ┌──────────────────────────────────┐
│ 与某些红细胞弱反应   │ 疑为弱反应性抗体   │ 1. 增加患者红细胞抗原分型        │
│ 已排除常见抗体       │ 或有剂量效应的抗体 │ 2. 检测纯和表达患者所缺乏抗原的试剂红细胞│
└─────────────────────┘ ─────────────────► │ 3. 使用增效技术(如酶,增加血清/细胞比,│
                                           │    延长孵育时间等)              │
                                           └──────────────────────────────────┘

┌─────────────────────┐                    ┌──────────────────────────────────┐
│                     │ 疑为低频抗原抗体   │ 1. 检测呈阳性反应的试剂红细胞的低频抗原或│
│ 仅与一种红细胞反应  │ 或HLA抗原抗体      │    已知的(强反应性)HLA抗原     │
│                     │ ─────────────────► │ 2. 交由免疫血液学参比实验室进行抗体鉴定或│
└─────────────────────┘                    │    确认                          │
                                           └──────────────────────────────────┘
```

图 2-2 自身对照阴性时的抗体鉴定

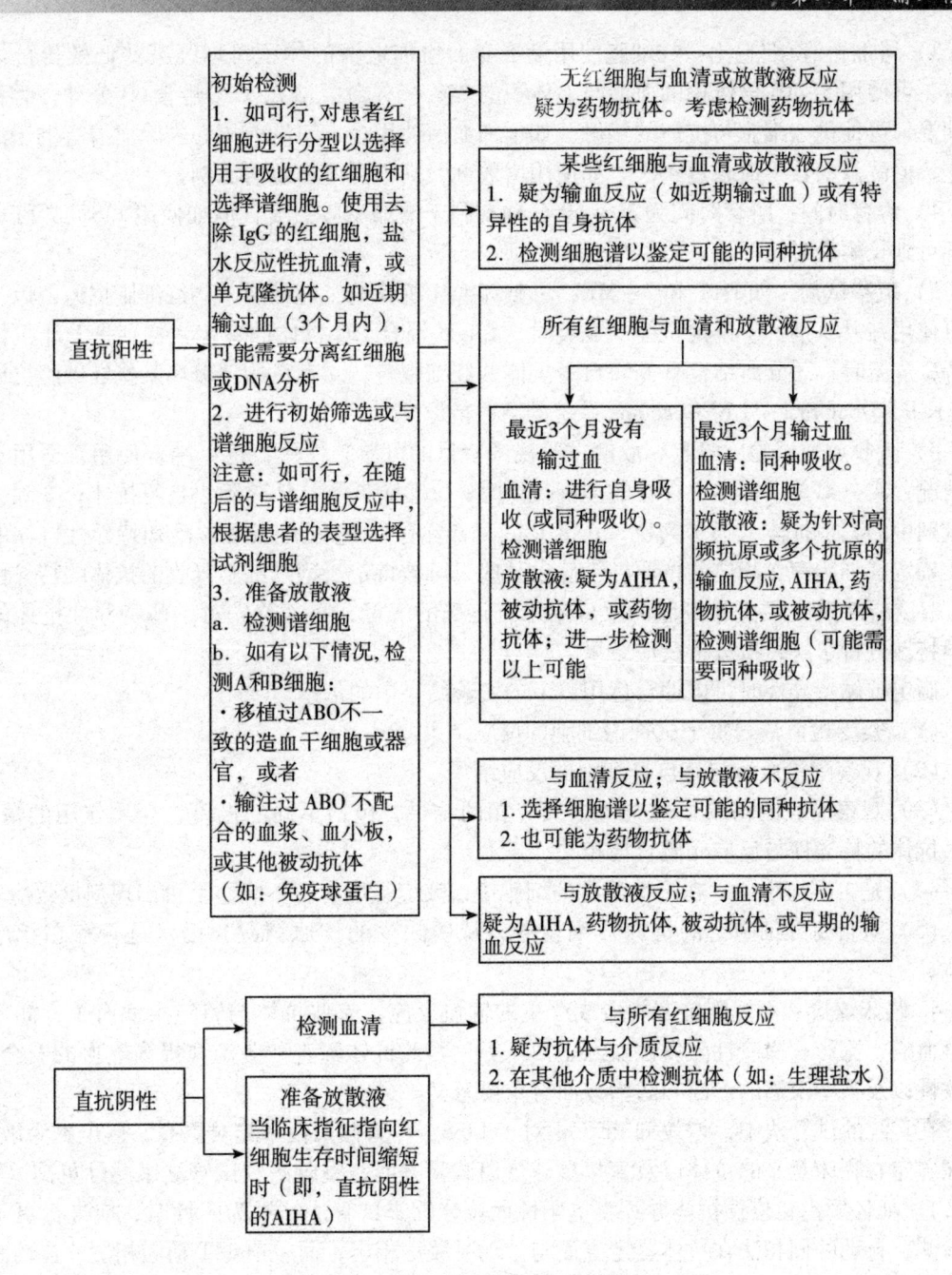

图 2-3 自身对照阳性时的抗体鉴定

（3）以下技术可视具体情况使用

1) LISS 和 PEG：LISS 和 PEG 均可增强反应，减少孵育时间。但 LISS 和 PEG 也可增强自身抗体反应，对同时包含自身抗体和同种抗体的样本应慎用。

2) 低温孵育：某些抗体在室温或 4℃ 时反应更佳，如抗-M，抗-N，抗-P1，抗-Lea，抗-Leb 和抗 A₁ 等。由于有些血清中也包含抗-或其他冷自身抗体，此时自身对照尤为重要。

3) 增加血清/细胞比：红细胞使用量不变而增加血清的体积可增强某些低效价抗体的反应。可使用 5~10 倍体积的血清与 1 体积的 2%~5% 红悬液在 37℃ 孵育 60 分钟。孵育中定期混匀可促进红细胞与抗体的接触。如增加血清使用量，三洗前离心去除血清有助于洗涤完全，但洗涤次数不应超过 4 次。如使用增效剂，则不可增加血清比例。

4) 孵育时间：孵育时间为 30~60 分钟有利于增加反应强度，但如使用 LISS 或 PEG 时则不可延长孵育时间。

5) 巯基试剂：如 DTT 和 2-ME，可破坏 IgM 抗体的二硫键或某些红细胞抗原。以下情况可使用巯基试剂：①确定抗体的亚类时；②IgM 混合 IgG 抗体的鉴定，特别是 IgM 抗体掩盖 IgG 抗体时；③分离结合有 IgM 自身抗体的红细胞时；④有目的地破坏某些红细胞抗原时（如 Kell、Dombrock、LW 和 Knops 系统的某些抗原）。

6) 吸收放散试验：吸收、放散试验视试验目的可单独使用，也可结合使用，适用于以下情况：①分离单个样本中存在的多种抗体时；②鉴定同种抗体时除去自身抗体；③除去人源试剂中的其他抗体（通常为抗 A、抗 B 或两者皆有）；④通过吸收含已知特异性抗体的血清，确定红细胞存在相应的抗原；⑤确定某些只可被特定表型红细胞吸收的抗体的特异性。

3. 结果判定　要对谱细胞的反应结果有正确的解释，必须首先对一些特异性抗体的血清学特性进行了解，再分析反应结果。

确定抗体特异性时可以综合运用以下的实验结果中的信息。

（1）察受检血清与每个试剂谱细胞的反应结果。

（2）观察受检血清与其自身细胞的反应结果。

（3）观察反应的格局，检查每个反应相的结果，包括不同的温度、介质作用的情况，一些抗体的特异性与反应介质直接相关。

（4）是否溶血现象。在阳性反应的细胞中，反应强度有否不同，是否出现剂量效应。

（5）对自身红细胞上的抗原详细检查，从所缺少的抗原情况，提示是否存在相应的抗体。

4. 临床评价　不规则抗体能造成严重的输血反应，有些抗体与特定疾病有关，如新生儿溶血病、流产、寒冷性阵发性血红蛋白尿等。因此抗体筛查和鉴定在提高输血的安全性、有效性以及某些疾病的诊断和防治方面有重要意义。

在传统的试管法中，增效剂 PEG 相对于 LISS，尽管假阳性率相对更高，但也更为敏感。而在鉴定有临床意义的抗体以及直接抗球蛋白试验方面，凝胶法较试管法敏感性更高（$P<0.01$）。如怀疑由免疫性抗体导致直抗阳性而抗体筛查试管法结果为阴性时，应进行更全面的检测。自动的固相法在抗体鉴定方面与手动凝胶法相当，而一项对手动固相法、自动固相法和使用增效剂 PEG 的方法比较研究结果显示，手动固相法敏感性最好而特异性最差，自动固相法敏感性最差但特异性最好，PEG 法则敏感性特异性均居中。

（辛晓文）

第七节　交叉配血试验

交叉配血试验又称血液相容性试验，是确保患者安全输血必不可少的试验。完整的操作规程应包括：查阅受血者以前的血型检查记录，如与这次检查结果有所不同，可以及时分析原因；对受血者血样进行 ABO 正反定型和 RhD 抗原检测，必要时可增加其他血型抗原的检查；选择预先进行血型检查的合格供血者作交叉配血试验。

交叉配血主要是检查受血者与供血者血液之间有没有相应的抗原-抗体反应，包括主侧与次侧配血。使用受血者血清加供血者红细胞的一管称为"主侧"；使用供血者血清加受血者红细胞的一管称为"次侧"。

除非在紧急用血的情况下，任何一次输注红细胞之前都要进行交叉配血试验。

对于当前或是以往筛查出含有临床意义抗体的患者，即便是看上去没有抗原-抗体反应，也要选择缺少相应抗原的血液进行输注。除了盐水介质交叉配血，还要进行可检出 IgG 类血型同种抗体的交叉配血试验，如抗人球蛋白介质检测。抗人球蛋白介质交叉配血可以采用与抗体筛选及抗体鉴定一致的方法，也可以采用不同的方法。例如，使用试管法与柱凝集法来进行交叉配血。

一、盐水介质交叉配血试验

1. 原理　红细胞上携带有 ABO 抗原，当和相应的抗体结合（如 A 型红细胞遇到含有抗 A 的 B 型血清）之后，就会产生肉眼可见的凝集。所以当受血者和供血者细胞经混合并离心后，如有 ABO 不配合问题，就会很快显示出来，所以常称为"立即离心"（immediate spin，IS）配血试验。用来检测供者红细胞与受血者血清之间的 ABO 相容性。

2. 试剂　生理盐水。

3. 操作

（1）用生理盐水将受血者红细胞制备2%~5%盐水悬液。

（2）从供血者血液保存袋上的辫子中获取少量血样，分离血清，生理盐水三洗红细胞，并用生理盐水将供血者红细胞制备2%~5%盐水悬液。

（3）取洁净小试管（10mm×60mm）2支，1支标明受血者血清（PS）+供血者细胞（DC）或"主侧"；另1支标明供血者血清（DS）+受血者细胞（PC）或"次侧"。

（4）按标记"主侧"管加受血者血清2滴，加供血者红细胞悬液1滴。"次侧"管放供血者血清2滴，加受血者红细胞悬液1滴。混匀，以3 400r/min（1 000×g）离心15秒，轻轻晃动试管，肉眼观察结果。

4. 结果判定

（1）肉眼观察，如果试管中出现任何红细胞凝集或溶血，则判读为阳性，无凝集为阴性。

（2）对于不能明显判定为阴性而并未达到阳性凝集的反应，可通过显微镜进一步判读。镜下有红细胞凝集的反应为阳性，无凝集的为阴性。

（3）如果试验在室温进行，若有凝集产生，可置37℃放置2分钟后观察凝块是否散开，以排除冷凝集素造成的凝集影响测定结果。

5. 注意事项　如盐水介质配血结果阴性，可将原标本接着做抗球蛋白法配血。若输注洗涤红细胞，可以只做"主侧"配血而不做"次侧"配血。

二、抗球蛋白交叉配血试验

1. 原理　一些针对红细胞上血型抗原的 IgG 类不完全抗体，结合到红细胞上之后，必须通过抗球蛋白试剂的连接,才能形成肉眼可见的凝集。当供血者或受血者血液中存在相应的不规则抗体时,可能会导致迟发型溶血反应的发生。所以,抗球蛋白交叉配血试验常用来检测IgG抗体引起的不相容性。抗球蛋白介质交叉配血可以使用试管法、固相化方法来进行。

2. 试剂 抗人球蛋白试剂,对照试剂:IgG致敏红细胞悬液,O型红细胞悬液,AB型血清。

3. 操作

(1) 取试管2支,分别标明"主侧"和"次侧","主侧"管加受血者血清2滴和供血者2%~5%红细胞盐水悬液1滴;"次侧"管加供血者血清2滴和受血者2%~5%红细胞悬液1滴。

(2) 混合,置37℃水浴致敏30分钟,取出后用生理盐水洗涤红细胞3次,在吸水纸上扣干残余液体。

(3) 加抗人球蛋白试剂1滴,混匀,3 400r/min(1 000×g)离心15秒,观察结果。

(4) 阳性对照:2%~5% IgG致敏红细胞悬液1滴,加抗人球蛋白试剂1滴;阴性对照:2%~5% O型红细胞悬液1滴,加抗人球蛋白试剂1滴;盐水对照:1管供血者2%~5%红细胞盐水悬液1滴加生理盐水1滴;另1管受血者2%~5%红细胞盐水悬液1滴加生理盐水1滴。

4. 结果判定 如阳性对照管凝集,阴性对照管、盐水对照管不凝集,"主侧"、"次侧"配血管都不凝集,表示受血者与献血者相匹配,可以进行输注。

三、柱凝集法交叉配血试验

1. 原理 柱凝集法交叉配血是通过抗原-抗体在凝胶卡的反应室中反应后,离心通过预先装填有抗IgG的凝胶柱。凝集的红细胞将会被截留在凝胶柱的顶部或柱体中,而不凝集的红细胞则将在凝胶柱的底部。

2. 试剂 柱凝集配血卡。

3. 操作

(1) 取凝胶抗球蛋白微柱卡,标记1号("主侧"),2号("次侧")。

(2) 主侧:配制细胞悬液,通常情况下使用供应商提供的稀释液将献血者红细胞配成1%的悬液(根据厂商的操作说明书而定)50μl轻轻滴入1号微管反应池中,再加25μl受血者血清。

(3) 次侧:配制细胞悬液,通常情况下使用供应商提供的稀释液将受血者红细胞配成1%的悬液(根据厂商的操作说明书而定)50μl轻轻滴入2号微管反应池中,再加25μl献血者血清。

(4) 阴性对照:配制细胞悬液,通常情况下使用供应商提供的稀释液将受血者红细胞配成1%的悬液50μl轻轻滴入2号微管反应池中,再加25μl AB型血清。

(5) 将已加好反应物的凝胶卡放入37℃孵育15分钟。

(6) 取出凝胶卡,立即用专用离心机离心,通常离心的速度被设定在1 000r/min(80×g~100×g)离心10分钟后,观察结果。

4. 结果判定

（1）若对照管细胞沉淀在管底，检测管凝集块在胶上或胶中判读为阳性。

（2）若对照管和检测管的细胞沉淀均在管底判读为阴性。

（3）若对照管细胞在胶上或胶中说明试验失败，应重新试验。

5. 注意事项

（1）每种柱凝集卡都分为反应室和凝胶柱两部分，操作时，向反应池内要先加红细胞悬液，后加血清或抗体。

（2）不同的厂商所提供的柱凝集试验要求的细胞与血清的比例不同，一般 50μl 1% 红细胞悬浮加 25μl 血清；50μl 0.8% 红细胞悬浮加 40μl 血清。

（3）除上述两种配血方法之外，常用的还有快速的聚凝胺介质配血、LISS 介质配血以及增强反应的酶法配血等。这些方法具有一些局限性，通常用于特殊情况下的配血，操作中的注意事项参见"红细胞血型抗体筛查"。

四、聚凝胺法交叉配血试验

1. 原理　见本章第四节中聚凝胺试验。
2. 试剂　见本章第四节中聚凝胺试验。
3. 操作

（1）主侧配血：向试管中加入患者血清 2 滴和献血者 2%～5% 红细胞悬液 1 滴。次侧配血：向试管中加入献血者血清 2 滴和患者 2%～5% 红细胞悬液 1 滴。

（2）立即以 1 000×g 离心，观察结果。如果阴性则继续试验；如果阳性，需分析原因排除干扰后继续后续试验。

（3）加 0.6ml LIM 试剂，室温放置 1 分钟。

（4）加入 2 滴 polybrene 试剂，立即以 1 000×g 离心 1 分钟，弃去试管中液体，轻摇试管，肉眼判断红细胞凝集情况。如果有凝集出现则继续操作。如果没有凝集出现则该试验无效。

（5）加入 1 滴重悬液，轻摇试管，肉眼观察结果。

4. 结果判定　1 分钟内凝集消失为聚凝胺试验阴性，1 分钟内凝集不消失为聚凝胺试验阳性。

5. 注意事项

（1）通常情况下，使用 LISS 和 LIM 试剂作为缩短抗原-抗体的反应时间是同时有效的。

（2）加入重悬液后，应尽快观察结果，以免弱反应消失。

（3）肝素会中和聚凝胺的作用，应避免用肝素抗凝的血样。

（4）聚凝胺方法不适合 Kell 系统抗体的检测，所以对阴性结果需进行抗球蛋白试验，以免漏检。黄种人中 Kell 系统抗体极罕见。

6. 临床评价　盐水法交叉配血简单、方便、快速，但不能检出不完全抗体引起的交叉配血不配合。而且盐水法对于操作人员的操作技能与专业判断能力有一定的要求。有一定几率会导致试验结果出现假阴性。

试管法抗球蛋白介质交叉配血是一种安全可靠的交叉配血方法。在盐水法的基础上，抗人球蛋白介质增加了对不完全抗体（IgG 抗体）引起的检测。但试管法抗球蛋白介质交叉配血试验操作复杂、时间长,很难应用于紧急配血试验。同样对于操作人员的操作技能与专业判断能力有一定的要求。

柱凝集法能对微弱的抗原或抗体进行反应,大大提高了试验的敏感度,便于自动化、标准化,重复性好,结果稳定,结果观察直观。但孵育、离心时间较长,不适用于特别紧急的配血。

(辛晓文)

第八节 胎儿新生儿溶血病的血型血清学检查

胎儿新生儿溶血病(hemolytic disease of the fetus newborn,HDFN)是由母婴血型不合引起的,是由于母亲体内具有针对婴儿体内遗传自父亲红细胞抗原的抗体,从而导致的胎儿和新生儿红细胞的破坏而引起的。母亲体内的 IgG 类抗体,可以通过胎盘进入胎儿的血液循环,结合到相应的红细胞抗原上,使得包被了抗体的红细胞在胎儿脾脏内被巨噬细胞破坏。除了针对 ABO 及 Rh 抗原之外,针对其他抗原的抗体也会导致 HDN。其他被报道会引起轻度的或严重的 HDFN 的抗体,还有抗 M,抗 Kpa,抗 Kpb,抗 Ku,抗 Jsa,抗 Jsb,抗 Jka,抗 Fya,抗 Fyb,抗 S,抗 s 以及抗 U 等。诊断 HDN 最有力的证据是证实患儿红细胞被来自母亲的 IgG 抗体所致敏,所以要首先对患儿的红细胞进行直接抗球蛋白试验检测。但由于 ABO - HDFN 患儿红细胞上 ABO 抗原发育不完全,再加上血浆中所存在的可溶性 A 和(或)B 血型物质可中和部分 IgG 抗 A 和(或)抗 B,所以 ABO - HDFN 的症状通常不是很严重。无论是为了检测是 ABO - HDN 还是 Rh - HDN,均要进行母亲及新生儿的血型鉴定及母亲的抗体筛查,以便进行进一步的实验分析。

一、ABO 新生儿溶血病血型血清学检查

ABO 胎儿新生儿溶血病(HDFN)是由于母体的 IgG 抗 A(B)经胎盘侵入胎儿循环,致敏并破坏胎儿红细胞。因为母亲在怀孕血型不合的胎儿以前就可能有高效价的 IgG 抗 A(B),所以 ABO - HDFN 有约 50% 发生在第一胎。

O 型母亲血清中 IgG 抗 A(B)效价较高,所以,ABO - HDFN 患儿的母亲往往多数是 O 型。又因为胎儿红细胞上的 A 位点(抗原决定簇)较 B 位点为多,故发生 ABO - HDFN 的以 A 型婴儿比 B 型婴儿为多。仅少数 ABO - HDFN 发生于母子血型为(母血型 - 子血型):O - B,A - AB,B - A 或 B - AB。

夫妇或母子的 ABO 血型配合和不配合的判定见表 2 - 6。

表 2 - 6 夫妇或母子间 ABO 血型关系

产妇		丈夫血型		婴儿血型	
血型	血清中抗体	配合	不配合	配合	不配合
O	抗 A、抗 B	O	A、B、AB	O	A、B
A	抗 B	A、O	B、AB	A、O	B、AB
B	抗 A	B、O	A、AB	B、O	A、AB
AB		A、B、O、AB		A、B、AB	

(一) 患儿及其父母的 ABO 血型鉴定

ABO 血型的鉴定方法参考本章第一节 ABO 血型鉴定。

由于新生儿免疫系统发育尚未健全，因此新生儿 ABO 定型时只做正定型，而不做反定型。又由于新生儿红细胞膜上 ABO 抗原发育尚不充分（约成人抗原数量的五分之一），因此在新生儿 ABO 正定型时，应注意有可能存在的弱反应。

婴儿及其父母 ABO 血型的鉴定是检查新生儿溶血病的第一步，以便考虑以后进一步检查的程序。

(二) 母亲血清中 IgG 抗 A（B）检查

1. 原理　ABO-HDFN 由于 IgG 抗 A（B）引起，当母亲血清中 IgG 抗 A（B）效价 ≥ 64 时，提示其血型不合胎儿有可能发生 ABO HDFN。所以检测母亲血清中有无 IgG 性质的抗体并测定其效价，即可预计 ABO-HDN 发生的可能性。

人血清中的抗 A、抗 B 往往是 IgM 和 IgG 混合物，它们具有相同的特异性，要单独测定 IgG 抗 A（B）必须去除 IgM 抗 A（B）的干扰。一般先用巯基乙醇（2-Me）处理血清，破坏 IgM 抗 A（B），再进行 IgG 抗 A 和抗 B 的检测。

2. 试剂
(1) 2%~5% 红细胞悬液（A 型和 B 型）。
(2) 抗人球蛋白试剂。

3. 操作
(1) 吸取受检者血清，加等量 2-Me 应用液并混合均匀，使用封口膜将试管口封住，室温放置 30 分钟或 37℃ 水浴 10 分钟。

(2) 排列小试管（10mm×60mm）两排，每排 10 支，从第 1 排第 2 管开始每管各加生理盐水 100μl。

(3) 第 1 管加 2-Me 处理血清 100μl，第 2 管同样加入 100μl 2-Me 处理血清并混合均匀，吸出 100μl，移至第 3 管内。以此类推，作倍比稀释至第 10 管，最后一管混匀后，吸出 100μl 丢弃。每管内留有 1:2，1:4，…，1:1 024 不同稀释度血清各 100μl。

(4) 将第 1 排中倍比稀释的处理后血清各取 50μl，加入相应的第 2 排各管中。

(5) 第 1 排每管各加 2%~5% A 型红细胞悬液 50μl，第 2 排每管各加 2%~5% B 型红细胞悬液 50μl，置 37℃ 水浴温育 30 分钟。

(6) 3 400r/min [(900~1 000)×g] 离心 15 秒，结果观察，如在发现有红细胞凝集，记录第一次出现凝集度为 ± 的效价。

(7) 将各管红细胞用生理盐水洗涤 3 次，扣干残留液体。

(8) 每管加入抗人球蛋白血清 1 滴，混合。3 400r/min [(900~1 000)×g] 离心 15 秒。

(9) 轻轻摇动试管，从低稀释倍数管（第一管）开始观察结果，第一次出现凝集度为 ± 的试管，其稀释倍数即为 IgG 抗 A（B）的效价。

4. 注意事项
(1) IgG 抗 A（B）效价测定，第 1 管的血清已经使用等体积的 2-Me 破坏，故已经稀释一倍，所以效价起始为 2。

(2）母亲血清 IgG 抗 A（B）抗人球蛋白介质凝集效价≥盐水介质凝集效价两管（4倍）时，可以认为抗球蛋白介质凝集效价即为 IgG 抗体效价。

（三）患儿血样检查

1. 原理　母亲血液中的 IgG 类抗体可以通过血胎屏障进入胎儿体内，这些抗体会游离分布在胎儿的血液中，也会结合在胎儿的红细胞上。所以，要对胎儿血样进行抗体的检测，来判定 HDFN 是否是相应的抗体导致产生。

2. 试剂

（1）患儿血样。

（2）ABO 试剂红细胞，酶处理 ABO 试剂红细胞。

（3）多特异性抗人球蛋白试剂。

3. 操作

（1）患儿红细胞直接抗球蛋白试验

1）将患儿红细胞用盐水洗涤3次，配成2%～5%红细胞盐水悬液。

2）取小试管2支，各加入患儿红细胞悬液1滴，然后，一管加入多特异性抗人球蛋白试剂1滴，另一管加盐水1滴，混合后立即以3 400r/min（1 000×g）离心15秒。

3）轻轻转动试管，观察结果。

（2）患儿红细胞抗体放散试验：致敏的患儿红细胞通过加热放散试验将抗体放散于放散液中，然后再加入酶处理的成人相应红细胞致敏，红细胞先经酶处理可增强吸收抗体的能力。经充分洗涤后，用抗人球蛋白血清来促使凝集反应的发生。此法甚敏感，即使 DAT 阴性，放散试验也有可能得到阳性的结果。方法如下。

1）取患儿不抗凝（或干粉抗凝）血样，用搅拌棒捣碎血块并用盐水洗涤3次，取压积红细胞1ml 左右，加等量盐水，置大试管中。

2）将试管放在56℃水浴中不断振摇1分钟后放置于56℃水浴箱中9分钟，取出后立即以3 400r/min（1 000×g）离心1分钟，吸取上层液（即放散液）备用。

3）将放散液分为3份，加入3个小试管中，分别加入3% A、B 及 O 型酶处理红细胞盐水悬液1滴，37℃致敏30分钟。

4）取出后，用盐水洗3次，加入多特异性抗人球蛋白试剂1滴，以3 400r/min（1 000×g）离心15秒，肉眼观察，按表2-7判断。

表2-7　患儿红细胞抗体放散试验的意义

| 指示红细胞 | | | 意义 |
A	B	O	
+	-	-	放散出 IgG 抗 A
-	+	-	放散出 IgG 抗 B
+	+	-	放散出 IgG 抗 AB 抗体，或同时放散出 IgG 抗 A 和抗 B
-	-	-	未放散出抗体
+/-	+/-	+	放散出 ABO 血型以外的抗体

在放散试验的结果观察中，会遇到一种交叉反应性抗体，这是 O 型人血清中除抗 A、抗

B以外的第三种抗体抗AB。它针对的特异性是A和B抗原所共有的，因而它能凝集A型和B型红细胞。

（3）患儿血清中游离抗体测定：新生儿血清中的IgG抗A（B）来自母亲，因此，如果在新生儿血清中发现有与其红细胞不配合的IgG抗A（-B）时，表明婴儿可能为ABO抗体引起的HDFN。方法如下。

1）取小试管3支，每管加患儿血清2滴。

2）分别加入3% A、B、O型红细胞盐水悬液1滴，37℃水浴致敏30分钟后取出，用盐水洗3次后，加入抗人球蛋白血清1滴，3 400r/min离心15秒后，肉眼观察结果。按表2-8分析结果。

表2-8 新生儿血清中游离抗体检查

指示红细胞			意义
A	B	O	
+	-	-	游离的抗A
-	+	-	游离的抗B
+	+	-	游离的抗A、抗B或有抗AB
+/-	+/-	+	游离的ABO系统以外抗体
-	-	-	无游离抗体

（四）患儿血清胆红素测定

1. 原理　当母亲的抗体结合到胎儿的红细胞抗原上时，会造成胎儿红细胞通过Fc受体黏附到其脾脏内的巨噬细胞上，导致溶血产生。溶血的发生率以及严重程度与IgG抗体的亚类、抗体数量以及红细胞上的抗原数目有关。IgG1与IgG3比IgG2和IgG4更容易导致溶血的发生。IgG1与IgG3在怀孕第6个月开始，便通过Fc受体转运通过胎盘直至分娩。由于IgG1通过胎盘的时间早于IgG3，而且数量巨大，所以常常会导致比较严重的溶血。

2. 操作　作患儿血清胆红素测定，采用胆红素单项自动测定仪进行测定。

3. 结果判定　一般认为在正常情况下，足月新生儿脐血胆红素24小时<102μmol/L，即<6mg/dl；48小时<128μmol/L，即<7.5mg/dl；3~7天<205μmol/L，即<12mg/dl。未成熟新生儿24小时<136μmol/L，即<8mg/dl；48小时<205μmol/L，即<12mg/dl；3~7天<256μmol/L，即<15mg/dl。超过这个范围作为病理性黄疸考虑。

4. 注意事项

（1）患儿红细胞加盐水管应不凝集，若这管发生凝集，说明细胞本身有自凝现象，试验结果无参考意义。

（2）若患儿红细胞直抗为阴性，要使用IgG致敏红细胞与抗球蛋白试剂建立阳性对照，以确定结果的可靠性。

二、Rh新生儿溶血病血型血清学检查

我国汉族人Rh新生儿溶血病由抗D（包括D、DE、CD、cD）引起者约占61.5%；由抗E（包括E、cE）引起者约占34.4%。本病绝大多数发生于第2胎，少数见于曾有输血史的第1胎。如因某原因而导致曾经发生过流产，再次怀胎时亦可发生。

（一）产妇的血清学检查

1. 原理　当经产或因输血而产生抗体的妇女，在以后怀 Rh 阳性胎儿时，抗体会通过胎盘进入胎儿体内，导致严重的新生儿溶血病的发生。

2. 试剂
（1）产妇血样。
（2）谱细胞，抗人球蛋白试剂。

3. 操作

（1）产妇血清抗体筛选试验　产妇血清 2 滴加筛选细胞 1 滴，混匀后立即离心以检测产妇是否含有 IgM 类不规则抗体。若结果为阳性，则需要使用 2 – Me 破坏 IgM 类抗体之后，再进行间接抗球蛋白试验；若结果为阴性，则将试管置 37℃ 孵育 30 分钟，然用盐水洗 3 次后，加入抗人球蛋白试剂 1 滴，3 400r/min［（900 ~ 1 000）×g］离心 15 秒，观察结果（详见本章第五节中 IgG 血型同种抗体筛选试验）。

（2）谱细胞对产妇血清进行特异性分析　若被检血样抗体筛选试验结果阳性，则需使用谱细胞对产妇血清进行特异性分析，以判断是否存在 Rh 抗体（详见本章第六节红细胞血型抗体鉴定）。

（3）Rh 抗体效价测定　当产妇血清中检出某种 Rh 抗体时，应选择纯合表达此抗体针对抗原的红细胞，进一步测定其效价。如需在不同时间内测定产妇抗体时，必须选用抗原表达量相近的红细胞和相同的方法，以做比较。如 Rh 抗体效价≥256，则其血型不合胎儿可能严重受害，效价在≤16 者，一般其血型不合胎儿的溶血病一般较轻。

孕妇分娩前后血清学检查见表 2 – 9。

表 2 – 9　孕妇分娩前后血清学检查计划

母亲抗 D 检查结果	产史提示	血清学检查计划
D – 阳性	（1）正常产史——无不规则抗体	不进一步检查
	（2）产史揭示溶血病	试验如（4）
	（3）有不规则抗体存在	试验如（6）
D – 阴性	（4）正常产史——无不配合抗体	在妊娠 32 ~ 34 周分娩时，如果婴儿为 D 阳性，分娩后 10 天与 12 周做抗体检查
	（5）产史提示溶血病，但无抗体	从妊娠 25 周起每个月一次，如婴儿为 D 阳性，分娩后 10 天与 12 周做抗体检查
	（6）Rh 抗体存在	大约每个月测 1 次抗体效价，包括产后第 10 天

（二）婴儿的血清学检查

1. 直接抗球蛋白试验　直接抗球蛋白试验的操作与判读方法详见本章第四节。由于严重的 Rh – HDFN 患儿红细胞常致敏有大量 IgG 同种血型抗体（如抗 D），因此在进行直接抗球蛋白试验时常呈强阳性。而这时如果用 IgM 抗体来检查患儿的 Rh 血型，可能得假阴性结果，称为遮断现象。这是因为患儿红细胞上的抗原已被 IgG 抗体占据，不能再与相应的 IgM 抗体结合的关系。

2. 放散与抗体鉴定试验

（1）原理：致敏在红细胞上的 IgG 血型抗体可以通过乙醚将结合有膜蛋白上的抗体解离至放散液中，然后再通过对含抗体的放散液进行抗体鉴定，分析致敏在新生儿红细胞膜上抗体的特异性。

（2）试剂

1）乙醚。

2）谱细胞。

3）抗人球蛋白试剂。

（3）操作

1）取患儿不抗凝（或干粉抗凝）血样，用搅拌棒捣碎红细胞并用盐水洗涤 3 次，加等量盐水，置大试管中。

2）加入两倍体积乙醚，振荡 1～2 分钟，3 400 转/分（1 000×g）离心 3 分钟。

3）吸出下层深色放散液，转入另一管中，37℃ 放置 10 分钟以挥发残余乙醚。

4）3 400r/min（1 000×g）离心 3 分钟，取深色上清，即为红细胞放散液。

5）平均分配放散液，使用谱细胞对患儿放散液以抗球蛋白试验方法，进行抗体鉴定。

（4）结果判定：根据放散液与谱细胞反应的结果，与谱细胞供应商提供的反应格局进行比对，来判定抗体的特异性（详见本章第六节红细胞血型抗体鉴定）。

1）游离抗体检查：患儿血清与谱细胞以间接抗人球蛋白试验的方法测定其血清中是否含有血型同种抗体（详见本章第六节红细胞血型抗体鉴定）。

2）血清胆红素定量：见本章第八节中 ABO 新生儿溶血病患儿血样检查。Rh - HDFN 黄疸出现的时间一般较 ABO - HDFN 为早，且血清胆红素的浓度也较高。

（5）注意事项

1）标本的送验时间与要求

A. 由于 Rh 新生儿溶血病患者的游离胆红素在出生后会急剧上升，因此尽早诊断是治疗方案确定的关键。产前血型抗体检查可及时预判严重的 Rh 新生儿溶血病。产后患儿血样的及时送检以及产妇和丈夫的血样同时送检也有助于及时判定造成溶血的抗体特异性。

B. 新生儿脐带血与新生儿静脉血在检测时同样有效。新生儿血样在运输过程中应注意避光。

2）新生儿溶血病血清学检查程序：参见图 2 - 4。

3）在同一次妊娠过程中，连续监测母源性抗体效价升高的情况是有意义的。冻存血清或血浆在复溶后效价会降低。

4）孕妇血清或血浆中抗体效价的高低并不完全反映胎儿红细胞破坏的程度，胎儿或新生儿的溶血程度还与抗体的亚类和吞噬系统的活性相关。

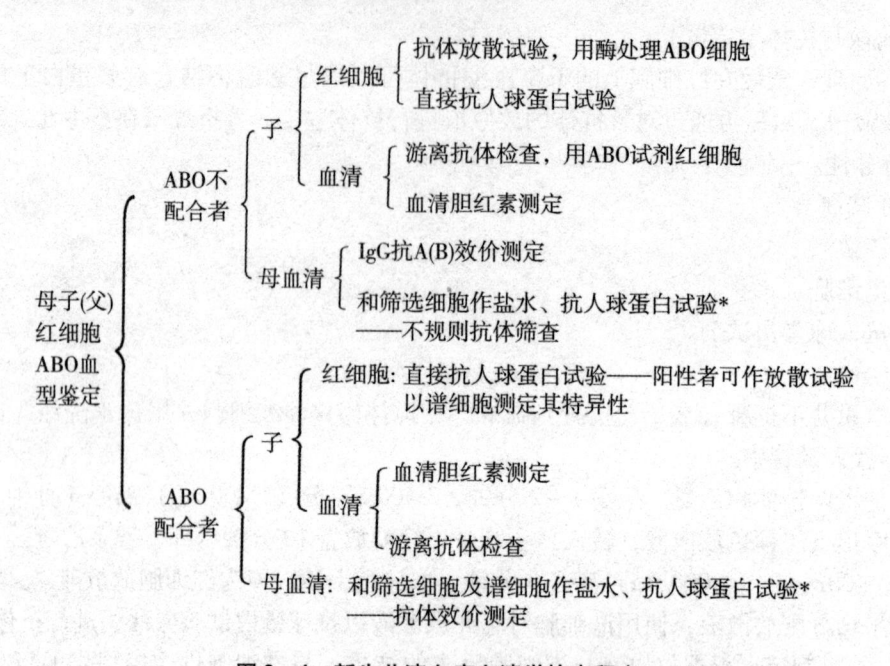

```
                          ┌ 红细胞 ┬ 抗体放散试验，用酶处理ABO细胞
                          │       └ 直接抗人球蛋白试验
                  ┌ ABO不 ┤
                  │ 配合者│ 子 ┬ 血清 ┬ 游离抗体检查，用ABO试剂红细胞
                  │      │    │      └ 血清胆红素测定
                  │      │    │
                  │      └ 母血清 ┬ IgG抗A(B)效价测定
 母子(父)         │               └ 和筛选细胞作盐水、抗人球蛋白试验*
 红细胞     ──────┤                 ——不规则抗体筛查
 ABO血     
 型鉴定           │      ┌ 红细胞: 直接抗人球蛋白试验——阳性者可作放散试验
                  │      │         以谱细胞测定其特异性
                  │ ABO  │ 子 ┬ 血清 ┬ 血清胆红素测定
                  │ 配合者│   │      └ 游离抗体检查
                  └      │
                         └ 母血清: 和筛选细胞及谱细胞作盐水、抗人球蛋白试验*
                                   ——抗体效价测定
```

图2-4 新生儿溶血病血清学检查程序

*：经巯基乙醇处理，破坏完全抗体后，再检查不完全抗体

（辛晓文）

第九节 血小板血型抗原

血小板表面的血型抗原，在自身免疫、同种免疫和药物诱导的血小板免疫反应中起重要作用。血小板血型抗原主要有两大类，即：血小板相关抗原和血小板特异性抗原。血小板表面存在的与其他细胞或组织共有的抗原，称为血小板相关抗原（platelet associated antigen），又称血小板非特异性抗原或血小板共有抗原，包括组织相容性抗原（HLA）和红细胞血型系统相关抗原，如ABO、Lewis、I、P等血型抗原。通常将血小板表面由血小板特有的抗原决定簇组成，表现出血小板独特的遗传多态性，并且不存在于其他细胞和组织上的抗原称为血小板特异性抗原，即人类血小板抗原（human platelet antigen，HPA）。血小板特异性抗原是构成血小板膜结构的一部分，是位于血小板膜糖蛋白（glycoprotein，GP）上的抗原表位。

一、血小板相关抗原

（一）红细胞血型抗原

血小板上的ABH抗原物质，包括机体所产生的以及由血浆中黏附在血小板表面的两类抗原构成。这些抗原物质在不同的机体血小板表面的含量有极大的差异。部分非O型个体血小板膜上有着极高水平的A或B物质，其血清中的糖基转移酶有较高水平表达。在ABO血型非配合输注时，O型受者的高滴度IgG抗-A、抗-B可以与A或B型血小板表面的抗原物质作用，导致血小板输注无效。在A或B血型抗原高表达的血小板，比较容易导致O型受血者的血小板输注无效。在ABO次侧不相容的血小板输注（如O型血小板输注至A型受者），由于抗-A可能和受者血清中的可溶性A物质结合形成抗原-抗体复合物，后者可以通过Fc受体结合至血小板表面，加速血小板的破坏。因此，目前普遍推荐血小板应该ABO血型同型输注。尽管其他红细胞血型抗原物质（Le^a、Le^b、I、i、P、Pk）也可以在血小板表面表达，没有证据显示这些物质可以导致血小板输注后在体内的寿命缩短。

（二）HLA系统血型抗原

血小板表面存在HLA-A、HLA-B和HLA-C位点等HLA-Ⅰ类抗原，迄今未发现血小板表面存在HLA-DR、HLA-DP和HLA-DQ等Ⅱ类抗原。血小板上的大部分HLA抗原是内源生成的完整膜蛋白，较少量可从血浆中吸附。多种因素可以影响多次血液输注后HLA抗体产生的可能性，这些因素对于多次接受血小板输注的患者来说有重要的临床意义。人们发现，在广泛使用去白细胞措施以前，第一次接触血小板制品后10天或第二次（先前接受过输血或妊娠）接触后的4天，就可以产生HLA同种免疫性抗体，其产生率为18%～50%。输注相关的HLA同种免疫抗体的产生，与基础疾病、免疫抑制剂的使用以及制品中是否含有足量的白细胞等因素有关。供体的白细胞含有HLA-Ⅰ、Ⅱ类抗原，对于制品输注后的HLA的初期同种免疫起着重要作用。HLA抗体可以导致输入血小板的破坏。

二、血小板特异性抗原

血小板特异性抗原是构成血小板膜结构的一部分，是位于血小板膜糖蛋白（glycoprotein, GP）上的抗原表位。至少5种糖蛋白［GPⅠa，Ⅰb（α和β），Ⅱb，Ⅲa，and CD109］具有多态性并与同种免疫有关。3%～5%的亚洲人和黑种人缺乏第6种血小板糖蛋白（GPⅣ，CD36），在输血或妊娠后可以导致对该种糖蛋白的致敏。迄今，已经有23种血小板抗原被报道，包括在血小板糖蛋白结构上的位置、血小板表面的抗原密度、编码抗原的DNA多态性均已阐明。最新的研究发现，血小板特异性抗原并非为血小板特有，一些特异性抗原也分布于其他细胞上，如HPA-1和HPA-4也存在于内皮细胞、成纤维细胞、平滑肌细胞上，HPA-5存在于长效活化的T淋巴细胞和内皮细胞上等。

血小板特异性抗原系统按发现时间顺序排列如下：Duzo、Pl^A（Zw）、Pl^E、Ko（Sib）、Bak（Lek）、Yuk（Pen）、Br（Hc，zav）、PL^T、Nak、Gov、Sr等。1990年国际血液学标准化委员会/国际输血协会（ICSH/ISBT）血小板血清学研讨会统一了血小板特异性抗原系统国际命名方法：①血小板特异性同种抗原系统一律命名为人类血小板抗原系统（HPA）。②不同的抗原系统按发现顺序用数字编号。③对偶抗原按其在人群中的频率由高到低，用字母命名，高的为a，低的为b。④今后发现新的HPA系统，须经该工作会议（workshop）批准，方能取得正式国际命名。

1990年被国际输血协会确认的血小板特异性抗原有5个系统共10种抗原，正式命名为HPA-1～HPA-5。2003年国际输血协会（ISBT）和国际血栓与止血协会（ISTH）在1990年命名的基础上，对血小板抗原系统的命名进一步完善。至今被ISBT确认的血小板特异性抗原已有22个，其中12个抗原归入6个。HPA系统（HPA-1、HPA-2、HPA-3、HPA-4、HPA-5、HPA-15），各包括2个对偶抗原；其余10个抗原仅通过同种抗体鉴定到相应的抗原，未发现其对偶抗原。在已知其分子机制的22个血小板抗原中，其基因多态性大多是由于相应血小板膜糖蛋白结构基因中的单核苷酸多态性（SNP）引起，而致相应位置的单个氨基酸变异所致，唯一的例外是HPA-14bw（由3个核苷酸缺失导致1个氨基酸残基缺失)。

(一) HPA-1血型系统 (Pl^A、Zw系统)

HPA-1是最早被人们认识且具临床意义的血小板同种特异性抗原，定位于GPⅢa分子上。GPⅢa多肽链上第33位氨基酸的变化 (Leu33Pro) 决定了HPA-1a/HPA-1b的特异性，这一特异性是由HPA cDNA链上T176C多态性决定的。HPA-1a与HPA-1b的基因频率，在白种人中分别为89%和11%，在中国汉族人中分别为99.6%和0.4%，中国汉族人HPA-1a的基因频率明显高于白种人。HPA-1特异性抗体与输血后紫癜综合征以及大多数新生儿同种免疫性血小板减少性紫癜有关。

(二) HPA-2血型系统 (Ko、Sib系统)

血小板特异性抗原Ko是由van der Weer dt等 (1962年) 发现的。Saji (1989年) 发现的在日本人中引起血小板输注无效的Sib^{a}抗原，现已证实与Ko^{a}特异性相同。Ko抗原定位于GPⅠα链上，抗-Ko多为IgM型抗体，可直接使血小板凝集。KC^{a}为低频等位基因，基因频率为7%~9% (白种人)；而Ko^{b}为高频等位基因，基因频率为91%~93% (白种人)，中国汉族人与白种人的HPA-2基因频率相差不大。HPA cDNA C482T核苷酸的突变导致GPⅠbα多肽链Thr145Met转变，产生HPA-2a和HPA-2b抗原。

(三) HPA-3血型系统 (Bak、Lek系统)

HPA-3的抗原决定簇位于GPⅡb，是由于单核苷酸T2621G变异引起多肽链Ile843Ser的转变，产生HPA-3a和HPA-3b抗原。Bak是由von dem Borne (1980年) 在荷兰人中发现的，发现的第一例抗-Bak^{a}引起了新生儿血小板减少症。McGrath等 (1989年) 报道抗-Bak^{b}也与新生儿血小板减少有关，家系调查证实Bak^{a}和Bak^{b}呈等位基因分布。Boizard等 (1984年) 报道的血小板抗原Lek^{a}与Bak^{b}特异性相同。

(四) HPA-4血型系统 (Pen、Yuk系统)

HPA-4的抗原决定簇位于血小板膜糖蛋白GPⅢa，单核苷酸G506A变异引起多肽链Arg143Glu的转变，产生HPA-4a和HPA-4b抗原。抗原Pen是由Friedman等 (1985年) 报道的，相应的同种抗体发现于患新生儿血小板减少症孩子的母体血清中。Shibata等 (1986年) 报道，Yuk^{a}引起2例新生儿血小板减少症，同年又报道Yuk^a/Yuk^{b}为一个新的血小板血型抗原系统，后来证实Yuk^{b}与Pen^{a}的特异性相同。

(五) HPA-5血型系统 (Br、Hc、Zav系统)

HPA-5抗原定位于GPⅠa，HPA-5系统抗原的特异性在于cDNA G1 600A多态性引起Glu505Lys替换。Br^{a}抗原是由Kiefel等 (1988年) 报道的，后来证实Br^{a}与Woods等 (1989年) 报道的Hc^{a}和Smith等 (1989年) 报道的Zav^{a}抗原特异性相同，在淋巴细胞上也有表达，并统一命名为HPA-5系统。

(六) HPA-15血型系统 (Gov系统)

HPA-15系统抗原的特异性在于cDNA C2 108T多态性引起Ser703Tyr替换，进一步的实验显示相应的抗原位于CD109糖蛋白上。Gov^{a}及其对偶抗原Gov^{b}是由Kehon等 (1990年) 报道的，在一个多次输血的肾移植患者血清中发现了抗-Gov^a，导致血小板输注无效；在另一例子宫出血异常多次输血的患者血清中发现了抗-Gov^b，也导致血小板输注无效。

（七）其他 HPA 血型抗原

1. HPA-6w 血型（Tu、Ca）　　KeKomöki 等（1993 年）在 GPⅢa 上发现一个低频抗原，命名为 Tu^b（HPA-6bw），它与 McFarland 等（1993 年）发现的 Ca^a 抗原特异性相同。HPA-6w 系统的多态性位于 GPⅢa 的 Arg489Gln 上，是由其 cDNA 的 G1 544A 突变引起的。

2. HPA-7w 血型（Mo）　　位于 GPⅢa 上，其多态性的产生在于 cDNA 的 C1297G 突变，导致氨基酸 Pro407Ala 的替换。

3. HPA-8w 血型（sr）　　Sr^a（HPA-8bw）位于 GPⅢa 上，多态性的产生在于 cDNA 的 C1 984T 突变，导致氨基酸 Arg636Cys 的替换。

4. HPA-9w 血型（Max）　　HPA-9w 抗原位于 GPⅡb 上，Max^a 是低频抗原，多态性的产生在于 cDNA 的 G2 602A 突变，导致氨基酸 Val837Met 的替换。

5. HPA-10w 血型（La）　　HPA-10w 抗原位于 GPⅢa 上，多态性的产生在于 cDNA 的 G263A 突变，导致氨基酸 Arg62Gln 的替换。

6. HPA-11w 血型（Gro）　　HPA-11w 抗原也位于 GPⅢa 上，多态性的产生在于 cDNA 的 G1976A 突变，导致氨基酸 Arg633His 的替换。

7. HPA-12w 血型（Iy）　　HPA-12w 抗原位于 GPⅠbβ/Ⅸ 上，Iy 是低频抗原，多态性的产生在于 cDNA 的 G119A 突变，导致氨基酸 Gly15Glu 的替换。

8. HPA-13w 血型（Sit）　　HPA-13w 抗原位于 GPⅠa 上，多态性的产生在于 cDNA 的 C2483T 突变，导致氨基酸 Thr799Met 的替换。

9. HPA-14w 血型（Oe）　　HPA-14w 抗原位于 GPⅢa 上，多态性的产生在于 cDNA 的 1909～1911 缺失 AAG，导致氨基酸 611Lys 缺失。

10. HPA-16w 血型（Duv）　　HPA-16w 抗原位于 GPⅢa 上，多态性的产生在于 cDNA 的 C497T 突变，导致氨基酸 Thr140Ile 的替换。另外，曾经报道的血小板抗原尚有 Mou^a 尚未被定位，其等位基因结构多态性和蛋白结构多态性也尚不了解，故暂时未被归入 HPA 命名法。

（辛晓文）

第十节　血小板血型的临床应用

一、血小板输注无效

多次接受输注的血小板减少症患者有可能出现输注后血小板上升低于预期值，血液系统恶性肿瘤的患者比较容易出现这种情况。判定血小板输注的效果可以通过校正的血小板上升数（corretted count increment，CCI）或血小板输注后的回收率来衡量。一般认为，当两次连续的血小板输注后，1hCCI 低于 5 000m^2/μl，可以视为血小板输注无效。

CCI = 体表面积（m^2）× 血小板上升数 × 10^{11} 输入的血小板数

（一）血小板输注无效的种类

血小板输注无效通常由免疫性和非免疫性因素所导致。

1. 免疫因素导致血小板输注无效　　反复输注血小板，可以导致受者体内产生针对 HLA

和 HPA 的血小板同种抗体。HLA 致敏是最常见的血小板输注无效的免疫因素，HLA 的抗原性较强，输血 10 次以上抗体的阳性率可达 30%~85%；通过在接受输注患者体内测得显著升高的抗 HLA-I 类抗体的含量，可以明确诊断。用群体反应抗体（panel reactive antibody，PRA）可以反映受者对输入的血小板产生细胞毒抗体，后者可以导致血小板被破坏。一般认为，对于随机血小板 PRA 达到 20%，即可认为血小板输注无效由同种免疫所导致。血小板抗体与输入的血小板反应，导致血小板减少，患者可以出现畏寒、发热等症状。

2. 非免疫因素导致血小板输注无效　非免疫因素如弥散性血管内凝血（disseminate dintravascular coagulation，DIC）、脓毒血症、严重出血、脾脏肿大、异基因移植、输注前血小板储存不佳、静脉使用两性霉素 B、血栓性血小板减少性紫癜等均可导致血小板输注无效。在接受造血干细胞移植的患者，病情的不同（进展与否、肝功能好坏）及处理方式（辐照剂量）的不同均可以造成血小板输注疗效的差异。

（二）同种免疫性血小板输注无效的处理

HLA 抗体出现时，可以选择 HLA-I 类抗原与患者相合的供者单采血小板；供者 HLA-I 类抗原分型可以采用如微量淋巴细胞毒试验等血清学方法或分子生物学方法。需要注意的是，对 HLA 抗体选用相配的 HLA 表型的供者并不意味着供、受体的 HLA-I 类抗原完全相同。表 2-10 显示了 HLA 供、受者之间的配合程度。在时间和血小板供者有限的情况下，应该尽量选择位点最匹配的供者的单采血小板。在同种免疫性血小板减少患者，HLA 匹配等级由高至低依次为 A、B1U、B1X、B2UX、C、D 和 R。在 A、B1U 或 B2UX 的情况下，血小板输注后将会获得较佳的 CCI；而一些在血小板上表达较少的抗原的错配（B44、B45），也会获得较好的效果。D 与随机供者无差别。

表 2-10　供、受者 HLA 匹配的程度（供者的表型为 A1, 3; B8, 27）

等级	描述	受者表型
A	4 个抗原完全匹配	A1, 3; B8, 27
B1U	1 个抗原未知或空缺	A1, -; B8, 27
B1X	1 个交叉反应组	A1, 8; B8, 7
B2UX	1 个抗原空缺和 1 个交叉反应组	A1, -; B8, 7
C	1 个抗原错配	A1, 3; B8, 35
D	2 个或更多的抗原错配	A1, 32; B8, 35
R	随机抗原	A2, 28; B7, 35

由于供、受者之间 HLA-I 类抗原相匹配，导致受者无法发起对供者淋巴细胞的攻击；为避免输血相关性移植物抗宿主病（transfusion associated graft versus host disease，TA-GVHD），HLA 匹配的血小板应该给予核素辐照。另一个被称为抗体特异性预测（antibody specificity prediction，ASP）的血小板输注法是通过检测受者 HLA 抗体的特异性，避免供者血小板含有受者抗体所对应的抗原决定簇。有报道证实，AST 选择可以获得与 HLA 匹配及交叉试验相同的输注效果，比随机选择血小板的输注有着更好的效果。而用 ASP 方法可以比传统的 HLA 匹配标准获得更多的血小板供者。

对于同种免疫性血小板输注无效者，输注前的血小板交叉配合试验可以使血小板输注的效果大大提高。该法还可以用来预测及避免可能的血小板输注无效。每个将给患者输注的血小板均需提前与患者血清进行交叉配合性测试。简易致敏红细胞血小板血清学试验（simplified sensitized erythrocyte platelelt serology assay，SEPSA）或固相红细胞黏附法（solid-phasered cell adherence，SPRCA）是最常用的方法学。实践证明测试结果和输注后的血小板计数之间有良好的关系。SEPSA 和 SPRCA 不仅可以避免排除 HLA 不匹配但却是相容的供者，而且可以检测出直接针对血小板特异性抗原的抗体。然而，当患者被高度同种免疫，如 PRA 超过50%，血小板交叉配合试验就往往难以成功。这种情况下，比较难以获得足够的相容性血小板。后者可以通过选择 HLA 匹配的血小板来解决。尽管由于血小板特异性抗体所导致的血小板输注无效比较少见，但若发现患者存在血小板特异性抗体，在寻找相应抗原缺乏的供血者的同时，也应该积极检测患者家庭成员的血小板表型，以便及时发现合适的供者。

（三）血小板同种免疫的预防

一旦发生血小板同种免疫，给临床处理带来很大困难。为预防这种情况的发生，可以选择：①紫外线照射血小板制品。②白细胞滤器减少血小板制品中的白细胞含量。上述方法可以有效地减少 HLA 抗体的产生，由此可以使血小板输注无效率的发生大大减少。

二、输血后紫癜

输血后紫癜（post transfusion purpura，PTP）多发生在女性，有输血和妊娠史。起病往往在输注红细胞、血浆或血小板后约5~10天，大部分患者有血小板减少性紫癜，血小板减少的特点是突然发生、显著性减少及自限性，主要表现为皮肤瘀点、瘀斑和黏膜出血，严重者有内脏甚至发生颅内出血而危及生命。与出血同时发生的是血小板特异性同种抗体的出现，与 PTP 有关的抗体通常是抗 HPA-1a，其他涉及的是 HPA-1b、HPA-2b、HPA-3a、HPA-3b、HPA-4a 等在 GPⅡb/Ⅲa 上的抗原所针对的抗体。中国人 HPA-1a 的抗原频率>99.99%，至今尚未发现该抗原阴性者。因此，HPA-1a 的抗原对中国人意义不大。与红细胞抗体不同，PTP 自身的抗原（通常 HPA-1a）阴性的血小板，与输入的抗原阳性的血小板一起也被破坏。这种导致自身血小板破坏的机制目前仍未完全阐明。诊断时可检测血清中的血小板相关抗体结合血小板抗原定型，患者的血小板基因分型可以在急性期提供本病的诊断依据。该病恢复期为6~100天（平均24天），超过40天者往往较严重，可用血浆交换法配合静注免疫球蛋白治疗，急性期可以选择抗原阴性的血小板输注，但需注意的是后者在体内的存活时间也是明显缩短的。

三、新生儿同种免疫性血小板减少性紫癜

新生儿同种免疫性血小板减少性紫癜（neonatal alloimmune thrombocytopenia，NAITP）与新生儿溶血病（HDN）的发病机制相似，妊娠期间由于母婴间血小板血型不同，胎儿的血小板抗原刺激母体产生血小板相关抗体，后者通过胎盘导致胎儿和新生儿血小板减少。NAITP 是最常见的胎儿或新生儿血小板减少的原因，最严重的并发症是颅内出血。该病在白种人中的发生率约为1/（1 000~2 000），80%左右的 NAITP 是由 HPA-1a 抗体引起的；但是在黄种人中，由于 HPA-1a 抗原频率极高，推测 HPA-3a 和 HPA-4a 抗体可能是引起 NAITP 的主要原因。对母体和胎儿进行 HPA DNA 分型可为 NAITP 的产前诊断提供依据，其实验诊断原理基本同 HDN（表2-11）：①母亲血清血小板特异性抗体测定以鉴别是否血小板减少是由血小板特异性抗体的反应引起。②母亲和父亲血小板抗原的基因分型以证实前者

体内的抗体产生机制。本病的治疗主要是静脉注射免疫球蛋白配合血小板输注。一旦 NAITP 的诊断确立,母亲再次妊娠时有同样的患病风险。此时给予静脉注射免疫球蛋白或类固醇激素的治疗可以达到比较好的效果。

表 2-11 HDN 和 NAITP 的实验诊断

指标	HDN	NAITP
母亲细胞表面缺乏常见抗原	细胞抗原鉴定	血小板抗原鉴定
抗体特异性	红细胞抗体筛选	血小板抗体筛选
婴儿血细胞包被有 IgG	直接抗人球蛋白试验	血小板相关 Ig 检测
低频率抗原抗体	母亲血清+父亲红细胞	母亲血清+父亲血小板

四、特发性血小板减少性紫癜

特发性血小板减少性紫癜(idiopathic thrombocytopenic purpara, ITP)是由于自身免疫系统失调,机体产生针对自身血小板相关抗原的抗体,从而引起免疫性血小板减少。慢性 ITP 在临床上最为常见,往往在明确诊断前已经有数月至数年的隐匿性血小板减少,女性患者较为多见。疾病罕有自发缓解,治疗上可以采用类固醇激素或静脉注射免疫球蛋白,有效的免疫抑制剂和脾脏切除术可以作为二线治疗措施。急性 ITP 主要是在儿童出现的病毒感染后的突发性血小板减少,患者在发病 2~6 个月后多数会自行缓解。静脉注射免疫球蛋白或抗-D 抗体在提升血小板数量上往往有效。对患者血清和洗涤血小板的研究,发现患者的 IgG、IgM 和 IgA 同种抗体与一种或多种血小板膜表面的糖蛋白(Ⅱb/Ⅲa、Ⅰa/Ⅱa、Ⅰb/Ⅸ、Ⅳ 和 Ⅴ)作用。迄今为止,尚未发现血小板抗体特性与疾病的严重性和预后的相关性。尽管许多实验在检测总的及血小板细胞表面血小板相关免疫球蛋白方面比较敏感,但这些检测在诊断和治疗方面的特异性还有待提高,血小板抗体检测对本病的诊断还是有一定的价值。多数较新颖的实验主要用于检测结合到血小板糖蛋白(GPⅡb/Ⅲa, GPⅠa/Ⅱa, GPⅠb/Ⅸ)特异表位上的免疫球蛋白。这些糖蛋白特异性检测提高了与非特异性免疫导致血小板减少的鉴别能力,但其敏感性却有下降。在血小板数量非常低时,由于难以得到足够的血小板,方法学的应用也受到限制。患者的血小板洗脱液与固相的系列血小板糖蛋白-单克隆抗体复合物作用,用酶联抗人免疫球蛋白可以检测结合在该复合物上的血小板抗体。患者血浆中的抗体可以用相同的方法检测,但后者的检测阳性频率要低于洗脱液中抗体的检测。

由于巨核细胞表面存在与血小板相同的抗原成分,所以血小板自身抗体不仅可与自身或同种血小板结合,还能与巨核细胞结合而可能引起血小板的生成障碍。

体内的同种抗体是血小板减少的主要原因。因此,在 ITP 的治疗上血小板的输注仅在血小板计数低至可能引起导致生命危险的出血时(20×10^9/L)考虑应用。

(任小宁)

第十一节 人类白细胞抗原系统

一、HLA 基因结构

HLA 基因位于第 6 号染色体短臂 21.3 区域,是调控人体特异性免疫应答的主要基因系统,全长为3 600kb,约为人类基因组基因碱基数的0.1%,是目前所知的最富多态性的遗传系统,共有224个基因座位,其中128个为功能性基因,96个为假基因。按编码分子的特性不同,可将HLA基因分为三类:HLA-Ⅰ、Ⅱ、Ⅲ类基因,每一类基因均含有多个座位。

(一) HLA-Ⅰ类基因

HLA-Ⅰ类基因包括经典HLA-Ⅰ类基因和非经典的HLA-Ⅰ基因,长度为2 000kb。HLA-Ⅰ类基因位于6号染色体顶端,从中心侧开始依次为MICB、MICA、HLA-S、HLA-B、HLA-C、HLA-E、HLA-N、HLA-L、HLA-J、HLA-W、HLA-A、HLA-U、HLA-K、HLA-T、HLA-H、HLA-G、HLA-P、HLA-V、HLA-F等。其中HLA-H、HLA-J、HLA-K、HLA-L和HLA-N为假基因,尚未检测出表达的产物。

1. 经典HLA-Ⅰ类基因(classical HLA-Ⅰ, HLA-Ⅰa) HLA-A、HLA-B、HLA-C座位基因为经典的HLA-Ⅰ类基因,所编码的分子称为经典HLA-Ⅰa类分子。HLA-Ⅰa基因具有高度遗传多态性,广泛表达在各种有核细胞表面。经典的HLA-Ⅰa类抗原分子由非共价键连接的两个多肽链α链和β链组成,α链由第6号染色体上的HLA-Ⅰ类基因编码,β链由第15号染色体上的基因编码。编码HLA-Ⅰ类α链的基因具有相似的基因结构,一般含有7个内含子和8个外显子,其大小约为3.5kb。第1外显子编码前导链,第2、3、4外显子分别编码α链的$α_1$、$α_2$、$α_3$结构域,第5外显子编码连接多肽和跨膜区蛋白,第6、7、8外显子分别编码胞内区域和非翻译区蛋白。HLA-Ⅰa基因第5外显子编码基因缺失或在RNA水平上变位剪接去除后,可产生分泌型HLA。研究发现,HLA-Ⅰa类的多态性主要由编码$α_1$、$α_2$区的第2、3外显子决定,但是在第1、4、5、6、7外显子上也有一定的多态性。

2. 非经典HLA-Ⅰ类基因(non-classical HLA-Ⅰ, HLA-Ⅰb) HLA-E、HLA-F、HLA-G三个座位基因为非经典HLA-Ⅰ类基因,所编码的分子称为非经典HLA-Ⅰ类分子(HLA-Ⅰb)。这些基因的多态性程度不高,到2009年7月发现HLA-E有9个等位基因,HLA-F有21个等位基因,HLA-G有44个等位基因。其中HLA-E、HLA-F在多种胚胎和成人组织表达,HLA-G特异性表达于母胎界面的滋养层。

(二) HLA-Ⅱ类基因

HLA-Ⅱ类基因靠染色体着丝点,从中心侧开始依次为DP、DOA(A代表编码α链的基因)、DMA、DMB(B代表编码β链的基因)、LMP2(low molecular weight peptide)、TAP1(transporter of antigen peptides)、LMP7、TAP2、DOB、DQ和DR基因亚区域。其中HLA-DR、DQ、DP位点编码的分子为经典的HLA-Ⅱ类分子,而LMP、TAP和DM为与抗原加工和提呈有关的基因,这类基因编码的分子称为非经典的HLA-Ⅱ类分子。

经典的HLA-Ⅱ类抗原分子由α多肽链和β多肽链通过非共价键连接而成。编码α链的基因有5个外显子,大小约6kb。第1外显子编码主导序列和第1活性区($α_1$区)最初的几个氨基酸,第2、3外显子编码α链的$α_1$和$α_2$区,第4外显子编码连接多肽和跨膜蛋白的一部分,第5外显子主要编码细胞内区域和非翻译区域蛋白。编码β链的基因有6个外显子,大小约为8kb,其编码的顺序与α链相同,HLA-DR、DQ、DP的特异性由β链基因决定,主要由编码β链基因的第2外显子决定,但是在第1、3、4、5外显子上均有一定的多态性。

(三) HLA-Ⅲ类基因

HLA-Ⅲ类基因是人类基因组中密度最大的区域，在Ⅰ类区与Ⅱ类区之间，长度为1 000kb。HLA-Ⅲ类基因结构和功能与Ⅰ类和Ⅱ类基因并不相关，包括补体C2、C4a、C4b、补体备解素B、21-羟化酶基因、淋巴毒素基因、肿瘤坏死因子基因、热休克蛋白基因等。这些基因在功能和结构上与HLA并无密切的关系，只是习惯上将它们列为HLA-Ⅲ类基因。HLA-Ⅲ类基因表达产物一般不是细胞表面的膜分子，而是分布于血清及其他体液中的可溶性分子。

二、HLA命名

HLA命名可分为血清学命名和基因命名。

（一）血清学命名

在第十一届国际组织相容性专题研讨会后，命名委员会决定，新的血清学特异性首先必须是已获得认可的等位基因序列的产物，新的血清学命名将同其等位基因名称紧密结合，如与HLA-A*0210顺序相应的新的HLA-A2特异性被命名为HLA-A210。为了简便，委员会同意在命名由血清学鉴定的DRB1的产物时，可省略B1。如对应DRB1*0103的产物将被命名为DR103。而DR52和DR53分别指由血清学鉴定DRB3和DRB4座位的产物，DR51是DRB5的基因产物。

（二）HLA等位基因命名

HLA复合体包括多个基因座位，每一个座位上有多个等位基因，随着分子生物学技术在HLA分型上的应用，发现的等位基因已超过3 750个，目前仍不断在发现新的等位基因。关于HLA等位基因的命名，WHO的HLA系统命名委员会已建立一系列的命名原则，2002年在加拿大召开的专题讨论会对原有命名体系进行了增补和修订。由于HLA新等位基因的不断发现，在2008年的第15届国际组织相容性专题讨论会对命名原则又进行了新的调整，并于2010年4月开始实施，新的HLA基因命名原则继承了以往HLA基因命名原则的基本要素，对原有不足的部分进行了补充和调整，现将HLA基因命名的原则介绍如下。

1. HLA等位基因命名　2002年HLA系统命名委员会建议当HLA-A*02和HLA-B*15家族超过100个等位基因时采用HLA-A*92和HLA-B*95系统。但是随着HLA的深入研究，不断发现新的等位基因，越来越多的HLA组的等位基因可能超过100个，这给命名增加了难度，单纯从命名的名称之间很难体现其关联性，因此HLA系统命名委员会决定采用新的命名原则。新的命名原则在原有2002年HLA基因命名基础上增加冒号（：）的使用，冒号间的数字按等位基因发现的次序依次增加，同时在个位数字前强制性增加0以减少混淆，这样可以基本上解决原有命名原则中的每组等位基因出现100个后难以命名的不足，当出现超过100个等位基因的组可以依据本原则进行命名。新的等位基因命名原则中，等位基因中的数字表达含义参照2002年制定的基本原则，即第1个冒号前的数字用来指定该等位基因所属的等位基因家族，尽可能与血清学家族相对应；第2个冒号前的数字表示编码区改变的等位基因，第3个冒号前数字用来区分同义突变的等位基因，第4个冒号前数字表示内含子或5′或3′区域的变异。例如2002年的原命名为HLA-A*01010101，新的命名为HLA-A*01：01：01：01。

2. HLA-C 位点的抗原和等位基因命名　HLA-C 在描述等位基因时删除"w"，但在描述抗原时仍旧保存"w"，以避免与补体混淆。因此新的命名中原 HLA-Cw*0103 将命名为 HLA-C*01：03。依次类推 HLA-Cw*020201 为 HLA-C*02：02：01，HLA-Cw*07020101 为 HLA-C*07：02：01：01 等。

3. HLA 基因分型结果指定歧义状态的报告方式　常规的 HLA 基因分型过程中，由于分型技术的限制以及检测区域的有限性，整个群体 HLA 基因分型过程会存在分型结果歧义指定的形式，即 HLA 基因分型的结果可能出现多种组合方式，难以将检测结果明确为每个单一的组合形式；常规的检测中它们往往只能指定为某些具有关联性的等位基因组合，这些关联性的等位基因被称为等位基因字符串。为解决常规 HLA 基因分型检测中歧义结果的表达方式，新的命名原则中采用某些代码来表示特定的字符串。

（三）提交新等位基因

HLA 的研究或常规 HLA 分型过程中可能遇到新的等位基因，随着分子诊断技术的广泛应用，现已发现越来越多的新等位基因，正式命名一个新的等位基因所需序列需符合以下条件：①来源于 cDNA 序列分析或 PCR 产物经克隆后的测序分析，需要进行多个克隆测序。②测序需要正反双向同时进行。③PCR 产物直接测序，至少对两管独立的 PCR 反应产物进行测序。④如果个体在座位上为杂合子，其中一个为新发现的等位基因，则必须先将新的等位基因与另一个已知等位基因分离后再进行测序。尽管直接采用测序分型（SBT）技术对新等位基因进行测序，但是 SBT 测序是对杂合的两个等位基因同时测序，不能作为正式命名指定新的等位基因的依据。⑤递交的序列中不应该包含测序的引物序列。⑥如可能，应采用 PCR-SSO 或 PCR-SSP 等方法从基因组 DNA 水平确认新的序列。新的序列如果有新的突变点或以前未见的核苷酸序列的组合（基元序列），则必须对这些变异采用 DNA 分型技术进行确认。这可能需要设计覆盖新的突变点的探针或引物，提交序列时应对所用的试剂做详细的说明。⑦序列提交的数据库包括以下网址，必须在数据库获得序列号：EBML：www.ebi.ac.uk/Submissions/index.html；GenBank：www.ncbi.nlm.nih.gov/Genbank/index.html；DDBJ：www.ddb.j.nig.ac.jp/sub-e.html。⑧推荐提供全长的序列，但并非必要的条件。对于 HLA-Ⅰ类基因至少应包括第 2 和 3 外显子，HLA-Ⅱ类基因至少应包含第 2 外显子。⑨尽可能提交发表该新等位基因的论文。⑩实验所用的 DNA 或其他材料，最好是细胞株并尽可能在公共资料库中可以获得，或者至少在报告的实验室内。递交序列经验证后，HLA 系统命名委员会根据命名原则进行新的等位基因命名。

（四）HLA 等位基因和 HLA 抗原特异性的对应关系

HLA 命名有血清学和基因命名两种方式，血清学命名指 HLA 抗原特异性，而基因命名为 HLA 等位基因核苷酸序列的情况。HLA 等位基因和 HLA 抗原特异性存在一定的关系，但是也有区别。尽管等位基因名称中第 1 个冒号前的数字与其血清学家族尽量相对应，但是血清学命名针对的是抗原（基因表达产物），而等位基因命名针对的是基因核苷酸序列。在整个 HLA 基因命名中，已采用后缀 N、L、S、C、A 表示等位基因的异常表达，同时某些等位基因由于碱基突变可完全不表达相应的抗原（无效等位基因），这在实际工作中应引起重视。在临床 HLA 分型工作中，HLA 基因分型结果与血清学方法结果有一定的关系，但存在区别，血清学分型检测的是细胞表面 HLA 抗原，其分型结果表示为 HLA 抗原特异性或分解物特异性；基因分型直接检测基因的核苷酸序列本身，得到的结果代表 HLA 基因型。两种分型方法在大多数情形下会相符合，但是在某些情况下可能出现不一致的现象（如无效等位基因，其基因序列上发生突变可导致转录和翻译的终止。当采用基因分型方法时，可通过分析序列情况而提示存在某一等位基因；但是采用血清学方法检测时，在细胞表面并不能检测到抗原）。应当注意到在移植和实际工作中，患者免疫系统所识别的外来入侵物是供者的 HLA 抗原，而不是供者 HLA 基因核苷酸序列。

随着 HLA 广泛的研究和基因分型方法的发展和完善，HLA 等位基因数据库不断扩大，现已很难保证由核苷酸序列命名的等位基因与由编码蛋白质决定的血清学特性之间完全保持一致，这一困难一方面是由于技术原因，另一方面由于 HLA 系统本身的遗传生物学特性所决定。技术方面的原因主要是：①由于强调了基因分型技术，使得随后许多新发现的等位基因缺乏血清学的描述，特别是新近发现的新等位基因。②是指发现新的抗原不能合适地归入任何已知的血清学中。虽然希望所有等位基因均有明确的血清学特性，但实际上常不可能，大约 70% 的 HLA 等位基因可以找到 HLA 抗原特异性对等物。需要指出的是：其余 30% 的 HLA 等位基因尚未找到相应抗原特异性，它们都属于低频率基因，有的在数万人中α发现 1 例，因此这些等位基因对整个移植配型影响甚微。

三、HLA 抗原的结构和分布

（一）HLA-Ⅰ类分子

HLA-A、HLA-B、HLA-C 分子的一级到四级结构均已阐明，所有的 HLA-Ⅰ类分子均由一条重链（α链，44 000）和一条轻链（β链，12 000）通过非共价键连接而成。α链由 6 号染色体上的 MHC 基因编码，β链（β_2-微球蛋白）由 15 号染色体上的基因编码。α链由胞外区、跨膜区和胞内区组成，胞外区形成三个结构域 α_1、α_2、α_3，每个结构域约含 90 个氨基酸残基。跨膜区含疏水性氨基酸，排列成 α 螺旋，跨越细胞膜的脂质双层，约含 25 个氨基酸残基。胞内区有 30 个氨基酸残基，其氨基酸常被磷酸化，有利于细胞外信息向胞内传递。β_2-微球蛋白分子量为 12 000，人体中的 β_2-微球蛋白以两种形式存在：一种与 HLA-Ⅰ分子重链相结合，另一种游离于血清中。β_2-微球蛋白通过非共价键与 α 链的 α_3 结构域相连。β_2-微球蛋白无同种异体特异性，其功能有助于Ⅰ类分子的表达和稳定。

X 线衍射晶体分析技术揭示 HLA-Ⅰ类分子在胞外区具有两对结构相似的功能区：$\alpha_1 \sim \alpha_2$ 和 $\alpha_3 \sim \beta_2 m$。其中 α_1、α_2 两个结构域位于Ⅰ类分子的顶部，共同组成肽结合凹槽（peptide binding cleft），肽结合凹槽由八个反向排列的 β 片层和两个平行的 α 螺旋所组成，是分子的可变区和抗原性多肽识别的部位。$\alpha_3 \sim \beta_2 m$ 具有 Ig 恒定区样结构，α_3 为 CD8 的识别结合部位。

（二）HLA-Ⅱ类分子

HLA-Ⅱ类分子是膜糖蛋白，是一条 α 多肽链和 β 多肽链通过非共价键连接而成，其中 α 链分子量为 34 000，由 220 个氨基酸残基组成。β 链分子量为 29 000，由 230 个氨基酸残基组成。α 链和 β 链可分为四个区域：细胞外活性区（肽结合区）、免疫球蛋白样区、跨膜区、胞浆区。每一条链从其氨基酸末端的前导链开始合成，在运送至细胞表面后该前导链被去除，因此在成熟的蛋白上并不表现前导链。

HLA-Ⅱ类分子与HLA-Ⅰ类分子具有类似的空间结构，$α_1$和$β_1$结构域共同组成类似于Ⅰ类分子的肽结合槽，$β_1$相当于Ⅰ类分子中的$α_2$区。肽结合凹槽是结合抗原性物质的结构基础，凹槽两端开放，可接纳13~18个氨基酸残基的抗原肽，凹槽也由八条反向排列的β片层和两个平行的α螺旋组成，其中$α_1$和$β_1$各有一个α螺旋组成肽结合槽的两个侧壁，其余部分折叠成β片层形成槽底部分。HLA-Ⅱ类分子多态性残基主要集中在$α_1$和$β_1$片段，这种多态性决定了肽结合部位的生化结构。Ig样区由$α_2$和$β_2$片段组成，两者均含有链内二硫键，属于免疫球蛋白（Ig）基因超家族，其$β_2$结构域上具有与CD4结合的部位，在抗原提呈过程中发挥着重要的作用。跨膜区和胞浆区与Ⅰ类分子的α链一样，α链和β链均形成螺旋样结构跨越细胞膜的脂质双层，并伸向细胞质内，有利于细胞外信息向胞内传递。

（三）HLA分子分布

经典HLA-Ⅰ类分子表达广泛，以糖蛋白形式几乎在所有有核细胞表面表达，包括血小板和网织红细胞。但是不同细胞上HLA分子数量变化很大，HLA-Ⅰa类分子表达量最高的是淋巴细胞。巨噬细胞、树突状细胞、中性粒细胞也高表达HLA-Ⅰ类分子，血小板和网织红细胞也表达此类抗原。而成熟的红细胞、神经细胞和母胎表面的滋养层细胞不表达Ⅰ类分子。体内淋巴细胞随着成熟度增加，HLA抗原浓度递减。人体存在少量的可溶性Ⅰ类分子（sHLA-Ⅰ，sHLA-Ⅰ）见于血清、体液、乳汁、汗液和尿液中。

非经典HLA-Ⅰ类分子的表达有别于经典HLA-Ⅰ类分子，HLA-E是人类组织和细胞系广泛转录的Ib基因，以静息的T细胞表达最高。HLA-F：胎儿主要是在肝脏表达，而成人则主要在免疫器官表达。HLA-G主要表达于孕卵着床期植入母体子宫内膜的胎盘组织中，而此处恰恰不表达经典的HLA-A、HLA-B及HLA-DR、HLA-DQ和HLA-DP分子。HLA-G可能与胎儿的存活有关，涉及胎母免疫反应。

HLA-Ⅱ类分子的分布较窄，主要是抗原递呈细胞，如B细胞、单核细胞、巨噬细胞、树突状细胞、激活的T细胞等。中性粒细胞、未致敏的T细胞、肝、肾、脑及胎儿滋养层细胞等均不表达HLA-Ⅱ类分子。有些组织在病理情况下可表达Ⅱ类分子，血清和某些体液也可检测到可溶性Ⅱ类分子。

四、HLA的遗传特点

（一）单体型遗传

连锁在一条染色体上的HLA各位点的基因组合称为HLA单体型（HLA haplotype）。两个同源单体型构成HLA基因型（HLA genotype）。由于HLA是一组紧密连锁的基因群，这些连锁在一条染色体上的等位基因很少发生同源染色体之间的交换。根据家系内调查发现，当亲代的遗传信息传给子代时，HLA单体型作为一个单位遗传给子代。子代可以随机地从亲代双方各获得一个HLA单体型，组成子代的基因型。因此子女的HLA基因型中，一个单体型与父亲的单体型相同，另一个与母亲相同。同胞之间HLA基因型完全相同的概率为25%，完全不相同的概率为25%，一个单体型相同的概率为50%。在临床同种器官移植时需选择合适的供受者，因此从家庭内部中寻找器官移植的供体，其供、受者HLA抗原相同的概率比随机无血缘关系的供受者高得多，这一遗传特点在器官移植供者的选择和法医学亲子鉴定中得到了应用。此外，在亲代单体型遗传给子代时，两条单体型可以发生交换，这在HLA分型工作中应引起注意。

（二）多态性现象

多态性是HLA复合物最显著的遗传特点。多态性是指在随机婚配的群体中，同一基因位点可存在两个或两个以上的等位基因。对于一个基因座位，一个个体最多只能有两个等位基因，分别出现在来自父母双方的同源染色体上。然而HLA的多态性是一个群体概念，指群体中不同个体在等位基因上存在差别。HLA复合物是目前已知的人体最复杂的基因复合物，它是多位点的共显性复等位基因系统，具有高度多态性。HLA的多态性现象由于下列原因所致：①复等位基因：由于各个座位上等位基因是随机组合的，故人群的基因型呈现非常庞大的数据。②共显性遗传：每对等位基因所编码的抗原都表达于细胞膜上，无隐性基因，也无等位基因排斥现象。这就增加了HLA抗原系统的复杂性和多态性。因此，除单卵双生外，无关个体间HLA型别完全相同的可能性极少。HLA的高度多态性具有人类遗传背景的多样性，赋予机体具有适应多变内、外环境的巨大的潜力，具有重要的生物学意义；但是在器官移植中，给选择理想的供者造成极大的困难。

（三）连锁不平衡

连锁不平衡（linkage disequilibrium）是指在某一群体中，不同座位上某两个等位基因出现在同一条单体型上的频率与预期值之间有明显的差异。HLA复合物上各复等位基因在人群中都有一定的基因频率出现。所谓基因频率是指群体中，每个等位基因出现的机会占该群体全部等位基因的比例。在随机婚配的群体中，在无新的突变和自然选择的情况下，基因频率维持不变。如果HLA单体型各位点的基因是随机组合，那么某一单体型出现的频率应等于各个基因频率的乘积，但实际上检测结果与理论计算不一致，这意味着连锁的基因不是随机组合，而是某些基因总是在一起出现（如HLA-A*33和HLA-B*58），而另一些又较少地出现在一起。这种单体型基因非随机分布的现象称为连锁不平衡。连锁不平衡的数量值以连锁不平衡参数表示，它等于单体型实测值减去单体型理论值。HLA系统中经典的Ⅰ类区域座位和Ⅱ类区域座位均存在连锁不平衡。产生连锁不平衡的机制尚不清楚，但可能与以下原因有关：①某些单体型具有选择优势。②群体迁移和混杂。③基因随机漂移。④近亲繁殖。连锁不平衡现象在一定程度上限制了群体中HLA单体型的多样性，这给器官移植寻找HLA相容性供体提供了机会，但却给HLA与疾病关联研究中寻找原发性关联成分增添一定麻烦，因为所发现的某个HLA易感基因，很可能仅是与该原发性易感基因处于连锁不平衡中，属于次级关联成分。

五、HLA专业数据库

随着HLA的研究发展，特别是分子诊断技术应用于HLA研究后，研究者报道了越来越多的HLA相关信息。为了便于HLA信息的交流和管理，国际上建立了一些HLA专业数据库，以便HLA的研究和交流，常见的有IMGT/HLA数据库（ImMunoGeneTics project IMGT/HLA database, http://www.ebi.ac.uk/imgt/hla/）、6号染色体数据库（human chromosome 6database, http://www.sangei.ac.uk/HGP/Chr6）、IEDB数据库（Immune Epitope database, http://www.iedb.org/）、等位基因频率数据库（http://www.allelefrequencies.net/）。

IMGT/HLA 数据库最早于 1998 年公布，是一个有关 HLA 信息的专业数据库，为一个免费使用的数据库，一般每 3 个月更新 1 次。IMGT/HLA 数据库包括目前所有的正式命名的 HLA 等位基因序列，它也是提交 HLA 新等位基因的网站。除了提供等位基因的核苷酸序列外，数据库提供了其他的功能，包括序列的比对、序列的来源、等位基因提交者及其相关信息等。

（任小宁）

第十二节　HLA 抗体检测

HLA 抗体检测方法多种多样，各有其特点。从临床实用和我国国情出发，本节重点介绍淋巴细胞毒交叉配合试验（Lymphocytotoxicity crossmatching testing，LCT）、酶联免疫 ELISA 方法和免疫磁珠流式细胞仪方法。

一、补体依赖淋巴细胞毒试验

补体依赖淋巴细胞毒试验（complement dependent lymphocytotoxicity testing，CDLCT）。

（一）检验原理

被检血清中的抗体与供体淋巴细胞膜表面相应抗原结合后激活补体，引起细胞膜破损，这种抗体称细胞毒抗体。如将含有此抗体的血清与淋巴细胞和补体共同温育，淋巴细胞将被杀死，细胞膜通透性增加，染料得以渗入，使细胞染上颜色。根据着色的死细胞数目，可以估计淋巴细胞毒的强度。

（二）微量淋巴细胞毒试验方法

1. 器材和试剂　如下所述。
（1）微量反应板（Terasaki 板）。
（2）淋巴细胞分离液：比重 1.077。
（3）抗淋巴细胞血清。
（4）补体：标准补体为 6 只以上健康家兔混合血清（-80℃保存）。
（5）5% 曙红水溶液：用生理盐水配制。
（6）肝素抗凝剂：125U/ml。

2. 操作　如下所述。
（1）淋巴细胞制备：取供者肝素化全血 3ml，用 PBS 或生理盐水作等量稀释，沿管壁滴加预先加有 2ml 淋巴细胞分离液的 10ml 试管内，水平式离心机 350g/min，离心 20min，吸取白膜层之淋巴细胞于 6ml 洗涤液中，60g/min，离心 3min，弃上清液，调整细胞浓度至 2 000 个/μl。

（2）微量淋巴细胞毒试验方法

1）第一步：微量反应板每孔滴加 5μl 矿物油，再加入待检受者血清和制备的供者淋巴细胞各 1μl，22℃孵育 30min。

2）第二步：5μl 加入兔补体，22℃孵育 60min 后加 5% 曙红水溶液 3μl，室温放置 2～6min，用 8μl 12% 中性甲醛固定。

(3) 结果观察：使用相差显微镜观察，被染色的死细胞呈黑色，无折光，细胞肿胀，活细胞具有很强的折光能力，呈明亮状，两者很容易区分。

(三) 淋巴细胞毒结果解释

当试验所设之阳性对照死亡细胞大于90%，阴性死亡细胞数小于2%时，表明此试验结果可靠。临床将细胞毒低于10%作为阴性，大于10%则为移植禁忌。

二、酶联免疫 ELISA 方法

(一) 检验原理

抗HLA-Ⅰ类（或Ⅱ类）单克隆抗体（抗α-3）包被酶联板并捕获可溶性HLA抗原制成ELISA试剂板；当样本中存在抗HLA-IgG抗体时，发生抗原抗体特异性结合；加入抗人IgG酶交联剂及底物，发生酶显色反应，从而检出是否存在抗HLA-IgG抗体。

(二) 器材和试剂

(1) ELISA板（sHLA抗原包被板）：一个对照条带，用作阳性和阴性参考；一个无抗原条带作为自身血清对照；其他条带每孔含有不同sHLA抗原包被。

(2) 阳性对照（PR）：含有HLA-Ⅰ类IgG抗体：1管＜（0.2ml）。

(3) 阴性对照（NR）：不含抗HLA-Ⅰ类抗体的人血清：1管（0.2ml）。

(4) 样本/交联稀释液：浓缩洗涤液。

(5) 浓缩冻干交联剂：为标记有过氧化物酶的羊抗人IgG二抗。

(6) 底物缓冲液。

(7) 底物（OPD）。

(8) 终止剂1N HCl。

(9) ELISA板封片。

(10) 酶标洗板机。

(11) 酶标仪（波长：490~500nm，600~650nm）。

(12) 其他：12头移液器、玻璃试管、去离子水、定时器等。

(三) 试剂储存与运输

(1) 试剂盒储于2~8℃，不能冻存。

(2) 4h后的工作交联液丢弃。

(3) 10min后的底物液丢弃。

(4) 24h后洗涤液丢弃。

(5) 1×样本交联稀释液 稀释后可存于2~8℃3周。

(6) 所有试剂和板条在使用前应在室温（18~23℃）平衡。用完放回2~8℃。可以常温下运输。

(四) 样本采集与储存

无菌技术采集全血，离心分离血清。血清样本可在室温储存24h，2~8℃可存放3天，长期储存必须置-20℃以下。每次测定需要70μl样本，同一份血清避免反复冻融。

（五）检测

1. 仪器和试剂准备　如下所述。

（1）平衡试剂：用前在室温（18~23℃）放置1h。

（2）1×样本交联稀释液准备：用去离子水1∶4稀释（3份水，1份4×原液）。

（3）洗涤缓冲液准备：用去离子水溶解浓缩的洗涤剂。

（4）交联储存液准备：在冻干交联剂中精确加入1.5ml去离子水，2h内完全溶解。

（5）交联工作液准备：用1×样本交联液稀释交联储存液。

（6）备板：用96孔酶标板，包括阴阳性对照和无抗原对照。

（7）底物液准备：底物液必须在15min内使用完（新鲜配制）。

（8）酶标仪准备：使用吸收波长492nm（490~500nm），参考波长620nm（600~650nm）。

2. 检测程序　如下所述。

（1）精确稀释每份样本：用1×样本交联稀释液将血清作1∶101倍稀释（70μl血清加入到7ml稀释中），混匀。每份样本要更换Tip，所有样本和对照品在加入微孔前必须完全稀释好。

（2）用1ml 1×样本交联液精确加入10μl阳性对照，混匀；用1ml 1×样本交联液精确加入10μl阴性对照，混匀。

（3）对照带的A1，B1，C1，D1，E1和F1孔加入稀释好的阳性对照100μl；G1和H1加入阴性对照100μl。

（4）样品加样孔加入稀释好的样本100μl（用多头移液器加样）。注意：对照条带不能加样本。

（5）微板置室温（18~23℃）孵育2h±5min（时间从最后一孔加完后算起）。

（6）交联工作液准备：用1×样本交联液稀释交联储存液。分两步：①精确加100μl交联储存液到0.9ml样本交联稀释液中，混匀。②取50μl上述1∶10稀释之交联液与45ml样本交联液混合。

（7）孵育到时间后，去除封片。

（8）洗板：每孔用325±25μl洗涤缓冲液洗3次。每次洗涤时，孔要用洗涤缓冲液完全充满；手工洗板时，每次要用洗涤缓冲液充满到孔的顶部，然后吸去或倾倒。

（9）用多头加样器，每孔加入100μl上作交联液，封片覆盖。置室温（18~23℃）孵育60±5min（时间从最后一孔加完后算起）。

（10）底物准备：1包OPD加入30ml底物缓冲液内（4份样本），完全溶解并混匀（大约在第九步孵育结束前5min临时配制，避光保存至使用）。

（11）孵育结束，移去封片。

（12）重复第八步，洗板。

（13）用多头加样器，每孔加入100μl底物液。室温（18~23℃）避光15±1min。

（14）用多头加样器，每孔加100μl终止剂。加终止剂的顺序必须和加底物（步骤13）的顺序相同。

（15）终止反应10min内测定：使用吸收波长492nm（490~500nm），对照波长620nm（600~650nm）。

（六）结果解释

1. 有效测定包括　如下所述。

（1）每个阳性对照值必须在 0.6 和 1.6 之间。

（2）每个阴性对照值必须 <0.6。

（3）阳性对照平均值计算：阳性对照值平均值必须大于或等于 0.70。

2. 计算 T 值　计算每份样本 SHLA 抗原的 T 值。T = 每孔 OD 值 - 同一排无抗原孔的 OD 值。

3. 计算 Cut-off 值　Cut-off 值 = 阳性对照平均值 ×0.35。

4. 测定数据的解释　如下所述。

（1）比较每孔的 T 值和 Cut-off 值：如果 T > Cut-off 值，表明此孔含有 sHLA-IgG 抗体，为阳性结果；如果 T < Cut-off 值，表明此孔不含有 sHLA-IgG 抗体，为阳性结果。

（2）计算群体反应抗体（panel reactive antibody，PRA）百分比：PRA = 阳性孔数/46 ×100。

三、免疫磁珠流式细胞仪法

（一）检验原理

免疫磁珠流式细胞仪法（immuno-magnetic microbeadsflow-cytometric method）：采用单克隆抗体从 EB 病毒转染的细胞株纯化 HLA 抗原，包括所有常见的和稀有的 HLA-Ⅰ、Ⅱ类抗原。抗原分别包被在数十个微粒免疫磁珠上。当加入待检血清室温孵育时，包被不同的 HLA 抗原的磁珠即与相应的抗体结合，再加入荧光交联的 Fab 段的羊抗人 IgG 二抗孵育，终止、固定，通过流式细胞仪检测和分析血清标本中 HLA 抗体的强度和特异性。

（二）操作

（1）HLA 抗原纯化与免疫微磁珠包被，选市售试剂，如美国莱姆德公司商品化试剂。

（2）采用Ⅰ类磁珠法和Ⅱ类磁珠法筛选 HLA 抗体

1）Ⅰ类磁珠或Ⅱ类磁珠 5μl，加入待检血清 20μl，混合，20~25℃孵育 30min，轻微震荡。

2）用流式群体细胞反应抗体洗液洗涤，离心 10 000g，2min，重复 3 次。

3）加入 100U 异硫氰酸荧光素（FITC）交联的羊抗人 IgG（二抗），室温（20~25℃）孵育 30min。

4）用流式群体细胞反应抗体洗液洗涤，离心 10 000g，2min，重复 2 次；加入 500μl 固定液。

5）在流式细胞仪上检测，参照检测 FITC 的常规方法，分析 5 000 个 FL-1 荧光。

（3）读数分析结果。

（徐腾飞）

第十三节　梅毒螺旋体抗体检测

梅毒是梅毒螺旋体（treponema pallidum，TP）引起的慢性传染病，属于性病的一种，主要通过性接触和血液传播,也可通过胎盘传给下一代。实验室中检测梅毒除直接于暗视野显微镜下检查梅毒螺旋体外,还采用了多种血清学方法进行筛选和确认实验。本章重点介绍ELISA 和明胶颗粒凝集试验。

一、酶联免疫吸附试验

(一) 标本

静脉取血 2ml,常规分离血清或血浆。

(二) 原理

当人体感染梅毒螺旋体后,机体可产生抗密螺旋体特异性抗体。本实验采用 ELISA 双抗原夹心法检测血清或血浆中梅毒螺旋体抗体(treponema pallidum antibody,TPAb)。在微孔条上预包被基因表达梅毒抗原(分子量 17 000、47 000),用酶标记基因重组梅毒抗原,与血清中抗梅毒螺旋体抗体反应,然后用底物作用显色。呈色强弱与标本中的 TPAb 含量成正相关。

(三) 器材

加样器(50μl、100μl)、37℃水浴箱、酶标比色仪、振荡器、吸水纸、洗板机等。

(四) 试剂

(1) 包被梅毒抗原的 8 孔×12 反应板。

(2) TP 酶标记抗原。

(3) 底物 A 液(3,3',5,5'-四甲基联苯胺,TMB);底物 B 液(0.1mol/L 枸橼酸-0.2mol/L 磷酸氢二钠缓冲液)。

(4) 洗涤液 pH7.4 的 Tris-HCl-Tween20;或运用试剂盒中浓缩液,使用前用蒸馏水25 倍稀释。

(5) 质控品:阴性、阳性对照血清。

(6) 终止液:2mol/L H_2SO_4。

(五) 操作步骤

(1) 将微孔条固定于支架,按序编号。

(2) 分别用加样器在对照孔中加入待测样品及阴阳性对照血清各 50μl 于相应孔中。

(3) 分别在每孔中加入酶标记抗体 100μl,振荡混匀。

(4) 置 37℃温育 60min,室温平衡 5min。

(5) 用洗涤液充分洗涤 5 次,洗涤完后在吸水纸上扣干(每次应保持 30~60s 浸泡时间),亦可用洗板机自动洗涤。

(6) 每孔加底物 A、B 各 50μl,振荡混匀,置 37℃避光 20min。

(7) 每孔加终止液 50μl,混匀。

(8) 用酶标仪单波长 450nm 或双波长 450/630nm 测定各孔 OD 值(用单波长测定时需设空白对照孔,30min 完成测定,并记录结果)。

(六) 结果判断

1. 目测 阳性孔呈橘黄色,阴性孔为无色。

2. 比色 如下所述。

（1）阴性对照：正常情况下，阴性对照孔 OD 值≤0.1，阴性对照 OD 小于 0.05 时以 0.05 计算。

（2）阳性对照：正常情况下，阳性对照 OD 值≥0.5。如果所有阳性对照孔 OD 值都超出正常范围，应重新测试。

（3）临界值（CO）计算：临界值 = 阴性对照孔 OD 均值 N×2.1。

（4）结果判定：标本 OD 值为 S，如果 S/CO≥1 者为 TP－Ab 阳性；S/CO＜1 者为 TP－Ab 阴性。

（七）注意事项

（1）从冰箱中取所需数量微孔条固定于支架，按顺序编号，置室温平衡 10min。
（2）使用前应将试剂摇匀，同时弃去前 1~2 滴再使用。
（3）设空白对照时，不加样品及酶标记抗体，其余各步与标本检测相同。
（4）洗涤时各孔均须加满洗涤液，防止孔口有游离酶未能洗净。
（5）加酶标记抗原时，注意勿使加样器接触血清，避免血清间交叉污染。

（八）临床意义

ELISA 法检测梅毒螺旋体 IgG/IgM 抗体具有较高的敏感性和特异性，本方法适合于大样本的筛查和确诊，因其也存在假阳性结果，故阳性标本还应继续做确证试验，如梅毒螺旋体血凝试验（treponema pallidum hemagglutination assay，TPHA）、梅毒螺旋体颗粒凝集试验（treponema pallidum passive particle agglutination assay，TPPA）和荧光螺旋体抗体吸收试验（FTA－ABS）等。因为本实验同时检测 IgM 型和 IgG 型抗体，而 IgG－型抗体在抗原消失后很长时间，仍可通过记忆细胞的作用继续产生，甚至终身携带，因此其结果不能作为疗效观察和判断复发的指标。

二、明胶颗粒凝集试验

（一）标本

静脉血 2ml，常规分离血清。

（二）原理

将梅毒螺旋体的精制菌体成分包被在人工载体明胶粒子上，这种致敏粒子和标本中的梅毒螺旋体抗体进行反应发生凝集，由此可以检测出血清和血浆中的梅毒螺旋体抗体。本实验可作为梅毒确认试验。

（三）器材

微量振荡器、微量反应板、加样器（0~100μl）等。

（四）试剂

（1）标本稀释液。
（2）致敏粒子液。
（3）未致敏粒子液。
（4）阳性对照效价 1：320。

（五）操作步骤

（1）从冰箱中取出试剂及微量反应板，编号2排4孔，置室温平衡10min。

（2）在2排微量反应板的第1孔加入标本稀释液100μl，从第2孔至第4孔每孔加25μl。

（3）用微量加样器取标本25μl至第一排第1孔中，稀释后取25μl至第2孔中，依次稀释到第4孔。

（4）用微量加样器取阳性对照血清25μl至第二排第1孔中，稀释后取25μl至第2孔中，依次稀释到第4孔。

（5）在第3孔中加25μl未致敏粒子，在第4孔中加25μl致敏粒子。

（6）用微量振荡器混合30s，加盖后于室温（15~30℃）下水平静置。2h后观察结果。放置至次日可能也不影响结果判定。

（六）结果判定

（1）阴性粒子成纽扣状聚集，呈现出外周边缘均匀且平滑的圆形。

（2）弱阳性粒子形成小环状，呈现出外周边缘均匀且平滑的圆形。

（3）阳性粒子环明显变大，其外周边缘不均匀且杂乱地凝集在周围。

（七）临床意义

常用的梅毒确认试验TPHA，其试剂是用梅毒螺旋体为抗原致敏醛化的禽类红细胞制成，由于红细胞具有生物活性易产生非特异性凝集，且保存时间较短，故近年来推出TPPA试验。TPPA以纯化的梅毒螺旋体抗原致敏惰性的人工明胶颗粒替代TPHA试验中的致敏红细胞，使结果更为稳定，敏感性和特异性更高。TPPA检测的是梅毒螺旋体特异性抗体，其中包括IgM型和IgG型，本实验可作为梅毒的确证试验，但不适合用作治疗效果的监测。

（孙凌云）

第十四节 输血相关人类免疫缺陷病毒检测

艾滋病又称获得性免疫缺陷综合征（acquired immunodeficiency syndrome，AIDS），是由人类免疫缺陷病毒（human immunodeficiency virus，HIV）引起的。艾滋病病毒主要是经血源或性接触传播，其特点是传播速度快、涉及范围广和致病性高。实验室中主要通过检测HIV抗体来筛查和辅助诊断艾滋病。HIV抗体以IgG类抗体为主，抗-HIV-IgG出现的人群广，持续的时间长，为实验室诊断HIV的主要检测对象。常用的检测方法分为初筛和确证试验。初筛试验一般采用酶联免疫吸附试验进行检测，而HIV确认实验多采用蛋白印迹法或荧光抗体定量法检测HIV抗体来进行，且必须由取得资格的确认实验室来检测。

根据卫生部规定，HIV抗体阳性必须由卫生部认证并取得资格的HIV抗体确认实验室报告才具有法律效应。

一、酶联免疫吸附试验

（一）标本

静脉血2ml，常规分离血清或血浆（肝素、枸橼酸钠或EDTA抗凝）。

（二）原理

酶标板包被HIV-1p24，HIV-1gp160，HIV-1ANT70合成肽和HIV-2evn合成肽，每个酶标板孔内放置一个由辣根过氧化物酶标记相同抗原的球状复合物。首先加入酶标板孔内的标本稀释液溶解球状抗原复合物，再加入标本，如果标本存在HIV-1抗体、HIV-2抗体和（或）HIV-10亚型抗体，就会形成固相HIV抗原-HIV抗体-酶标记抗原复合物。洗板后加入四甲基联苯胺（TMB）底物溶液，辣根过氧化物酶催化底物溶液显色，颜色深浅与抗体量成正比。据此推断HIV抗原-HIV抗体-酶标记抗原复合物的含量。

（三）器材

加样器（50μl、100μl）、37℃水浴箱、酶标仪（450nm、630nm）、振荡器、吸水纸、洗板机等。

（四）试剂

（1）微量酶标板（12×8），包被有HIV-1p24，HIV-1gp160，HIV-1ANT70合成肽和HIV-2evn合成肽。每孔含有珍珠样冻干HRP标记的HIV-1p24，HIV-1gp160，HIV-1ANT70合成肽和HIV-2evn合成肽。

（2）HIV-1抗体阴性对照质控，不含有抗HIV-1单克隆抗体的人血清。

（3）HIV-2抗体阳性对照质控，含有抗HIV-1单克隆抗体的人血清。

（4）浓缩磷酸盐洗液，使用时蒸馏水或去离子水1:25稀释。

（5）酶标抗人HCV-IgG或IgM抗体。

（6）标本稀释液，含有蛋白稳定剂和防腐剂。

（7）底物A、B液。

（8）终止液（2mol/L H_2SO_4）。

（五）操作步骤

（1）从冰箱中取所需数量微孔条固定于支架，按顺序编号，置室温平衡10min。

（2）按顺序分别在相应孔中加入50μl待测样本和阴性、阳性对照血清及空白对照。

（3）每孔加入HIV酶标记抗原100μl，混匀，37℃孵育60min。

（4）弃去板内液体，每孔加满洗涤液，洗涤5次，洗涤完后在吸水纸上扣干（每次应保持30~60s浸泡时间）。亦可用洗板机自动洗涤。

（5）加底物TMB A、B液各50μl，混匀后置37℃水浴避光15min。

（6）加终止液50μl，振荡混匀。

（7）用酶标仪单波长450nm或双波长450/630nm测定各孔OD值，30min完成测定，并记录结果。

（六）结果判断

1. 目测　阳性孔呈橘黄色，阴性孔为无色。

2. 比色　如下所述。

（1）临界值（CO）的计算：临界值。阳性对照均值×0.1+阴性对照均值。

（2）阴性对照OD值小于0.05时以0.05计算。

（3）阳性对照：正常情况下，阴性对照孔OD值≤0.1。

(4) 阴性对照：正常情况下，阳性对照孔 OD 值≥0.5。
(5) 结果判定：样品 OD 值 S/CO≥1 者为 HIV 阳性，样品 OD 值 S/CO≤1 者为 HIV 阴性。

（七）注意事项

(1) 试剂使用单位必须是经当地卫生行政部门批准的 HIV 实验室。整个 HIV 检测必须符合《全国艾滋病检测技术规范》，严格防止交叉感染。操作时必须戴手套，穿工作衣，严格健全和执行消毒隔离制度。
(2) 试剂仅用于体外诊断。
(3) 避免在有挥发性物质及次氯酸类消毒剂的环境下操作。
(4) 使用前请将试剂放置室温 30min。
(5) 封板膜不能重复使用，不同批次的酶标板、酶标试剂和阴、阳性对照不可混用。
(6) 加样品和液体试剂时必须用加液器加注，并经常校准。
(7) 洗涤时各孔均须加满洗液，浸泡 30~60s。
(8) 测定结果的判定必须以酶标仪为准。读取结果时，应擦干酶标板底部，且孔内不能有气泡。不要触碰孔底部的外壁，指印或划痕都可能影响板孔的读值。
(9) 所用样品、废液和废弃物都应按传染物处理。
(10) 初试阳性者应重新取样双孔复试，复试阳性者应按"全国 HIV 检测管理规范"，送 HIV 确证实验室进行确证实验。

（八）临床意义

临床上主要通过检测 HIV 抗体进行 HIV 感染的诊断。在献血员筛查时，任何一种检测方法检测结果出现阳性即被取消献血资格。HIV 抗体阳性说明患者处在 HIV 的感染的潜伏期；HIV 隐性感染期；艾滋病相关综合征或艾滋病。

二、免疫层析试验

（一）标本

(1) 静脉血 2ml，尽快分离血清或血浆以避免溶血。
(2) 检测时应尽量使用新鲜标本。
(3) 标本若不能及时送检，可在 2~8℃冷藏 3d。
(4) 长期保存需冷冻于 -20℃，忌反复冻融。

（二）原理

用特异性重组 HIV1/2 抗原 gp41 和 gp36 及兔抗 HIV1/2 多克隆抗体包被硝酸纤维素膜，配以红色乳胶标记重组 HIV1/2 抗原 gp41 和 gp36。根据免疫层析原理，当标本迁移通过结合物包被处时，如标本含 HIV1/2 抗体，被固相包被的合成肽和重组抗原所捕捉固定，形成一条红线；如标本中无 HIV1/2 抗体，则抗原 - 抗体结合物将会通过患者窗口，而没有红线。余下混合物继续迁移至质控窗口形成红线。

（三）器材

试剂冰箱、微量加样器等。

（四）试剂

HIV1/2 抗体胶体硒检测拭子条。

（五）操作步骤

(1) 使用前将诊断试剂和血清（血浆）标本恢复至室温。

(2) 从原包装铝箔袋取出诊断试剂（在打开铝箔袋前应先恢复至室温）。

(3) 将诊断试剂置于干净平坦的台面上，加 50μl 血清或血浆标本于加样孔 S 中，随后再加入 50μl 缓冲液。

(4) 等待红色条带的出现，在 15~30min 读取测试结果。

（六）结果判断

(1) 阳性结果：两条红色条带出现。一条带位于测试区内（T），另一条带位于质控区内（C）。

(2) 阴性结果：仅质控区（C）出现一条红色条带，在测试区内（T）无红色条带出现。

(3) 无效：质控区（C）未出现红色条带，表明不正确的操作过程或诊断试剂已变质损坏。在任何情况下，应重新测试。

(4) 由于样本中抗 HIV1/2 抗体滴度的不同，测试区（T）内的红色条带会显现出不同深浅的颜色，均表示阳性结果。当样本中含有低滴度的抗 HIV1/2 抗体时，可能会导致出现的 T 线颜色很淡。测试结果不能作为判定样本中抗体滴度高低的依据。

（七）注意事项

(1) 试剂取出后要尽快地使用（1h 内），特别是在室温高于 30℃或是在高度潮湿的环境中应尽快使用。

(2) 必须在 15~30min 内判读结果，否则结果无效。

(3) 阳性结果仅表示样本中（HIV1/2）抗体存在的可能，而不能作为机体感染 HIV 的标准。对阳性结果必须用 ELISA 或 Westem Blot 作进一步分析确证。

(4) 如有临床症状存在，阴性结果并不能排除感染 HIV 的可能性。应用如 Westem Blot 法检测作出判定。

（孙凌云）

第三章 血栓与止血检验

血栓与止血检验是出血与血栓性疾病的重要实验诊断方法，在临床上一般分筛查试验（screening test）和诊断试验（diagnostic test）。筛查试验是指简便、快速并具有较高灵敏度的检验项目，分一期/初期筛查试验和二期筛查试验。诊断试验是在筛查试验的基础上，结合病史和临床表现等资料，选择具有较高临床特异性的试验项目。本章将对筛查试验项目、诊断试验项目［包括血管壁与血管内皮细胞的功能检验、血小板的量与功能检验、凝血因子的含量与活性检验、抗凝血物质含量与活性及有无异常抗凝物检验、纤溶成分含量与活性及纤维蛋白（原）降解产物检验等相关检查］的实验方法与原理、参考范围和临床意义等内容进行论述。

第一节 血栓与止血的筛查试验

一、一期止血的筛查试验

初期止血过程主要涉及血管壁及血管内皮细胞的功能、血小板的数量与功能，临床常用的试验项目包括出血时间测定、血小板计数和血块收缩试验。

（一）出血时间测定

1. 实验原理　出血时间（bleeding time，BT）是指皮肤毛细血管被人为刺破后自然出血到自然止血所需的时间，它主要反映皮肤毛细血管状况、血小板质与量及毛细血管与血小板的相互作用，包括皮肤毛细血管的完整性与收缩功能、血小板数量与功能、血管内皮细胞的功能等。

2. 参考范围　6.9±2.1min。

3. 临床意义

（1）BT延长：主要涉及血管壁和血小板的初期止血缺陷，多由于血小板减少所致，如血小板数量正常则提示可能血小板功能缺陷。凝血因子异常也可能导致BT延长，血友病患者及V因子缺陷的患者可有BT延长，一些有明显贫血、遗传性无纤维蛋白原血症患者也有BT延长。

（2）BT缩短：一些高脂蛋白血症、糖尿病和动脉硬化患者可有BT缩短，某些严重的血栓前状态、血栓性疾病患者（如DIC）也可见BT缩短。

（二）血小板计数

血小板计数方法常用血细胞分析仪计数法、显微镜计数法及流式细胞仪免疫计数法，后者为是血小板计数的参考方法。

（三）血块收缩试验

1. 实验原理　血液凝固后，血小板收缩蛋白可使血小板伸出伪足附着于纤维蛋白丝上，伪足向心性收缩时，纤维蛋白网收缩，形成血块固缩，称血块收缩（clot retraction，CR）。因此血块收缩程度主要取决于血小板数量、功能和纤维蛋白原含量等因素。血块收缩试验（clot retraction test，CRT）是指在一定条件下，按规定的时间观察血液凝固后血块的收缩情况或计算血块的收缩率。

2. 参考范围
（1）定性法：30~60min血块开始收缩，24h血块完全收缩。
（2）定量法：全血定量法：48%~64%；血浆定量法：40%以上。

3. 临床意义
（1）血块收缩不良或血块不收缩：多与血小板数量减少或功能异常、凝血酶原或纤维蛋白原含量明显减少有关，见于原发性或继发性血小板减少性紫癜，血小板无力症，凝血酶原、纤维蛋白原严重减少的凝血障碍疾病，以及红细胞增多症、异常蛋白血症等。
（2）血块过度收缩：见于先天性或获得性因子Ⅷ缺乏症、严重贫血等。

二、二期止血的筛查试验

二期止血障碍主要涉及凝血因子和抗凝物质异常，用于凝血与抗凝血功能筛查的试验较多，最常用的有凝血时间（clotting time，CT）测定、血浆凝血酶原时间（prothrombin time，PT）测定、血浆活化部分凝血活酶时间（activated partial thromboplastin time，APTT）测定、血浆凝血酶时间（thrombin time，TT）测定、纤维蛋白原（fibrinogen，Fg）测定和蛋白C活性依赖凝固时间（protein C activity-dependent clotting time，PCAT）测定及活化蛋白C抵抗试验（activated protein C resistance test）。

（一）凝血时间测定

1. 实验原理　血液离体后至完全凝固所需要的时间称为凝血时间（CT），CT是反映内源凝血系统凝血因子的筛查试验。

2. 参考范围
（1）玻璃试管法：4~12min。
（2）活化凝血时间法：1.1~2.1min。
（3）硅管法：15~30min。
（4）塑料试管法：10~19min。

3. 临床意义
（1）CT延长：①因子Ⅷ、因子Ⅸ水平显著减低的血友病甲、乙，以及因子Ⅺ缺乏症及部分血管性血友病；②严重的因子Ⅰ、Ⅱ、Ⅴ、Ⅹ缺乏，见于严重肝病、维生素K缺乏症等；③原发性或继发性纤溶亢进；④应用抗凝剂如肝素等；⑤血液中存在病理性抗凝物质如抗因子Ⅷ抗体或因子Ⅸ抗体及狼疮样抗凝物质等。

（2）CT 缩短：①高凝状态：见于 DIC 高凝期、凝血因子活性增高及促凝物质进入血液等；②血栓性疾病：见于心肌梗死、深静脉血栓形成、糖尿病和肾病综合征等。

（3）CT 也是监测体外循环中肝素用量的指标之一。

（二）血浆凝血酶原时间测定

1. 实验原理　一步凝固法：在体外 37℃ 条件下，向待检血浆中加入过量的组织凝血活酶和适量的 Ca^{2+}，通过激活因子Ⅶ而启动外源性凝血途径，使乏血小板血浆凝固，凝固过程所需时间称为凝血酶原时间（PT）。PT 的长短反映了血浆中凝血酶原、纤维蛋白原和因子Ⅴ、Ⅶ、Ⅹ的水平，它是最常用的检测外源凝血系统凝血功能的筛查试验。

2. 参考范围

（1）PT 值：①成人：11～14s；②新生儿：13～17s。检测值超过正常对照值 3s 为异常。

（2）凝血酶原时间比率（PTR）：成人为 0.58～1.15。

（3）国际标准化比值（INR）：依 ISI 不同而异。

3. 临床意义

（1）PT 延长或 PTR 增高：见于①先天性低（无）纤维蛋白原血症、先天性凝血酶原及因子Ⅴ、因子Ⅶ、因子Ⅹ缺乏症；②获得性凝血因子缺乏，见于严重肝病、维生素 K 缺乏症、纤溶亢进、DIC 晚期等；③血液中抗凝物质存在，如应用抗凝剂等。

（2）PT 缩短或 PTR 降低：见于①先天性凝血因子Ⅴ增多症；②血栓前状态和血栓性疾病；③长期服用避孕药等。

（3）INR 是用于监测应用抗凝剂的首选指标。

（三）血浆活化部分凝血活酶时间测定

1. 实验原理　在 37℃ 条件下，向待检血浆中加入足量的接触因子激活剂（如白陶土）和部分凝血活酶（代替血小板磷脂）及 Ca^{2+}，通过激活因子Ⅻ启动内源性凝血途径，使乏血小板血浆凝固，凝固过程所需的时间称为活化部分凝血活酶时间（APTT）。它与内源性凝血因子或血浆的抗凝血物质有关，是常用的内源性凝血系统凝血功能的筛查试验，有试管法和仪器法。

2. 参考区间　男性为（37±3.3）s，女性为（37.5±2.8）s；测定值超过正常对照值 10s 以上有临床意义。

3. 临床意义

（1）APTT 变化的临床意义同 CT，但 APTT 敏感性更高，能检出轻型血友病。

（2）APTT 也是监测应用抗凝剂治疗的常用指标。

（四）血浆凝血酶时间测定

1. 实验原理　在 37℃ 条件下，往待检血浆中加入凝血酶溶液，纤维蛋白原转变为纤维蛋白，使乏血小板血浆凝固，凝固过程所需时间称为凝血酶时间（thrombin time，TT）。TT 延长提示血浆中纤维蛋白原量不足或结构异常。血浆中抗凝物质增多也可使 TT 延长。

2. 参考区间　16～18s，超过正常对照 3s 以上为异常。

3. 临床意义　TT 延长，见于：①低（无）纤维蛋白原血症、异常纤维蛋白原病，如肝病、DIC 晚期等；②应用肝素或其他抗凝物质存在或 FDP 增多等；③在使用链激酶、尿激酶等溶栓治疗时，若 TT 维持在基础值的 1.5~2.5 倍，提示治疗效果较好。

（五）血浆纤维蛋白原测定

1. 实验原理　纤维蛋白原（Fg）由肝脏合成，是血浆中含量最高的凝血因子，其含量或功能异常均可导致凝血障碍。Fg 测定是出血性疾病与血栓性疾病常用的检查项目，测定方法有多种，常用主要有 Clauss 法与 PT 衍生法。

（1）Clauss 法：即凝血酶法，向待检稀释的血浆中加入足量的凝血酶，使 Fg 转变成纤维蛋白致血浆凝固，凝固时间与 Fg 含量呈负相关。以一定含量 Fg 的国际标准品为参比血浆，测定其对应的凝固时间制作标准曲线；通过标准曲线可以得出待检血浆中 Fg 含量。此法操作较简单，并且敏感性和特异性较高，是目前推荐使用的 Fg 测定方法。

（2）PT 衍生法：是基于 PT 反应曲线差值来确定 Fg 含量的方法。在仪器法测定 PT 完成时，Fg 全部变成纤维蛋白，后者形成的浊度用终点法或速率法换算出 Fg 含量。此法操作简单，成本低，灵敏度很高。

2. 参考范围　成人：2.00~4.00g/L，新生儿：1.25~3.00g/L。

3. 临床意义

（1）Fg 减低：见于①原发性纤维蛋白原减少或结构异常，如先天性低（或无）纤维蛋白原血症、异常纤维蛋白原血症；②继发性纤维蛋白原减少，如 DIC 晚期、纤溶亢进、重症肝炎和肝硬化等。

（2）Fg 增高：见于①感染如肺炎、各种毒血症、亚急性细菌性心内膜炎等；②无菌炎症，如肾病综合征、风湿热、风湿性关节炎等；③血栓前状态与血栓性疾病，如糖尿病、急性心肌梗死等；④外伤、烧伤、外科手术后、放射治疗后；⑤恶性肿瘤；⑥妊娠期，如妊娠晚期或妊娠期高血压。

（3）溶栓治疗监测：使用链激酶或尿激酶溶栓治疗，Fg 一般不应低于 1.2~1.5g/L，若低于 1.0g/L 则有出血的危险。故 Fg 可作为溶栓治疗的监测指标。

（六）蛋白 C 活性依赖凝固时间

1. 实验原理　向待测血浆中加入因子Ⅻ激活剂、部分凝血活酶和蛋白 C（PC）活化剂，使内源凝血途径和 PC 系统激活，再加入钙离子后血浆凝固所需的时间称为蛋白 C 活性依赖凝固时间（PCAT）。加入 PC 活化剂后，PC 系统激活生成活化蛋白 C（APC），因 APC 能灭活 FⅤa 和 FⅧa，故 PCAT 比未加 PC 激活剂时间（PCAT/O）明显延长。

2. 结果计算　PCAT 结果一般以正常化比值（NR）表示。NR =（PCAT：PCAT/O）待测血浆 × CF，CF = SV/（PCAT：PCAT/O）对照血浆。CF：校正系数，SV：试剂的对照血浆敏感值。

3. 参考范围　PCAT：85~200s，PCAT/O：33~55s，NR：0.97~1.83。

4. 临床意义　当 PC、PS 缺陷时，PC 系统不能活化，PCAT 缩短，NR 减低。当 PC 活性 <60% 时，PCAT 筛查的灵敏度可达 90%。若存在 APC-R（对 APC 灭活的抵抗性），尤其是有 FⅤ Leiden 突变（FⅤ基因突变，导致 FⅤa 不被 APC 灭活）时，PCAT 筛查的灵敏度为 100%，PCAT 对 PC 系统功能异常检出的特异性为 79%。当 PCAT 异常时应进一步做确诊试验。

（七）活化蛋白 C 抵抗试验

1. 实验原理　在被检血浆中加入 FⅫ激活剂、部分凝血活酶、钙离子和活化蛋白 C（APC），由于 APC 使 FVa 和 FⅧa 灭活，导致 APTT 延长。若被检血浆存在 APC-R（如 FV Leiden 突变等），则 APTT 延长不明显，通过比较加 APC（APTT+APC）和不加 APC（APTT-APC）的 APTT 比值即活化蛋白 C 敏感度比值（APC-SR）的大小，可判断 APC-R 存在与否。将被检标本与对照血浆的 APC-SR 相除，可得标准化 APC-R（n-APC-SR）。

2. 参考范围　APC-SR>2.0，n-APC-SR>84。

3. 临床意义　在健康人血浆中加入 APC 后，可使 APTT 明显延长。若向待测血浆中加入 APC 后 APTT 不延长或延长不明显，则称为活化蛋白 C 抵抗（AFC-R）。引起 AFC-R 的原因可能是：①存在 APC 的抗体；②存在 APC 的某种抑制物；③蛋白 S 缺乏；④由于基因突变导致 APC 不能使 FVa 和 FⅧa 灭活；⑤某种尚不明确机制。因此，检测 APC-R 对血栓性疾病诊断有意义。

三、纤溶活性的筛查试验

（一）血浆纤维蛋白（原）降解产物测定

1. 实验原理　纤维蛋白原、可溶性纤维蛋白、纤维蛋白多聚体及交联纤维蛋白均可被纤溶酶降解生成纤维蛋白（原）降解产物（fibrin/fibrinogen degradation products，FDP）。当体内纤溶亢进时，纤溶酶活性增高，血液中 FDP 生成增加，故 FDP 增加可作为纤溶亢进的标志。FDP 中 X、Y、D 和 E 等片段具有纤维蛋白原的抗原决定簇，用其免疫动物从而获得抗-FDP 抗体，因此可通过免疫学方法测到血浆中 FDP。检测方法及原理如下。

（1）胶乳凝集试验：待检血浆中的 FDP 与包被在胶乳颗粒上的抗-FDP 抗体发生抗原抗体反应，若血浆中 FDP 的浓度≥5mg/L 时，出现肉眼可见的凝集反应。根据待检血浆的稀释度可计算出血浆中 FDP 含量。此法操作简单、快速，是目前 FDP 测定常用的方法。

（2）ELISA 法：抗-FDP 抗体具有较高的特异性，与血浆中的 FDP 反应，特异性比较高，可做定量测定，但操作较复杂，影响因素较多。

（3）仪器法（免疫比浊法）：标本中 FDP 与抗-FDP 抗体胶乳颗粒发生抗原抗体凝集反应以致反应液浊度增加，用全自动血液凝固分析仪测定浊度变化率，并与标准曲线比较，求出 FDP 浓度。此法操作较简单、快速，结果准确，且易于质量控制。

2. 参考范围
（1）胶乳凝集试验：阴性（或 FDP<5mg/L）。
（2）ELISA 法：FDP<10mg/L。
（3）免疫比浊法：FDP<5mg/L。

3. 临床意义　原发性纤溶亢进及 DIC、肺栓塞、深静脉血栓形成、急性粒细胞白血病、溶栓治疗等所致的继发性纤溶亢进，FDP 可明显增高，常 FDP>40mg/L。肝脏疾病、恶性肿瘤、器官移植排斥反应、某些急性感染、外伤及外科手术后等，FDP 可轻度增高，在 20~40mg/L。

（二）血浆 D-二聚体测定

1. 实验原理　D-二聚体（D-dimer，D-D）是交联纤维蛋白的降解产物之一，是继发性纤溶时纤溶酶分解交联纤维蛋白的产物,是确定继发性纤溶的特异性成分。用D-D免疫动物获得抗D-D抗体,用抗D-D抗体检测血浆中D-D的存在。方法如下。

(1) 胶乳颗粒浊度免疫分析(latex particle turbidimetric immunoassay, LPTIA):在经过一定比例稀释的待测血浆中加入包被了抗D-D单克隆抗体的胶乳颗粒悬液,后者与血浆中D-D结合后发生颗粒凝集,凝集的强度与D-D的含量成正比。根据胶乳颗粒的凝集强度和待测血浆稀释度可进行血浆D-D含量半定量检测,用自动凝血仪动态监测胶乳颗粒凝集的强度,结合标准曲线可对血浆D-D含量作定量检测。

(2) ELISA法:特异性及灵敏度高,用酶标仪可作定量测定。

(3) 胶体金免疫渗透试验(colloid gold immunofiltration assay, CGIFA):将待检血浆加在一种包被抗D-D的单克隆抗体(McAb)的滤过膜上,D-D与McAb结合后滞留在膜上,再加入用胶体金标记的另一种McAb,形成抗体-抗原-抗体紫红色复合物,其颜色的深浅与血浆D-D含量呈正比。

2. 参考范围　LPTIA法:阴性;ELISA法:0~0.256mg/L,D-D>0.5mg/L有临床意义。

3. 临床意义

(1) 血栓前状态与血栓性疾病:活动性深静脉血栓形成与肺栓塞时,血浆D-D显著升高。由于血浆D-D具有较高的阴性预测值,当临床怀疑有深静脉血栓形成与肺栓塞时,若D-D<0.5mg/L,发生急性或活动性血栓形成的可能性较小。如果患者已有明显的血栓症状与体征时,仍D-D<0.5mg/L,应考虑患者有无纤溶活性低下,如纤溶酶原激活物抑制剂(PAI)增多。当陈旧性静脉血栓已经机化后,血浆D-D不增高。动脉血栓性疾病如冠心病、动脉硬化,急性心肌梗死,血浆D-D可有轻度增高。

(2) 原发性与继发性纤溶亢进:原发性纤溶亢进是指在某些病理状况下,如体外循环、创伤、手术、恶性肿瘤、严重肝病等,纤溶酶原活化剂如t-PA释放入血增多或血液中纤溶抑制物如Cc,一抗纤溶酶减少所致的纤溶酶活性显著增加。继发性纤溶亢进是指由原发病引起的局部凝血或DIC而继发的纤溶亢进。DIC时,血浆D-D显著升高,与FDP联合测定对早期DIC的诊断更有意义。原发性纤溶亢进时,由于无血栓形成,仅有血浆FDP增高,D-D一般不增高。

(3) 溶栓治疗监测:深静脉血栓的溶栓治疗有效后,血浆D-D在溶栓后的两天内增高,其增高幅度可达溶栓前的2~3倍。急性脑梗死溶栓治疗有效后,血浆D-D在4~6h升高至溶栓前的2~3倍,FDP升高10~13倍,到7天时,血浆D-D一般已低于溶栓前水平,但FDP仍比溶栓前高5倍左右,说明D-D监测溶栓治疗比FDP更有意义。

(三) 血浆鱼精蛋白副凝固试验(3P试验)

1. 实验原理　向待测血浆中加入硫酸鱼精蛋白,可使可溶性纤维蛋白单体(solublefibrin monomer, FM)与FDP(主要为X片段)形成的可溶性复合物解离,游离的FM之间自行聚合呈肉眼可见的纤维状、絮状或胶陈状沉淀,这种不需加凝血酶便使血浆发生的凝固称为副凝固。因此,本试验被称为血浆鱼精蛋白副凝固试验(plasma protamine paracoagulation test, 3P实验)。

2. 参考范围　阴性。

3. 临床意义

（1）DIC 诊断：DIC 早期和中期，3P 试验可呈阳性。DIC 晚期，血浆中缺乏 FM 或仅存在较小的 FDP 片段（D、E 片段）时，FM 不能与其形成可溶性复合物，故 3P 试验可呈阴性。

（2）鉴别原发性与继发性纤溶亢进：原发性纤溶亢进时，血浆中 FM 不增高，3P 试验阴性，继发性纤溶亢进时，血浆中 FM 明显增高，3P 试验可呈阳性。

（3）其他：静脉血栓形成、肺梗死，以及脓毒血症、严重感染、休克、多发性外伤、烧伤、急性溶血等，3P 试验也可呈阳性。

（四）血浆优球蛋白溶解时间

1. 实验原理　血浆中的优球蛋白（euglobulin），包括纤维蛋白原、纤溶酶原（PLG）、纤溶酶和组织纤溶酶原激活剂（t-PA）等在乙酸溶液中发生沉淀，将其离心并去除上清液中的纤溶酶抑制物后，重新溶解于缓冲液中，再加入适量钙离子或凝血酶，使纤维蛋白原转变为纤维蛋白凝块，PLG 在 t-PA 作用下激活并转化为纤溶酶，使纤维蛋白凝块溶解，凝块完全被溶解所需的时间称为优球蛋白溶解时间（ELT）。

2. 参考范围　加钙法：90~120min；加凝血酶法：98~216min。

3. 临床意义

（1）ELT 缩短：纤溶活性增强时显著缩短，见于原发性和继发性纤溶亢进，如大面积创伤、外科手术后、休克、恶性肿瘤转移、急性白血病、肝硬化晚期、胎盘早剥、羊水栓塞等，常 ELT<70min。

（2）ELT 延长：见于纤溶活性降低，如血栓前状态、血栓性疾病和应用抗纤溶药物等。

（宋雪珍）

第二节　血管内皮细胞的检验

一、血管性血友病因子

1. 实验原理　血管性血友病因子（vWF）是一种多聚体大分子蛋白质，相对分子质量 500~20 000kD，血浆浓度为 7~10μg/L。vWF 具有与胶原、肝素、凝血因子Ⅷ轻链、血小板膜糖蛋白Ⅰb（GPⅠb）及 GPⅡb-Ⅲa、瑞斯托霉素等结合的多个功能区。因此，vWF 的分析包括含量、活性、功能、多聚体等多项检测内容。

2. 测定方法

（1）vWF 抗原（vWF：Ag）测定：临床常用胶乳颗粒增强的免疫比浊（LPEITA）法：在待测血浆中加入足量的包被有抗-vWF 单克隆抗体的胶乳颗粒，抗-vWF 与 vWF：Ag 结合后发生胶乳颗粒凝集，凝集的强度与血浆中的 vWF 含量成正比。检测结果以对照血浆的百分比表示。

（2）vWF 活性（vWF：A）测定：用抗-vWF 的血小板结合位点（GPIb 受体）的单克隆抗体包被的胶乳颗粒与待检血浆中的 vWF 反应，胶乳颗粒发生凝集的程度与 vWF 活性（GPIb 受体数量）成比例关系。检测结果以对照血浆的百分比表示。

（3）vWF 的功能分析

1）瑞斯托霉素诱导的血小板凝集（RIPA）试验：在待测富血小板血浆（PRP）中加入

一定浓度瑞斯托霉素（ristocetin，Ris），可诱导vWF与血小板膜GPⅠb-Ⅸ-Ⅴ复合物结合，使血小板发生凝集。在RIPA过程中血小板本身不会被激活，只要血浆中含有一定量的vWF或血小板膜上存在vWF与GPⅠb-Ⅸ-Ⅴ的复合物，血小板即可发生凝集。测定结果以血小板最大凝集百分率表示。

2）vWF瑞斯托霉素辅因子（vWF：RC）检测：在一定浓度的瑞斯托霉素和甲醛固定的正常血小板中加入不同稀释度的待测血浆，血浆vWF与血小板膜GPⅠb-Ⅸ-Ⅴ复合物相互作用而引起血小板凝集，凝集的强度与血浆中的vWF：RC含量呈正相关。检测结果以对照血浆的百分比表示。

3）vWF对FⅧ结合能力（vWF：FⅧBC）测定：用抗-vWF单克隆抗体包被的酶标反应板，加入去除FⅧ的待测血浆，形成vWF与抗-vWF复合物，再加入一定浓度的重组FⅧ，然后通过ELISA法测定vWF结合FⅧ量。检测结果以对照血浆的百分比表示。

4）vWF的胶原结合能力（vWF：CBc）测定：将待测血浆加入用胶原包被的酶标反应板中，采用ELISA法用酶标仪定量检测胶原结合的vWF。检测结果以对照血浆的百分比表示。

（4）vWF多聚体分析：一般采用琼脂糖凝胶电泳方法检测，采用放射自显影技术鉴定和分析。

3. 参考范围

（1）血浆vWF：Ag（ACL血凝仪法）：41.1%～125.g%（O型）；61.3%～157.8%（A型+B型+AB型）。

（2）血浆vWF：A（ACL血凝仪法）：38.0%～125.2%（O型）；49.2%～169.7%（A型+B型+AB型）。

（3）vWF功能：血浆RIPA试验0.5g/L，Ris＜20%；1.5g/L，Ris＞60%。

血浆vWF：RC70%～150%。

血浆vWF：FⅧBC70%～150%。

血浆vWF：CBc70%～150%。

（4）vWF多聚体：健康人可检测到大中小型多聚体，无异常电泳区带。

4. 临床意义

（1）诊断血管性血友病（vWD）：vWF质或量缺陷是导致vWD的主要原因，vWF检测分析不仅用于遗传性vWD与获得性vWD诊断，还用于遗传性vWD的分型诊断，详见表3-1。

表3-1 遗传性vWD的分型诊断

遗传性vWD分型		vWF：Ag	VWF：A/vWF：Ag	RiPA试验	vWF：RC	vWF多聚体
1		5%～30%	＞0.7	减低或无凝集	减低	正常
2	2A	减低或正常	＜0.7	减低或无凝集	减低	正常或异常
	2B			Ris1.5g/L时明显增高；Ris0.5g/L时，仍＞20%	正常	
	2M			减低或无凝集	减低	
	2N			正常	减低	
3		缺如或很少	＞0.7	减低或无凝集	减低	无

(2) 血栓性疾病辅助诊断：缺血性心脑血管病、周围血管病、肾小球疾病、尿毒症、妊娠高血压综合征等，由于血管内皮细胞损伤使 vWF 释放入血，vWF：Ag 可显著升高。

(3) 其他：类风湿病、恶性肿瘤、血管内膜炎、肾脏移植术后及大手术后等，vWF：Ag 可显著升高。

二、血浆血栓调节蛋白

1. 实验原理

(1) 血浆血栓调节蛋白抗原含量（TM：Ag）测定：临床上一般多采用 ELISA 法或放射免疫分析（RIA）法。

(2) 血浆 TM 活性（TM：A）测定：采用发色底物法，凝血酶单独激活蛋白 C 的速率很缓慢，当加入 TM 后，凝血酶激活蛋白 C 的速率可增加 1 000~2 000 倍。在一定浓度的凝血酶催化下，一定范围内活化蛋白 C（APC）的生成量与待测血浆中的 TM 活性呈比例关系，APC 分解发色底物（S2336）释放出黄色对硝基苯胺（pNA），pNA 在 405nm 有最大吸收峰，通过自动凝血分析仪动态监测吸光度的变化量可测定血浆 TM：A。

2. 参考范围　血浆 TM：Ag：20~35ng/ml；血浆 TM：A：68%~120%。

3. 临床意义

(1) 血浆 TM 减低见于 TM 缺乏症患者，发生血栓性疾病概率增高。

(2) 血浆 TM 增高见于各种血管内皮损伤性疾病如肾小球疾病、系统性红斑狼疮、DIC、急性心肌梗死、脑梗死等。

三、血浆 6 - 酮 - 前列环素 F_{1a} 和去甲基 - 6 - 酮 - 前列环素 F_{1a}

1. 实验原理 ELISA 法　用 6 - 酮 - 前列腺素 F_{1a}（6 - keto - PGF_{1a}）或去甲基 6 - 酮 - 前列环素 F_{1a}（DM - 6 - keto - PGF_{1a}）和牛血清白蛋白的连接物包被酶标反应板，加入待测标本或标准品和一定量的抗 - 6 - keta - PGF_{1a} 抗体或抗 - DM - 6 - keto - PGF_{1a} 抗体，包被抗原与待测标本中抗原竞争性与抗体结合，抗体与包被抗原结合的量和待测标本或标准品中抗原的含量呈负相关，通过酶标第二抗体检测抗体结合量，加底物显色后测定吸光度值，从标准曲线即可计算出待测标本中 6 - keto - PGF_{1a} 或 DM - 6 - keto - PGF_{1a} 的含量。

2. 参考范围　17.9 ± 7.2ng/L。

3. 临床意义　6 - keto - PGF_{1a} 或 DM - 6 - keto - PGF_{1a} 显著减低多见于先天性花生四烯酸代谢缺陷或口服阿司匹林后。血栓性疾病如动脉粥样硬化、急性心肌梗死、血栓性血小板减少性紫癜等，也可明显减低。

（宋雪珍）

第三节　血小板检验

一、血小板黏附试验

1. 实验原理　血小板黏附试验（platelet adhension test，PAdT）是用一定量的抗凝血标本与一定面积的玻璃表面接触，一定时间后血小板可黏附于带负电荷的玻璃表面，计算标接触玻璃表面前、后血小板数量之差，可检出血小板的黏附百分率。

2. 参考范围　62.5%±8.6%（玻珠柱法）。

3. 临床意义

（1）血小板黏附率增高：见于一些血栓前状态与血栓性疾病，如急性心肌梗死、脑血栓形成、动脉硬化、高脂蛋白血症、心绞痛、糖尿病等疾病。

（2）血小板黏附率降低：见于一些遗传性与获得性血小板功能缺陷病，如巨血小板综合征、血小板无力症、高球蛋白血症、尿毒症、骨髓增生异常综合征（MDS）等疾病。

（3）其他：血管性血友病、低（无）纤维蛋白原血症、服用抗血小板活化药物等也可见血小板黏附率降低。

二、血小板聚集试验

1. 实验原理　血小板聚集试验（platelet aggregation test，PAgT）分透射比浊法和电阻抗法。

（1）透射比浊法：向富含血小板血浆（PRP）中加入不同种类、不同浓度的激活剂，如ADP、肾上腺素（EPI）、花生四烯酸（AA）、胶原（COL）、瑞斯托霉素（Ris）等使血小板聚集，致FRP的浊度降低。采用血小板聚集仪通过光电讯号转换而将血小板的聚集过程记录并计算出血小板聚集曲线的斜率、不同时间的聚集百分率和最大聚集率等参数，并绘出聚集曲线图。

（2）电阻抗法：在枸橼酸钠抗凝的全血中加入血小板激活剂，血小板聚集后导致浸在血液中的两电极间电阻增加，血小板聚集仪记录血小板聚集过程中的电阻变化并计算出血小板聚集曲线的斜率、不同时间的聚集百分率和最大聚集率等参数，并绘出聚集曲线图。

2. 参考范围　血小板最大聚集率：①ADP：$0.5\mu mol/L$时25.0%~50.0%，$1.0\mu mol/L$时48.0%~7g%，$3.0\mu mol/L$时50.0%~70.0%；②EPI：0.4mg/L时50.0%~85.6%；③AA：20mg/L时56.0%~82.0%；④COL：3.0mg/L时54.0%~90.0%；⑤Ris：$1.5\mu mol/L$时76.0%~99.0%。

3. 临床意义

（1）血小板聚集率减低

1）遗传性血小板功能缺陷病：①血小板无力症（GT）：ADP、COL、AA诱导的血小板聚集减低或不聚集，RIPA正常；②巨血小板综合征（BSS）：RIPA减低或不凝集，但ADP、COL、AA诱导的血小板聚集正常；③血小板贮存池缺陷症（SPD）：致密颗粒缺陷时，ADP诱导的血小板聚集减低，COL、AA诱导的聚集正常；α颗粒缺陷时，血小板聚集正常；④血小板花生四烯酸代谢缺陷症（AMD）：ADP诱导的血小板聚集减低，RIPA正常，而COL、AA不能诱导血小板聚集。

2）获得性血小板功能缺陷症见于肝硬化、异常球蛋白血症、尿毒症、骨髓增生性疾病、骨髓增生异常综合征、某些急性白血病等均有血小板聚集功能减低。

（2）血小板聚集率增高见于血栓前状态与血栓性疾病，如动脉粥样硬化、急性心肌梗死、脑血栓形成、原发性高血压、糖尿病、高脂蛋白血症等。

三、血小板第三因子有效性测定

1. **实验原理** 血小板第三因子有效性测定（platelet factor 3 availability test, PF3aT）又称血小板促凝活性测定。凝固法：将健康人和待检者富血小板血浆（PRP）和乏血小板血浆（PPP）交叉混合，以白陶土激活FⅫ，加钙离子后测定混合血浆的凝固时间，比较各组凝血时间的差异，从而判断PF3是否有缺陷。

2. **参考范围** 待检者与健康人PRP与PPP交叉混合的凝固时间延长<5s。

3. **临床意义**

（1）PF3有效性降低见于先天性PF3缺乏症、血小板无力症、特发性血小板减少性紫癜、原发性血小板增多症、肝硬化、尿毒症、骨髓增生异常综合征、多发性骨髓瘤、系统性红斑狼疮等。

（2）PF3有效性增强：见于动脉粥样硬化、心肌梗死等。

四、血小板膜糖蛋白测定

1. **实验原理** 用荧光色素标记的血小板膜糖蛋白（glycoprotein, GP）单克隆抗体作分子探针，与全血或富血小板血浆反应，流式细胞术多参数分析血小板的荧光强度，可准确测定血小板质膜和颗粒膜GP阳性的血小板百分率或平均GP分子数。

2. **参考范围**

（1）GP阳性血小板百分率：GPⅠb（CD42b）、GPⅡb（CD41）、GPⅢa（CD61）、GPⅨ（CD42a）均为95%~99%，CD62P（GMP-140）、CD63均<2%，FIB-R<5%。

（2）静止血小板膜糖蛋白平均分子数：GPⅢa（CD61）为（53±12）×10^3/PLT，GPⅠb（CD42b）为（38±11）×10^3/PLT，GPⅠa（CD49b）为（5±2.8）×10^3/PLT，CD62P（GMP-140）为>5 000/PLT。

3. **临床意义**

（1）血小板功能缺陷病：①血小板无力症：血小板膜GPⅡb-Ⅲa含量显著减少或缺乏，轻型患者可有部分残留（<25%），分子结构异常的变异型患者含量可正常或轻度减少。CD62P在静止与活化血小板表达均无异常。②巨血小板综合征：血小板膜GPⅠb-Ⅸ-Ⅴ含量显著减少或缺乏，GPⅠb-Ⅸ-Ⅴ复合物分子结构缺陷的变异型患者含量可正常。③血小板贮存池缺陷病：致密颗粒缺乏（Ⅰ型）患者，活化血小板膜CD62P表达正常。Ⅱ颗粒缺乏（Ⅱ型）或α颗粒与致密颗粒联合缺陷（Ⅲ型）患者，活化血小板膜GPⅠb、GPⅡb、GPⅢa表达正常，而CD62P表达减低或缺乏。

（2）血栓性疾病：血小板膜GPⅡb-Ⅲa增加、FIB-R、CD62P或CD63表达量增加是血小板活化的特异性标志，表明血小板的聚集性增高，易导致血栓形成。急性心肌梗死、急性脑梗死、脑动脉硬化、高血压病、糖尿病伴血管病等血小板活化显著增加。

五、血小板自身抗体测定

1. **实验原理** 血小板自身抗体（platelet autoantibodies）可分为血小板相关免疫球蛋白（PAIg）、血小板蛋白自身抗体（又称血小板特异性自身抗体）及药物相关自身抗体、同种血小板自身抗体等。血小板自身抗体测定可用ELISA法、免疫荧光法、抗原固定法等方法。

（1）ELISA法：用健康人血小板与待测血清孵育后裂解血小板，将血小板裂解液加入到包被有不同抗血小板膜蛋白的小鼠McAb（抗-GPⅠb、抗-GPⅡb等）的微孔板中，使血小板膜蛋白及其相应自身抗体的复合物与微孔McAb结合，再加入酶标羊抗人免疫球蛋白抗体，经酶底物显色，可检出血小板膜蛋白特异的自身抗体。

（2）血小板免疫荧光试验（platelet immunofluorescence test，PIFT）：可分为直接法和间接法，常用流式细胞术检测。直接法用荧光素标记的抗人免疫球蛋白的抗体检测待测血小板上结合的PATg。间接法则检测待测血清中存在的可以与正常血小板结合的PAIg。若用两种不同的荧光色素标记抗人IgG和IgM或PAIgA的抗体，则可同时检测PAIgG和PAIgM或PAIgA。

2. 参考范围 PAIg定量　PAIgM（0~7）ng/10^7PLT、PAIgG（0~79）ng/10^7PLT、PAIgA（0~2）ng/10^7PLT；血小板蛋白自身抗体均为阴性。

3. 临床意义　血小板自身抗体检测对自身免疫性血小板减少症（AITP）如特发性血小板减少性紫癜（ITP）和继发性免疫性血小板减少性紫癜（如系统性红斑狼疮等）有诊断意义，血小板膜蛋白自身抗体可作为AITP的免疫学诊断及鉴别诊断依据。

六、血小板生存时间测定

1. 实验原理　阿司匹林能抑制环氧化酶活性，使血小板花生四烯酸（AA）代谢受阻，代谢产物血栓烷B_2（TXB_2）和丙二醛（MDA）生成减少，而新生成的血小板不受抑制。因此，观察患者服用阿司匹林后血小板TXB_2和MDA生成量恢复到服药前水平的时间，此时间称为血小板生存时间（platelet survival time，PST）。可用ELISA法或RIA法测定TXB_2和MDA含量推算PST。

2. 参考范围　TXB_2法：7.6~12天；MDA法6.6~15天。

3. 临床意义　PST缩短见于：①血小板破坏增多，如ITP、同种免疫性血小板减少性紫癜、系统性红斑狼疮、脾功能亢进等；②血小板消耗过多，如血栓性血小板减少性紫癜、溶血性尿毒症等；③血栓性疾病，如心肌梗死、肺梗死、糖尿病伴血管病变、某些恶性肿瘤等。

（宋雪珍）

第四节　凝血因子检验

一、血浆凝血因子Ⅱ、Ⅴ、Ⅶ、Ⅹ测定

1. 实验原理

（1）抗原含量测定——火箭电泳法：将待测血浆分别加入含有FⅡ、FⅤ、FⅦ、FⅩ抗血清的琼脂板中进行电泳，抗原抗体反应形成火箭样的沉淀峰，峰的高度与因子的抗原含量呈正相关，根据标准曲线可计算出各种因子相当于健康人含量的百分率。

（2）凝血活性测定——一步法：将待测血浆按一定比例分别与缺乏FⅡ、FⅤ、FⅦ、FⅩ血浆混合并测定出各混合血浆的PT，对照健康人混合血浆标准曲线，计算出待测血浆凝

血因子活性相当健康人血浆的百分率。

2. 参考范围

(1) 凝血因子抗原含量：①FⅡ：Ag：98.7%±15.7%；②FⅤ：Ag：102.0%±24.0%，FⅦ：Ag：106.0%±21.0%；③FⅩ：Ag：96.0%±18.0%。

(2) 凝血因子活性：①FⅡ：C：97.7%±16.7%；②FⅤ：C：102.4%±30.g%；③FⅦ：C：103.0%±17.3%；④FⅩ：C：103.0%±19.0%。

3. 临床意义

(1) 含量减少与活性减低：见于①肝脏疾病，如重型肝炎、肝硬化及肝功能衰竭；②维生素K缺乏症或口服香豆素类抗凝药后；③DIC时，FⅤ减少最明显；④先天性FⅡ、FⅥ、FⅦ、FⅩ缺乏症。

(2) 活性增高：见于血栓前状态或血栓性疾病。

二、血浆凝血因子Ⅷ、Ⅸ、Ⅺ、Ⅻ测定

1. 实验原理

(1) 抗原含量测定采用火箭电泳法，原理同上。

(2) 凝血活性测定乏因子血浆纠正试验采取一步法：将待测血浆按一定比例分别与缺乏FⅧ、FⅨ、FⅪ、FⅫ血浆混合并测定出各混合血浆的APTT，对照健康人混合血浆标准曲线，计算出待测血浆凝血因子活性相当健康人血浆的百分率。

2. 参考范围

(1) 凝血因子抗原含量：①FⅧ：Ag：96.1%±28.0%；②FⅨ：Ag：98.2%±29.5%；③FⅪ：Ag：97.2%±25.1%；④FⅫ：Ag：100.0%±22.0%。

(2) 凝血因子活性：①FⅧ：C：103.0%±25.7%；②FⅨ：C：98.2%±30.5%；③FⅪ：C：100.0%±18.4%；④FⅫ：C：92.4%±20.7%。

3. 临床意义

(1) 抗原含量减少或活性减低：FⅧ减少或活性减低见于血友病A、血管性血友病、DIC等；FⅨ减少或活性减低见于血友病B、DIC、肝病、维生素K缺乏症、服用抗凝剂等；FⅪ减少或活性减低见于FⅪ缺乏症、DIC、肝病等；FⅫ减少或活性减低见于先天性FⅫ缺乏症、DIC、肝病等。

(2) 活性增高：见于血液高凝状态和血栓性疾病，如静脉栓塞、肺栓塞、妊娠高血压综合征、肾病综合征、某些恶性肿瘤等。

(3) 血友病治疗监测：血友病患者使用浓缩因子制剂治疗时，可对所输入因子的凝血活性进行监测，以判断疗效及用量。

三、血浆组织因子

1. 实验原理

(1) 组织因子（TF）抗原（TF：Ag）含量测定：ELISA法，用TF的McAb作抗体包被酶标反应板，用生物素标记TF的McAb作检测抗体，用酶标的链霉亲和素与检测抗体结合，底物显色，颜色的深浅与TF：Ag含量成正比。

(2) 组织因子凝血活性（TF：A）测定：发色底物法，TF与FⅦ结合后激活FX转变为

FXa，后者可水解发色底物（如S-2222）释放出对硝基苯胺（pNA），颜色深浅与血浆中TF：C呈正相关。pNA在405nm波长有最大吸收峰。

2. 参考范围　血浆TF：Ag含量：30~220ng/L；血浆TF：A：17%~98%。

3. 临床意义　TF含量或活性增加见于深部静脉栓塞、急性心肌梗死、栓塞前状态及毒血症、感染性休克、严重创伤、急性呼吸窘迫综合征等。

（徐晓军）

第五节　抗凝物质检验

抗凝是机体防止血栓形成的重要功能，抗凝物质的种类可根据发生机制分为生理性的和病理性的。生理性抗凝物质最主要的有抗凝血酶（antithrombin antigen，AT）、组织因子途径抑制物（tissue factor pathway inhibitor activity，TFPD、蛋白C系统：［包括蛋白C（protein C，PC）、凝血酶调节蛋白（thrombomodulin，TM）、蛋白S（protein S，PS）、活化蛋白C抑制物（activated protein C inhibitor，APCI）及内皮细胞蛋白C受体（endothelialprotein C receptor，EPCR）］。病理性抗凝物质主要有肝素及类肝素物质、狼疮抗凝物质、凝血因子抑制物等。

一、血浆抗凝血酶测定

1. 实验原理

（1）抗凝血酶抗原（AT：Ag）含量测定：可采用ELISA或免疫火箭电泳法测定。

（2）抗凝血酶活性（AT：A）测定：发色底物法：在过量肝素和FXa存在条件下，待测血浆中AT与FXa形成无活性复合物，剩余的FXa水解发色底物并释放出黄色发色基团pNA，其显色的深浅与剩余的FXa呈正相关，与待测血浆中AT：A呈负相关。

2. 参考范围　血浆AT：Ag：290±30mg/L；血浆AT：A：108%±5%。

3. 临床意义

（1）遗传性AT缺乏：遗传陛AT缺陷症分两型。Ⅰ型：交叉反应物质阴性（GRM⁻）型，血浆AT：Ag含量减少，AT：A减低；Ⅱ型：GRM+型，血浆AT：Ag含量正常，AT：A减低。

（2）获得性AT缺乏：见于①AT生成减少，如重型肝炎、肝硬化等；②AT丢失增加，如肾病综合征；③AT消耗增加，如血栓前期、DIC早期及脓毒血症等；④新生儿期，因止血系统未成熟所致。

（3）AT增高：白血病、血友病等急性出血期或服用抗凝药后AT可有增高。

二、血浆蛋白C测定

1. 实验原理

（1）血浆蛋白C抗原（PC：Ag）含量测定：可采用ELISA或免疫火箭电泳法测定。

（2）血浆蛋白C活性（PC：A）测定

1）凝固法：向待测血浆中加入PC激活剂、FⅫ活化剂、磷脂和钙离子，同时激活内源凝血途径和PC系统，测定APTT。当不加PC激活剂时APTT会延长，延长程度与血浆PC：

A呈正相关,由此计算出待测血浆PC:A相当于正常血浆的百分率。

2)发色底物法:在待测血浆中加如PC激活剂,PC被转化为活化蛋白C(APC),后者水解发色底物并释放出发色基团pNA,显色深浅与PC:A呈正相关。

2. 参考范围　血浆PC:Ag:20.1%~102.5%;血浆PC:A:13.2%~100.2%。

3. 临床意义

(1) 含量与活性减低:见于①遗传性PC缺陷:Ⅰ型PC:Ag、PC:A均低;Ⅱ型中PC:Ag正常,PC:A减低。②获得性PC缺乏,如肝病、DIC、维生素K缺乏症或使用抗凝药后等。

(2) 含量与活性增高:见于糖尿病、肾病综合征、急性炎症等。

三、血浆蛋白S测定

1. 实验原理

(1) 游离蛋白S(free PS, FPS)抗原(FPS:Ag)含量测定

1)胶乳颗粒凝集比浊法:将吸附补体C4b结合蛋白(C4BP)的胶乳颗粒与待测血浆混合,FPS结合到C4BP胶乳颗粒上,再加入包被有抗人PS单克隆抗体的胶乳颗粒,两种胶乳颗粒在FPS的介导下发生凝集,凝集程度与血浆巾FPS的含量呈正相关。

2) 免疫火箭电泳法:聚乙二醇能将血浆中与补体C4结合的PS(C4BP-PS)沉淀,而FPS留在上清液中,用火箭电泳法测定上清液中FPS。直接测定血浆PS可得出血浆总PS(TPS)。

(2) 游离蛋白S活性(FPS:A)测定:采取凝固法,在待测血浆中加入组织因子、钙离子、磷脂和活化蛋白C(APC),测定PT。当不加APC时PT会延长,延长程度与血浆FPS:A呈正相关,由此计算出待测血浆FPS:A相当于正常血浆的百分率。

2. 参考范围　①血浆TPS:Ag:96.6%+9.8%;②血浆FPS:Ag:101%±11.6%。

3. 临床意义

(1) 遗传性PS缺陷症:①Ⅰ型:TPS、FPS和PS:A均减低;②Ⅱa型:FPS:Ag、FPS:A均减低,但TPS:Ag正常;③Ⅱb型:FPS:A减低,TPS:Ag和FPS:Ag正常。

(2) 获得性PS缺乏:见于各种肝病、维生素K缺乏症、急性呼吸窘迫综合征等,也见于服用抗凝药或避孕药后。

四、血浆组织因子途径抑制物测定

1. 实验原理　组织因子途径抑制物(TFPI)抗原(TFPI:Ag)含量测定可采用双抗体夹心ELISA法;组织因子途径抑制物活性(TFPI:A)测定可采用发色底物法。

2. 参考范围　①血浆TFPI:Ag:97.5±26.6μg/L;②血浆TFPI:A:100%±5.0%。

3. 临床意义

(1) TFPI增高:见于广泛性血管内皮损伤,如各种败血症、尿毒症等。妊娠期和老年人可轻度升高。在生理状况下,TFPI是外源凝血途径的抑制剂,一旦缺陷将导致血液处于高凝状态。

(2) TFPI减低:见于消耗过多所致,如各种原因所致DIC、脓毒血症等。

五、血浆肝素及类肝素物质

1. 实验原理

（1）TT 纠正试验：向 TT 延长的血浆中加入一定量甲苯胺蓝，TT 明显缩短或恢复正常，提提示血浆中肝素或类肝素物质增多。

（2）血浆肝素定量测定：发色底物法：在待测血浆中加入过量的 AT（抗凝血酶）和 FXa，普通肝素可与 AT 形成复合物并灭活 FXa，剩余的 FXa 水解发色底物释放出发色基团 pNA，颜色深浅与血浆中肝素含量呈负相关。用标准曲线求出待测血浆肝素的浓度。

2. 参考范围

（1）TT 纠正试验：加入甲苯胺蓝后 TT 缩短 >5s，提示受检血浆中肝素或类肝素样物质增多，TT 缩短 <5s，排除肝素或类肝素样物质的因素。

（2）血浆肝素定量：1~9U/L。

3. 临床意义

（1）血液肝素增多：见于治疗用普通肝素，如抗凝治疗及体外循环、血液透析等。

（2）类肝素物质增多：见于严重肝病、系统性红斑狼疮、流行性出血热、过敏性休克等。肾上腺皮质肿瘤、多发性骨髓瘤等肿瘤细胞可分泌肝素样物质。

六、血浆狼疮抗凝物测定

1. 实验原理　狼疮抗凝物（lupus anticoagulation，LAC）是一组抗磷脂或磷脂与蛋白复合物的抗体，可以干扰磷脂依赖的止血反应和体外凝血试验。临床上有筛查试验和确证实验：①筛查试验：向受检血浆中加入钙离子、低浓度磷脂和 FX 激活剂（如 RusseⅡ蛇毒试剂），血浆发生凝固，凝固所需时间称为 Russell 蛇毒时间（RVVT）；②确证实验：向 RVVT 明显延长的受检血浆（凝血因子缺陷或存在 LAC）中加入正常血浆后，RVVT 仍延长，提示 LAC 存在（若 RVVT 缩短或恢复正常，提示凝血因子缺陷），再加入高浓度的磷脂把 LAC 中和后，延长的 RVVT 缩短或恢复正常，确认血浆中存在 LAC。③标准化 LAL 比值（NLR）：计算筛查试验 RVVT 或确证实验 RVVT 与对照血浆 RVVT 的比值，得到筛查试验比值（SP）和确认试验比值（CR），用筛查除以确认比值得到标准化 LAC 比值（NIR），根据 NLR 的大小，判断待测血浆中有无 LAC。

2. 参考范围　血浆 LAC 为阴性。SR <1.2，NLR <1.2。

3. 临床意义　血浆 LAG 阳性见于系统性红斑狼疮、骨髓增生性疾病、某些病毒感染等。

七、血浆凝血因子抑制物测定

1. 实验原理

（1）混合血浆法：待测血浆与正常血浆按一定比例混合，在 37℃温育一定时间后，检测混合血浆的凝血因子活性。如果待测血浆中含有凝血因子抑制物（factor inhibitor，FI）（如是 FⅧ抑制物），则混合血浆的凝血因子活性（如 FⅧ：C）将会降低。

（2）因子平行稀释法：把待测血浆和校准血浆进行系列稀释，可以降 FI 的抑制活性，使因子的凝血活性恢复。若待测血浆中含有 FI，则待测血浆和校准血浆的两条稀释曲线

（凝固时间、因子活性）出现交叉，若不含 FI，则两条曲线平行，由此可判断待测血浆有无 FI。

2. 参考范围　阴性。

3. 临床意义　FI 是能中和血液各种凝血因子促凝血活性的循环自身抗体，患者的凝血因子与因子抑制物结合后被快速火活，导致血浆凝血因子水平降低，出血风险增大。临床较常见的是 FⅧ抑制物，阳性者常见于反复输血、应用 FⅧ浓缩制剂的血友病患者及某些自身免疫性疾病患者。

（徐晓军）

第六节　纤溶活性检验

一、血浆纤溶酶原测定

1. 实验原理

（1）纤溶酶原（plasminogen，PLG）抗原（PLG：Ag）含量测定

1）ELISA 法：将两种抗纤溶酶原抗体分别包被成固相抗体和酶标抗体，用酶标仪作定量检测。

2）免疫扩散法：把待测血浆加到含抗 - PLG 抗体血清的琼脂糖扩散板中，自然扩散一定时间后，测定抗原抗体反应沉淀弧的直径，直径与 PLG：Ag 含量呈正相关。

（2）纤溶酶原活性（PLG：A）测定：采取发色底物法，向待测血浆中加入过量的链激酶（SK）和发色底物，生成 PLG - SK 复合物并水解发色底物释出 pNA 而显色，颜色深浅与纤溶酶含量呈正相关。

2. 参考区间　血浆 PLG：Ag：230～340mg/L；血浆 PLG：A：75%～150%。

3. 临床意义

（1）PLG 减低：见于①纤溶活性增强，PLG 消耗过多，如原发性和继发性纤溶亢进、溶栓治疗、DIC 等；②PLG 生成减少，如重型肝炎、肝硬化等；③先天性纤溶酶原缺乏症。

（2）PLG 增高：纤溶活性降低，见于血液高凝状态和血栓性疾病等。

二、血浆 α_2 - 抗纤溶酶测定

1. 实验原理

（1）α_2 - 抗纤溶酶抗原（α_2 - antiplasmin antigen，α_2 - AP：Ag）测定：可采用 ELISA 法、凝胶电泳或免疫比浊法测定。

（2）α_2 - 抗纤溶酶活性（α_2 - antiplasmin activity，α_2 - AP：A）测定：发色底物法：向待检血浆中加入过量的纤溶酶（PL），使之与 α_2 - 抗纤溶酶（α_2 - AP）形成复合物，剩余的 PL 作用于发色底物而显色，颜色深浅与血浆中 α_2 - AP：A 呈负相关。

2. 参考区间　①血浆 α_2 - AP：Ag：60～100mg/L；②血浆 α_2 - AP：A：95.6%±12.8%。

3. 临床意义

（1）α_2 - AP 增高：见于血栓形成、恶性肿瘤等。

（2）α_2 - AP 减低：见于①获得性 α_2 - AP 缺乏，如肝病、DIC、某些细菌感染（白细

胞酶水解 α_2-AP)、溶栓治疗等；②先天性 α_2-AP 缺乏症；③生理变化，如妊娠、分晚后和月经期。

三、血浆组织型纤溶酶原激活物测定

1. 实验原理

（1）组织型纤溶酶原激活物抗原（tissue plasminogen activator antigen，t-PA：Ag）测定：一般采用双抗体夹心 ELISA 法。

（2）组织型纤溶酶原激活物活性（tissue plasminogen activator activity，t-PA：A）测定：向待测血浆中加入过量纤溶酶原和纤维蛋白共价物，t-PA 可吸附于纤维蛋白上，使纤溶酶原转变为纤溶酶，后者水解发色底物并显色，颜色的深浅与 t-PA：A 呈正相关。

2. 参考范围　血浆 t-PA：Ag：1~12μg/L；血浆 t-PA：A：(0.3~0.6) 活化单位/ml。

3. 临床意义

（1）纤溶亢进：见于原发性与继发性纤溶亢进症，如 DIC 等。

（2）纤溶活性减低：见于血栓前状态与血栓性疾病，如深静脉血栓形成、动脉血栓形成、缺血性脑梗死、高脂血症等。

（3）溶栓治疗监测：静脉注射 t-PA 20min 后，血浆 t-PA：Ag 或 t-PA：A 达到参考范围上限的 2 倍有较好疗效。

四、血浆纤溶酶原活化抑制物测定

1. 实验原理

（1）纤溶酶原活化抑制物含量（plasminogen activator inhibitor concentration，PAI：C）测定：向待测血浆中加入过量的 t-PA，使之与血浆中的 PAI 生成 1∶1 的 t-PA-PAI 复合物，然后进行聚丙烯酰胺凝胶电泳，同时与已知的 PAI 标准品比较并确定 t-PA-PAI 复合物的电泳位置区带，经凝胶电泳密度扫描仪分析可得 PAI：C。

（2）纤溶酶原活化抑制物活性（PAI：A）测定：向待测血浆中加入过量的 t-PA 和 PLG，部分 t-PA 与血浆中的 PAI 形成 1∶1 的复合物，剩余的 t-PA 激活 PLG 转化为 PL，PL 水解发色底物并释放 pNA，颜色深浅与 PAI 负相关。在 405nm 波长下测定 pNA 的吸光度可计算出血浆 PAI：A。

2. 参考范围　①血浆 PAI：C：4~43ng/ml；②血浆 PAI：A：(0.1~1.0) 抑制单位/ml。

3. 临床意义

（1）PAI 升高：见于血栓形成或风险增加，如深静脉栓塞、心肌梗死等。

（2）PAI 减低提示出血风险增加，见于严重肝病、急性感染、恶性肿瘤及原发性高血压、高脂血症等。

（阮晓璇）

第四章

成分血采集技术

成分血采集技术是根据临床需求，通过专业设备，达到单独采集某一血液成分的技术。目前成分血采集技术可分为两大类型：一种是血液成分单采技术，即用血细胞分离机从献血者血液中采集1个或2个治疗量的血液成分，给患者输注，达到成分输血治疗的目的，包括单采血浆、单采血小板、单采粒细胞、单采红细胞、造血干细胞采集等。单采成分血具有浓度高、治疗效果显著、节约血源、降低输血反应等优点；另一种是治疗性血液成分单采和置换技术，利用血细胞分离机去除或置换患者自身病理血液成分，达到治疗疾病的目的。

第一节 血小板采集技术

血小板采集技术是利用血细胞分离机从献血者血液中一次采集1个或2个治疗量的血小板，其他血液成分还输给献血者的一种成分血采集技术。

一、准备

1. 材料 根据工作需求备齐用物，整齐摆放在操作台上。查看所用材料生产日期、批号、有效期，确保在有效期内使用。检查抗凝剂、一次性采血护理包、一次性血液成分分离管路（简称分离管路）外包装有无破损、漏气。检查抗凝剂有无浑浊、变色、异物、霉变，分离管路护针帽有无脱落，关闭血样袋管路和采血针头管路上的止流夹。

2. 仪器设备 开启血细胞分离机、高频热合机、血小板振荡保存箱等仪器设备，确认其性能正常。

3. 献血员

（1）请献血者服用葡萄糖酸钙口服液20ml，饮用温糖水或温开水200~400ml。

（2）征求献血者意见，选择采血手臂。

（3）嘱献血者脱去或卷起衣袖至肘部以上，用肥皂水清洁手臂，流动温水冲洗，清洗2遍以上。

（4）嘱献血者取半卧位或坐位，采血手臂伸直平放在采血椅的手臂架上，采血人员将采血垫置于献血者肘部下方。

参考语言：为防止您在采集过程中出现一些不舒服的感觉，请服用两支葡萄糖酸钙。

请问您，从哪个胳膊上采血方便呀？

为方便献血，请您把外衣脱掉好吗？

请用肥皂水清洗手臂，再用温水冲洗干净，最少洗两遍，要把手臂上的灰尘和污物洗干净。

二、采集步骤

1. 安装管路　检查分离管路有无皱褶、破损、污染，护针帽有无脱落。根据血细胞分离机显示屏提示的安装路径，将管路正确安装至设备相应部位。

2. 预冲管路　再次检查抗凝剂、生理盐水是否在有效期内，有无异物、混浊。将抗凝剂袋悬挂在血细胞分离机抗凝剂挂钩上，取下穿刺针护针帽，将穿刺针垂直刺入抗凝剂溶液袋的穿刺部位，液面达到所使用血细胞分离机要求的标准。使用 Amicus 血细胞分离机采集血小板时，将生理盐水袋悬挂在血细胞分离机生理盐水挂钩上，取下穿刺针护针帽，将穿刺针垂直刺入生理盐水溶液袋的穿刺部位，挤压液体滴壶至1/2满状态。

3. 输入参数　在血细胞分离机参数输入界面，依次输入献血者性别、身高、体重、红细胞压积、采前血小板计数、目标产量、容量（单份 2.5×10^{11}，250ml；双份 5.0×10^{11}，250ml）。

4. 贴签　将献血条码正确粘贴于血小板保存袋、《献血登记表》、《血液成分单采记录表》和标本试管上。

5. 静脉穿刺

（1）嘱献血者脱去或卷起衣袖，充分裸露采血手臂，伸直平放在采血椅的手臂架上。采血护士给献血者调节舒适的体位，将一次性垫巾平铺在采血垫上，放于献血者穿刺手臂肘部下方。展平袖带，气袋管路向上，气袋中部对准肘窝，距肘窝上 5~6cm 处顺时针缠绕袖带，袖带紧贴皮肤。运行设备自动加压功能，袖带自动进行充气加压，当袖带压力达到设定值 50mmHg（6.6kPa）时，自动停止加压。

（2）检查一次性采血护理包无漏气、无过期。用消毒棉签消毒穿刺部位，然后进行穿刺。

6. 留取血样　穿刺成功，一手固定针头，另一手打开采血管路和血样袋管路上的止流夹，血液流入血样袋内，约 10ml 时，关闭血样袋管路止流夹。用胶布固定针头及采血管路，用止血贴覆盖针眼。

7. 采集　运行血细胞分离机，开始采集血小板。

8. 标本留取　再次询问献血者，核对献血者姓名、血型。核对《献血登记表》、血液成分单采记录和标本试管上的献血条码一致后，留取血液检测标本。取一次性血样采集针，将血样采集针的穿刺端刺入留样袋内，血样采集针留样端垂直插入真空采血管，使血液缓慢注入管内。留取完毕，先拔下真空采血管，然后再将血样采集针从留样袋内拔出，放入锐器盒内。标本管放在试管架上，于 2~6℃ 冰箱保存。

9. 采集过程观察

（1）献血者护理：观察献血者面色、表情，及时发现并处理献血不良反应。采血过程中可通过调节采血椅的手臂架，不断调整手臂的高度和位置，也可在腕部或肘部垫上小毛巾，达到放松手臂肌肉的目的，避免长时间采集使手臂出现麻木等不适感。嘱献血者在血液采集袖带充气加压状态下，做松、握拳动作，每 10 秒一次，以保持血流通畅。血液还输，袖带放气状态下，可暂停松、握拳动作。

参考语言：请不要随意活动您的手臂，不然您会感到疼痛的。
请您把左/右手握紧、松开，每10秒做一次。对，就是这样，很好。
请您和我一起做握拳、松手动作。很好，就这样做下去，谢谢！
采集时间大约需要××分钟，时间比较长，您有什么需要请及时告诉我好吗？
（2）观察血小板收集情况，血浆颜色有无异常。
（3）每循环运行结束，及时记录采集数据。
（4）采集过程中，若出现口唇麻木、献血者血管细造成的血流速度慢等现象，应及时降低采集和还输速度。
（5）血小板采集达到目标产量时，设备停止采集血小板，将停留在管路中的血液还输到献血者体内。结束采集，取下袖带，关闭采血管上的止流夹，一手拇指、示指按住穿刺针眼上方的采血贴，另一手捏住针翼迅速拔针。嘱献血者用示指、中指、无名指三指沿血管走向平行按压针眼5~10分钟，切勿弯曲肘关节、揉搓穿刺部位皮肤，防止局部出血。前推针头保护器，将针头完全卡入保护器的卡槽中。

10. 信息录入　运行采供血信息管理系统，录入单采血小板信息，打印标签，粘贴于血小板保存袋血型标签的下方。

11. 记录　将血细胞分离机采集参数，包括总处理血量、抗凝剂用量、盐水用量、采集时间、目标采集量、产品质量及献血者状态等，记录在《血液成分单采记录表》上。

12. 拆卸管路　按血细胞分离机拆卸管路提示及要求，拆卸管路。使用Amicus血细胞分离机采集血小板，进行产品转输时，将分离袋卷成筒状，右手握住分离袋，左手持收集袋尾部，两手稍用力外拉，使收集袋保持竖直平整，利用前臂力量来回摇动收集袋，使血小板充分悬浮，直到肉眼看不到微小颗粒。

13. 产品整理
（1）排气：一手捏住血小板保存袋上方三通口部位，竖直拿起保存袋；另一手托住保存袋底部，向上轻轻推压保存袋，使袋内血小板和气体集中于上方，缓缓打开保存袋上方的止流夹，气体从管路中排出。当袋内存有少量气体，不易排出时，左、右倾斜袋体，使袋内气体集中于管路出口处，排净袋内气体，关闭止流夹。
（2）热合：在保存袋三通口上方2cm处热合、断开管路。将分离管路放入专用医疗废物箱内。

14. 产品存放　双手平托血小板保存袋，顺时针方向轻轻摇动1~2分钟，使血小板充分混匀。将保存袋标签向下平放于平坦、绝缘性的工作台上，静止约20分钟，温度保持在20~24℃。打开血小板振荡保存箱，将搁架轻轻拉出，双手分别捏住血小板保存袋上下两端边缘，将血小板保存袋轻轻平放于搁架上。注意不要有袋体折叠、管路硌压等现象。将搁架轻轻推入，使单采血小板在20~24℃的环境下振荡保存。

15. 献血后处理　告知献血者献血后注意事项，发放献血证和纪念品。

三、运输、交接

执行"血液交接"中的待检测血液交接方法，将单采血小板送交待检库；执行"全血采集技术"中的血液标本交接内容，将血液标本送交血液检测部门。

四、常见故障处理

1. MCS＋血细胞分离机常见故障处理

（1）采血压力过低（进血管路阻塞）：常见原因一是血液流入管路扭曲、弯折、止流夹未打开。这时应打开止流夹，重新安装扭曲、弯折的管路；二是袖带未充气、充气管扭曲，应理顺袖带充气管，重新充气；三是针头贴壁，应调整针头位置；四是穿刺部位渗血，应立即拔针，终止采集，或征得献血者同意更换针头，进行第二次穿刺。

（2）还输压力过高：检查流入管路有无阻塞、扭曲。若有阻塞、扭曲，疏通管路，应重新安装管路，关闭采血管路上的止流夹，打开红色阀门，顺时针旋转血泵，压力恢复至正常状态。

（3）系统压力监测器压力高：常见原因一是离心杯右侧的流出管路阻塞、扭曲、弯折。应检查流出管路上的止流夹是否未打开，打开止流夹，理顺管路，重新安装扭曲、弯折的管路；二是 SPM 滤器被打湿，关闭 SPM 上的止流夹，打开 SPM 滤器释放压力。

（4）系统压力监测器压力低：常见原因一是离心杯左侧的流入管路阻塞、扭曲，检查流入管路上的止流夹是否未打开，打开止流夹，理顺管路，重新安装扭曲、弯折的管路；二是排气袋管路未装入阀门中，排气袋内无气体。应及时将排气袋管路装入阀门中，将血浆收集袋内的气体挤入排气袋内。

（5）血小板峰值太低：常见原因一是采集前血小板计数太低，不能检测到血小板峰值，淘洗收集血小板时，红细胞进入管路探测器。出现上述现象，及时按"STOP"键停止收集，防止产品冲红，待该循环还输完毕，设备自动采集；二是采集前血小板计数太高，不能有效分离血小板。这种情况下不断调整抗凝剂比率，防止产品冲红。

2. Trima 血细胞分离机常见故障处理

（1）抗凝剂灌注故障：常见原因一是抗凝剂管路扭曲，这时应理顺扭曲管路；二是抗凝剂过早通过空气滤器，显示屏显示"终止程序"，终止运行，更换管路。

（2）管路套件压力测试失败：常见原因一是采血针及样品袋上的止流夹未关闭，及时查找关闭止流夹；二是过早连接抗凝剂，则终止运行，更换管路；三是卡匣、泵导管装入不正确、管路扭曲，应重新安装管路，经处理后仍持续报警，则终止运行，更换管路。

（3）检测到漏液：分离机自动检查到抗凝剂及血液漏出时，自动报警。

1）自检过程报警：用干纱布擦拭漏液监测器。也可用清水棉签清洁漏液监测器，再用干纱布擦干。如报警持续存在，停止工作，与厂方联系维修。

2）运行过程报警：打开离心仓门，分离槽和离心仓内如有漏液，则终止运行，更换管路。如没有漏液，用清水棉签清洁漏液监测器，再用干纱布擦干。如报警持续存在，停止工作，与厂方联系维修。

（4）回输压力太大：常见原因一是管路扭曲、阻塞，应理顺管路，打开关闭的止流夹；二是压脉带缠绕过紧，应放松压脉带，降低回输阻力；三是穿刺部位渗血，应立即拔针，停止采集，征得献血者同意，更换针头，进行第二次穿刺。

（5）采血压力太低：常见原因一是压脉带缠绕过松，应重新缠绕；二是穿刺部位渗血，应立即拔针，停止采集，征得献血者同意，更换针头，进行第二次穿刺；三是针头贴壁，应调整针头位置至正常水平；四是采血管路扭曲、阻塞，应理顺管路，打开关闭的止流夹。

（6）采集进行20分钟后，收集袋内未出现收集的血小板，上下拉动收集袋管路上的止流夹数次，仍无血小板流入时，暂停采集，打开离心仓门，如采集仓和LRS仓管路有扭曲或阻塞，理顺管路，用手指轻轻弹动LRS仓管，关闭离心仓门，继续采集，血小板流入收集袋。如血小板仍未流入收集袋，重复上述方法，直至血小板流入收集袋。

3. Amicus血细胞分离机常见故障处理

（1）初始化过程报警

1）液流故障：①如初始化进行至30%时出现，生理盐水管路上的止流夹未完全打开，管路有缠绕、弯折或堵塞，应及时理顺管路，打开生理盐水管路上的止流夹。②33%~36%时出现，抗凝剂管路的止流夹未完全打开，管路有缠绕、弯折或堵塞，应及时理顺管路，打开抗凝剂管路上的止流夹。③37%~41%时出现，进血/返血管路有缠绕、弯折或堵塞，应及时理顺进血/返血管路。④45%~56%时出现，多腔管路上、下端接合头处管路有弯折或堵塞，应打开离心仓门，理顺多腔管路。

2）监控盒压力超限：血小板保存袋管路上的止流夹未打开，应打开保存袋管路上的止流夹，将ACD管路从管路夹中拉出。触按"恢复程序"，尝试恢复。

3）离心机管路阻塞：常见原因一是浓缩红细胞袋管路上的止流夹未打开，应打开浓缩红细胞袋管路上的止流夹；二是离心机内分离组件管路有弯折、阻塞，应打开离心仓门，理顺管路。

4）离心机门锁故障：常见原因一是检查离心机门两侧的缝隙中有异物，应清洁离心机门两侧的缝隙，清除异物；二是离心机门未完全关闭，打开离心机仓门，重新用力关上。如故障仍不能消除，与厂方联系维修。

（2）采集过程报警

1）ACD液流故障：抗凝剂管路受到干扰、抗凝剂管路有弯折或堵塞，应理顺抗凝剂管路，挤压抗凝剂滴壶直至抗凝剂充满1/2。

2）ACD量不足：根据采集剩余时间，判断抗凝剂袋中的抗凝剂剩余量是否满足采集需要，如不能满足，触按"暂停/冲洗"，更换抗凝剂；如可以满足，在抗凝剂重量秤挂钩上挂上一物品，触按"ACD量不足"报警条，恢复采集程序。

3）监控盒压力超出极限：常见原因是抗凝剂管路、血浆收集管路、血小板保存袋管路弯折，管路上的止流夹未打开导致。遇此情况应及时打开管路上的止流夹，理顺弯折管路，触按"恢复程序"，尝试恢复；如果压力始终保持在1 000mmHg以上，终止程序，拆下管路，检查监控盒和监控盒垫圈上是否有碎片和异物、垫圈是否有损坏，如有异物或损坏，清除异物或更换垫圈后，重新安装管路；如仍不能消除故障，与厂方联系维修。

4）液流故障：检查各管路是否扭结、是否有气体。如PRP管路有气体，说明进入离心机气体过多，遇此情况应按"STOP"键，待离心机停止后，离心机内气体自动排出，触按"恢复程序"，尝试恢复。

5）离心机管路阻塞：①检查空气蓄积壶是否处于直立状态、空气蓄积壶下端的管路有无弯折，如有弯折，理顺管路，重新放置空气蓄积壶。②打开离心仓门，检查分离组件管路内是否有空气、PRP管路是否有空气。如有空气，触按"排气"，设备将自动排除空气，恢复程序。因气体过多无法恢复时，可取出并抬高转筒，取下浓缩红细胞袋放置于低于转筒的位置，用手沿分离袋平面移动，将气体推入浓缩红细胞袋，待排气完毕，装入转筒，关闭浓缩红细胞袋上的止流夹，再将浓缩红细胞袋挂回原位，打开止流夹，触按"恢复程序"。

6）进血管路阻塞：常见原因一是进血管路有弯折或阻塞，应理顺进血管路、打开管路上的止流夹；二是穿刺部位渗血，应立即停止采集，拔出穿刺针，征得献血者同意，更换针头，进行第二次穿刺；三是针头贴壁，应调整针头至合适的位置；四是袖带压力低，设定合适的袖带压力，嘱献血者适当握拳，加速静脉充盈。

7）返血管路阻塞：常见原因一是返血管路有弯折或阻塞，应理顺返血管路、打开管路上的止流夹；二是穿刺部位渗血，应立即停止采集，拔出穿刺针，征得献血者同意，更换针头，进行第二次穿刺。

8）探测到空气：①检查返血管路是否正确安装到空气探测器里，将返血管路正确安装在空气探测器内，触按"排气"，设备自动进行排气，恢复程序。②检查浓缩红细胞重量秤是否受到干扰：在还输过程观察浓缩红细胞袋内液体，若袋内血液完全还输干净后，程序仍继续还输，浓缩红细胞袋内气体被还输进入返血管路，说明浓缩红细胞重量秤受到干扰。遇此情况应先触按"排气"，设备自动排气后进行采集过程，当还输血液时，待浓缩红细胞袋内液体剩余约1cm高度时，用手轻轻托起浓缩红细胞袋，直到开始采集，可避免浓缩红细胞袋内气体进入管路。

9）手动还输血液：若遇到不可恢复的故障，需要手动还输血液。手动还输血液步骤：①关闭除采血管路之外的管路上所有止流夹，包括血小板保存袋上的止流夹。②用止血钳夹住中、右监控盒下方的所有管路，夹住左监控盒左侧和中间的管路，拆卸管路。③取下全血袋挂在机器左侧，取出分离袋挂在浓缩红细胞袋重量秤挂钩上，然后打开浓缩红细胞袋上的止流夹，使浓缩红细胞袋和分离袋内的血液全部流入全血袋内。④关闭浓缩红细胞袋上的止流夹，用止血钳夹住左监控盒下方的右侧管路。⑤将全血袋挂在重量秤挂钩上，打开返血管路上的止流夹，血液回输到献血者体内，注意观察返血管路有无气泡。

10）遇到产品转输故障，血细胞分离机不能自动转输产品时，则需要手动转输产品。手动转输产品步骤：①拔针后，关闭所有管路上的止流夹。②用止血钳夹住左、中、右监控盒上方的管路；夹住右监控盒下方左侧和中间的管路；夹住中间监控盒下方右侧和左侧的管路。③拆卸管路。④先打开血浆袋止流夹，血浆进入收集袋至半满，关闭血浆袋止流夹，充分混匀血小板。再将收集袋挂在浓缩红细胞重量秤挂钩上，打开血小板保存袋上的止流夹，血小板流入保存袋，流入完毕，关闭保存袋上的止流夹。然后再打开血浆袋止流夹，血浆进入收集袋至半满，关闭血浆袋止流夹，充分混匀血小板。重复上述步骤将血小板转入保存袋，直到血浆袋内血浆全部转输完成，关闭所有管路上的止流夹，取下管路。

（阮晓璇）

第二节 粒细胞采集技术

粒细胞采集技术是利用血细胞分离机从献血者血液中一次采集1个治疗量的粒细胞，其他血液成分还输给献血者的一种成分血采集技术。由于从正常献血者体内不易采集足够量的粒细胞，采集前使用细胞生长因子或皮质类固醇药物进行刺激动员，使外周血中粒细胞增加27%~50%。

以使用Cs3000-plus血细胞分离机采集粒细胞为例介绍粒细胞采集技术。

一、准备

1. **材料** 根据工作需求备齐用物，整齐摆放在操作台上。查看所用材料生产日期、批号、有效期，确保在有效期内使用。检查抗凝剂、一次性采血护理包、一次性血液成分分离管路（简称分离管路）外包装有无破损、漏气。检查抗凝剂有无浑浊、变色、异物、霉变，分离管路护针帽有无脱落，关闭血样袋管路和采血针头管路上的止流夹。

2. **仪器设备** 开启血细胞分离机、高频热合机、20~24℃储血冰箱等仪器设备，确认其性能正常。

3. **献血者** 根据献血者粒细胞计数，可选择在采前4小时给其口服皮质类固醇和（或）粒细胞集落刺激因子（G-CSF），增加外周血中粒细胞数量。

二、采集步骤

1. **选择程序** 选择"2-Granulocyte Collection"（粒细胞收集程序）。运转参数：蓝色分离夹；黄色收集夹；全血流速50ml/min；全血抗凝剂比例为11:1；离心速度1 000r/min；IDO值35~45；处理血量3 500~4 000ml。

2. **安装管路** 选取蓝色分离夹和黄色收集夹，放入离心转筒内。检查分离管路有无皱褶、破损、污染，护针帽有无脱落，将管路正确安装至设备相应部位。连接抗凝剂、生理盐水，进行管路初始化。

3. **输入参数** 初始化结束，按"Display/Edit"键，显示参数选择菜单，用"▲▼"键，选择"终点量"、"IDO"值，更改参数值，按"Enter"键确认。

4. **贴签** 将献血条码正确粘贴于粒细胞保存袋、《献血登记表》、《血液成分单采记录表》和标本试管上。

5. **静脉穿刺** 执行本章第一节"血小板采集技术"中的相同内容要求，在两侧手臂分别建立采血静脉通路和还输静脉通路。

6. **标本留取** 执行本章第一节"血小板采集技术"中的相同内容要求。

7. **采集过程观察**

（1）献血者护理：执行本章第一节"血小板采集技术"中的相同内容要求。

（2）调节抗凝剂：采集过程中持续观察采血速度和抗凝剂滴速，参照抗凝剂比率表，根据采血速度调节抗凝剂滴数。每20分钟记录一次处理血量、处理血浆量、采血速度、抗凝剂滴速。

（3）开始运转后5~10分钟内出现第一次溢出，显示屏显示"80"，此时全血流速减慢，血浆泵逆转。当富成分血浆管路变得清澈时，血浆泵恢复原方向转动，全血泵恢复原流速，溢出过程完成。从第二次溢出开始，由于红细胞的混入，溢出会变得频繁、持续时间长、颜色红，大约0.5~2.5分钟发生一次，溢出过程中血浆泵不再倒转，只减慢速度，富成分血浆管路中的红细胞不再返回分离袋。

（4）调整IDO值：在第二次溢出完成后，当显示屏显示"89"时，观察富成分血浆管路和贫成分血浆管路上的颜色。富成分血浆管路颜色应为浅红色（洗肉水色），颜色太深说明IDO值设的太高，应调低IDO值；颜色太浅说明IDO值设的太低，应调高IDO值。按"Display/Edit"键，显示参数选择菜单，用"▲▼"键，选择"IDO"值，修改参数值，按

"Enter"键确认。在下一次溢出完成后,根据富成分血浆管路颜色,进一步调整 IDO 值,直至富成分血浆管路颜色变为浅红色。调整幅度不宜太大,每次增减参数值最多 5 个单位。

8. 拆卸管路　完成目标采集量,按"Halt"键终止采集,此时盐水自动滴注冲洗采集管路。当采血管路颜色变得清澈,说明采血管路内血液被冲洗干净,关闭采血管路上的止流夹,拔出采集管路针头。按"Mode"键,选择"Reinfuse"状态。按"Start"键,分离机自动冲洗管路内的血细胞还输给献血者。冲洗完毕,关闭返血管路上的止流夹,拔出返血管路针头。按顺序拆卸管路。

9. 记录　查看显示屏采集参数,在血液成分单采记录上记录总处理血量、处理血浆量、抗凝剂用量、盐水用量、采集时间、目标采集量、产品质量及献血者状态等。

10. 信息录入　运行采供血信息管理系统,录入单采粒细胞产品信息,打印产品标签,粘贴在收集袋血型标签的下方。

11. 产品整理

（1）热合管路：距收集袋 15cm 处与多腔管路相连的两条管路上分别热合、断开。用止流夹夹紧收集袋上方的管路,来回拉动止流夹 3 ~ 5 次,使管路内的血液与收集袋内的血液充分混匀。然后在距收集袋 2cm 处的管路上热合,留取交叉配血管。

（2）混匀：将收集袋底部悬挂口挂在一手中指上,另一手捏住收集袋穿刺部位,使收集袋保持竖直平整,袋体贴紧手掌心,前后轻轻摇晃收集袋,频率约 2 次/秒,5 分钟以上,使产品充分混匀。

12. 产品存放　采粒细胞袋平放入 20 ~ 24℃恒温保存箱内,单层摆放,不得积压。制备后应尽快移交待检库。

13. 献血后处理　告知献血者献血后注意事项,发放献血证和纪念品。

三、运输、交接

执行"血液交接"中的待检测血液交接方法,将单采粒细胞送交待检库;执行"全血采集技术"中的血液标本交接内容,将血液标本送交血液检测部门。

四、常见故障处理

1. 采血管路血流不足　常见原因一是采血管路有扭结、弯折或堵塞,应理顺管路,打开采血管路上的止流夹;二是穿刺部位有渗血,应停止采集,立即拔针,征得献血者同意后,更换针头进行第二次采集;三是针头贴壁,应调整针头至合适的位置;四是压脉带压力太低,调整合适的压力。嘱献血者适当握拳,加速静脉充盈。

2. 溢出延迟　按"Halt"键,调整盐水滴速,维持静脉通畅,用止血钳夹住多腔管路上的 5 根管路,打开离心仓门,检查富成分血浆管路是否堵塞或错位,多腔管路是否扭曲。打开血浆泵盖,用止血钳夹住浓缩红细胞管路,按"Start"键运行,直至溢出发生,关上血浆泵盖,取下止血钳。

3. 采血管路不能形成负压　常见原因一是全血泵上的管路未装好,应打开全血泵,重新安装管路;二是抗凝剂管路上的止流夹未打开,应打开抗凝剂管路上的止流夹;三是盐水管路和采血管路上的止流夹未打开,应打开盐水和采血管路上的止流夹。

4. 还输管路正压错误　常见原因一是血浆收集管路和排气管路上的止流夹未打开,检查管路,打开血浆还输管路和排气管路上的止流夹;二是富成分血浆管路和贫成分血浆管路有泄漏或扭结,应打开离心仓门,检查富成分血浆管路和贫成分血浆管路,理顺管路,如有泄漏,应终止采集,更换管路。

5. **管路内部正压错误** 常见原因一是多腔管路和分离袋有堵塞或扭曲,应打开离心仓门,理顺管路,重新安装多腔管路和分离袋,打开然后再关闭两个泵释放压力;二是排气管路的止流夹未打开,应检查管路,打开排气管路上的止流夹。

6. **离心机不平衡** 收集袋和分离袋安装错误、袋体不平整,应打开离心仓门,取出收集袋和分离袋,重新安装收集袋和分离袋,确保袋体平整。

(孙荣同)

第三节 血浆采集技术

血浆采集技术是利用血细胞分离机从献血者血液中一次采集 400~600ml 血浆,其他血液成分还输给献血者的一种成分血采集技术。

以使用 PCS2 血细胞分离机采集血浆为例介绍血浆采集技术。

一、准备

1. **材料** 根据工作需求备齐用物,整齐摆放在操作台上。查看所用材料生产日期、批号、有效期,确保在有效期内使用。检查抗凝剂、一次性采血护理包、一次性血液成分分离管路(简称分离管路)外包装有无破损、漏气。检查抗凝剂有无浑浊、变色、异物、霉变,分离管路护针帽有无脱落,关闭血样袋管路和采血针头管路上的止流夹。

2. **仪器设备** 开启血细胞分离机、高频热合机、微电脑采血控制仪等仪器设备,确认其性能正常。

3. **献血员准备** 执行本章第一节"血小板采集技术"中的相同内容要求。

二、采集步骤

1. **检查耗材** 检查分离管路有无皱褶、破损、污染,护针帽有无脱落。

2. **安装管路** 根据血细胞分离机显示屏提示的安装路径,将管路正确安装至设备相应部位。

3. **预冲管路** 再次检查抗凝剂有无渗漏、浑浊、异物,确认无误后,将其悬挂在设备左侧支架上,去除抗凝剂管路上的穿刺针护针帽,将穿刺针垂直刺入抗凝剂溶液袋的穿刺部位。按"PRIME"键,预冲管路。预冲完毕,显示屏显示"READY",提示可以开始采集。

4. **输入参数** 按"MODIFY"键,显示屏显示采集参数,按"YES"或"NO"键进行更改,输入每循环血浆采集量和目标采集总量,按"SAIVE"键保存。

5. **贴签** 将献血条码正确粘贴于血浆保存袋、《献血登记表》、《血液成分单采记录表》和标本试管上。

6. **静脉穿刺** 执行本章第一节"血小板采集技术"中的相同内容要求。穿刺成功后留取标本。

7. 采集过程观察

（1）献血者护理：执行本章第一节"血小板采集技术"中的相同内容要求。

（2）观察血浆收集情况，血浆颜色有无异常。

（3）每循环运行结束，及时记录采集数据。

（4）故障处理

1）献血员无血流：常见原因一是离心杯左侧的流入管路扭曲、阻塞，应理顺管路；二是采血泵中的管路未安装到位，应重新安装管路；三是袖带未充气、充气管扭曲，应理顺充气管，重新充气；四是针头贴壁，应调整针头至正确位置；五是穿刺部位渗血，应停止采集，立即拔针，征得献血者同意后更换针头，进行第二次穿刺。

2）献血员压力监测器压力过高：常见原因一是离心杯左侧的流入管路扭曲、阻塞，应理顺管路；二是穿刺部位渗血，应停止采集，立即拔针，征得献血者同意后更换针头，进行第二次穿刺。

8. 拔针 完成目标采集量，设备停止采集，显示屏显示"最后循环还输"，将管路中的血液还输到献血者体内。还输完毕，设备发出"滴滴"的报警音，采集结束。取下献血者上臂袖带，拔出采血针。

9. 记录 按"DRAW"键，查看显示屏采集参数，在《血液成分单采记录表》上记录总处理血量、已用时间、抗凝剂使用量、循环数、血浆采集量等。

10. 拆卸管路 用止血钳夹住血浆收集袋上方的管路。按顺序拆卸管路。

11. 录入信息 运行采供血信息管理系统，录入单采血浆信息，打印产品标签，粘贴于血浆收集袋血型标签的下方。

12. 整理产品 距血浆收集袋15cm处热合、断开管路，取下血浆收集袋。将废弃管路放入专用医疗废物箱内。将单采血浆平放于2~6℃储血冰箱内，单层摆放，不得挤压。

13. 献血后处理 告知献血者献血后注意事项，发放献血证和纪念品。

三、运输、交接

执行"血液交接"中的待检测血液交接方法，将单采血浆送交待检库；执行"全血采集技术"中的血液标本交接内容，将血液标本送交血液检测部门。

（孙荣同）

第四节 外周血造血干细胞采集技术

外周血造血干细胞采集技术是给供者应用有效的动员方法，将造血部位的干细胞动员到外周血中，利用血细胞分离机从外周血中分离采集造血干细胞的一种成分血采集技术，是目前获得充足移植量造血干细胞最有效的方法。采集可一次或多次完成，直至采集到治疗所需要的造血干细胞数。动员的方法大致有3种：一是骨髓抑制性化疗；二是注射造血生长因子诱导法；三是化疗与生长因子联合诱导。

以使用Cs3000-plus血细胞分离机采集外周血造血干细胞为例介绍外周血造血干细胞采集技术。

一、准备

1. 材料 根据工作需求备齐用物,整齐摆放在操作台上。查看所用材料生产日期、批号、有效期,确保在有效期内使用。检查抗凝剂、一次性采血护理包、一次性血液成分分离管路(简称分离管路)外包装有无破损、漏气。检查抗凝剂有无浑浊、变色、异物、霉变,分离管路护针帽有无脱落;检查10%葡萄糖酸钙注射液或口服液、10%葡萄糖有无混浊、变色、异物等。

2. 仪器设备 开启血细胞分离机、高频热合机,确认其性能正常。

3. 供者准备

(1) 供者可以是患者本人,亦可为配型成功的干细胞捐献者。采集前由临床医生选择有效的动员方法给予药物诱导。采集前对供者进行血常规检测或 $CD34^+$ 细胞检测。当患者外周血白细胞总数升至 $>1\times10^9/L$、单个核细胞 $>30\%$ 或外周血中 $CD34^+$ 细胞 $>15/\mu l$ 时可实施采集。

(2) 与供者沟通,说明治疗过程和目的及可能出现的不良反应,签订《临床治疗协议书》。

(3) 对于干细胞捐献者,采集前要按照《献血者健康检查要求》进行健康检查。

(4) 嘱供者采集前清淡饮食,不宜空腹。

二、采集效果要求

采集的外周血干细胞中有核细胞数要达到 $(2\sim6)\times10^8/kg$ 和 $CD34^+$ 细胞达到 $(1\sim3)\times10^6/kg$。

三、采集步骤

1. 选择程序 选择"8 – 1 – Special"单个核细胞收集程序(造血干细胞采集程序)。运转参数:蓝色分离夹;黑色收集夹;全血流速 30~50ml/min;全血与抗凝剂比值 11:1~13:1;离心速度 1 600r/min;IDB 值在第一次溢出后设定;处理血量 10 000ml 或根据需要设定。

2. 安装管路 选取蓝色分离夹和黑色收集夹,放入离心转筒内。检查分离管路有无皱褶、破损、污染,护针帽有无脱落,将管路正确安装至设备相应部位。连接抗凝剂、生理盐水,进行管路初始化。

3. 编辑运行参数 在手动控制面板程序编辑区,按"EDIT"键,左右移动光标,选中"RUN",在地址(location)栏内,按"▲▼"键,选择程序地址代码"0"~"89",依次将"0"~"89"地址参数与《Cs3000 – plus 血细胞分离机操作手册》介绍的"0"~"89"地址参数进行核对("68"、"71"除外)。如不一致,在内容(contents)栏内按"▲▼"键修改地址参数,按"STORE"键储存。根据供者实验室检测结果 HCT 值输入"68"值,根据供者 $MNC/\mu l$ 值输入"71"值,按"STORE"键储存,退出手动面板操作。"68"、"71"地址参数见表 4 – 1。

表4-1 "68"、"71"地址参数对照表

HCT-地址68参数		MNC-地址71参数	
HCT%	68参数值	MNC/UL	71参数值
20~25	70	<500	100
26~30	65	500~3 000	120
31~35	60	3 000~5 000	140
36~40	55	>5 000	160
41~45	50		
46~50	45		

4. 静脉穿刺 执行本章第一节"血小板采集技术"中的相同内容要求，在两侧手臂分别建立采血静脉通路和还输静脉通路。用20ml注射器抽取10%葡萄糖酸钙注射液10ml，加10%葡萄糖注射液10ml稀释，按≤5ml/min速度，从还输管路静脉缓慢推注。推注完毕10~20分钟后，按"start"键，启动"RUN"，开始采集。

5. 采集过程观察

（1）采集过程中持续观察采血速度和抗凝剂滴速，参照抗凝剂比率表，根据采血速度调节抗凝剂滴速。每20分钟记录一次处理血量、处理血浆量、采血速度、抗凝剂滴速。

（2）采集5~10分钟，出现第一次溢出，显示屏出现"80"。当"80"结束，出现"89"时，按"Display/Edit"键，选择"IDB"值，按"Enter"键确认。

（3）密切观察供者一般情况，每1小时给予葡萄糖酸钙口服液20ml。通常情况下，每次采集过程可处理正常血容量的2~3倍，约8 000~10 000ml血液，3~4小时可完成采集。

（4）故障处理：执行本章第二节"粒细胞采集技术"中的相同内容要求。

6. 拆卸管路 执行本章第二节"粒细胞采集技术"中的相同内容要求。

7. 记录 查看显示屏采集参数，在血液成分单采记录上记录总处理血量、处理血浆量、抗凝剂用量、盐水用量、采集时间、目标采集量、供者状态等。

8. 产品整理

（1）热合：距收集袋10cm处与多腔管路相连的两条管路上分别热合、断开。

（2）混匀：将收集袋底部悬挂口挂在一手中指上，另一手捏住收集袋穿刺部位，使收集袋保持竖直平整，袋体贴紧手掌心，前后轻轻摇晃收集袋，频率约2次/秒，5分钟以上，使产品充分混匀。

（3）保存：将产品平放于2~6℃储血冰箱内，单层摆放，不得挤压。采集后的造血干细胞2~6℃环境下保存时间不得超过24小时。

9. 采集后护理 检查穿刺部位有无渗血或出血，用弹性绷带包扎针眼。嘱献血者1小时后方可取下弹性绷带，24小时内穿刺针眼处不得沾水，避免穿刺针眼感染。

（孙荣同）

第五节 治疗性血液成分单采和置换技术

治疗性血液成分单采技术是指分离和去除患者血液中的某些病理性成分，还输其正常血

液成分，并补充一定量的溶液，达到治疗疾病的目的。根据去除血液成分的不同，可分为治疗性血细胞单采技术和治疗性血浆单采技术。治疗性血细胞单采技术是快速去除患者血液中异常增多的病理细胞，达到缓解病情的目的，包括治疗性红细胞单采术、治疗性白细胞单采术、治疗性血小板单采术。治疗性血浆单采技术是去除患者体内的病理性血浆，又称为血浆置换技术。

治疗性血液成分置换技术是为了维持患者血容量的动态平衡，需要补充一定量的溶液替代被去除的血浆或血细胞，这种溶液称为置换液，常用的置换液有：①晶体溶液：生理盐水、平衡盐液、林格液等。②血浆代用品：右旋糖酐、羟乙基淀粉、明胶等。③蛋白质溶液：白蛋白、血浆蛋白溶液、新鲜冰冻血浆、冷沉淀、免疫球蛋白等。

置换液应如何选择没有统一的标准，需要根据疾病种类、患者的实际情况、置换的血浆量和患者的经济承受能力、临床医生的临床经验等合理选择。选用置换液需要注意以下几点：①去除的血浆量不大（成人一次不超过 2 000ml），无明显出血倾向，血浆置换的间隔时间较长（一周 1 次）的患者，多数只需补充晶体溶液和血浆代用品，适当补充白蛋白，不必使用新鲜冰冻血浆。②去除的血浆量较大，血浆置换的间隔时间较短（每日或一周 2~3 次），原有凝血因子减少的患者，可适当补充新鲜冰冻血浆。③有严重贫血（Hb 低于 60g/L）或血小板显著减少（血小板低于 50×10^9/L）的患者，可用去白细胞悬浮红细胞或浓缩血小板作为置换液。④纤维蛋白原低于 1.0g/L 的患者，可输入冷沉淀；严重血小板减少、凝血功能障碍及肝肾功能不良的患者，不宜用右旋糖酐和羟乙基淀粉作为置换液。⑤置换液补充按照先晶体后胶体的原则，晶体液与胶体液之比以 3:1 为佳，不应小于 2:1。原则上晶体液和血浆代用品二者加起来的用量不要超过患者总血容量的 40%。当置换量达到患者 1/3 血浆容量时应输入胶体溶液，以免患者胶体渗透压过度降低。

一、血浆置换技术

血浆置换技术是去除血液循环中有致病作用的抗原、抗体、免疫复合物或其他有害因子，达到缓解症状或控制病情的目的。临床适应证：高黏滞综合征、血栓性血小板减少性紫癜、溶血性尿毒综合征、重症肌无力、格林-巴利综合征、自身免疫性溶血性贫血、类风湿性关节炎、系统性红斑狼疮、药物（农药）中毒等。每次置换血浆总量为病人的 1~2 个血浆容量，每周置换 2~3 次。血浆置换过程中始终保持血浆采集量与进入体内的置换液量达到动态平衡，每次置换时间需 4~6 小时。

以使用 PCS2 和 Cs3000-plus 血细胞分离机进行血浆置换为例介绍血浆置换技术。

（一）pCS2 血细胞分离机血浆置换技术

1. 准备

(1) 材料：根据工作需求备齐用物，整齐摆放在操作台上。查看所用材料生产日期、批号、有效期，确保在有效期内使用。检查抗凝剂、一次性采血护理包、一次性血液成分分离管路（简称分离管路）外包装有无破损、漏气；检查抗凝剂、10% 葡萄糖酸钙注射液、葡萄糖酸钙口服液、10% 葡萄糖注射液有无浑浊、变色、异物等；检查分离器管路护针帽有无脱落，关闭血样袋管路和采血针头管路上的止流夹。

(2) 仪器设备：开启 PCS2 血细胞分离机、高频热合机等仪器设备，确认其性能正常。

（3）置换液

1）根据患者体重、血细胞比容：计算血浆容量。

计算公式：

血浆容量（ml）＝40（ml）×体重（kg）

血浆容量（ml）＝75（ml）×体重（kg）×（1－血细胞比容）

2）由临床医生根据病情制订置换方案，确定血浆预置换量及置换液组成成分，准备与血浆预置换量等量的置换液：2份晶体液（生理盐水或平衡盐液）＋1份胶体液（羟乙基淀粉或右旋糖酐＋新鲜冰冻血浆或白蛋白或其他置换液）。

3）检查各种置换液有效期，确保在有效期内使用。撕去外包装，检查液体有无渗漏、混浊、沉淀、变色及异物。

（4）患者准备：与患者及家属沟通，说明治疗过程、目的及可能出现的不良反应，签订《临床治疗协议书》；采集前进行血常规检测。

2. 操作步骤

（1）安装管路：执行本章第三节"血浆采集技术"中的相同内容要求。

（2）设定置换量：按"MODIFY"键，输入每循环血浆采集量和目标采集总量，按"SAVE"键保存。第一循环采集量的设定应适当降低，以便观察出入量是否平衡。采集量一般设定为50～100ml，采集速度为20～30ml/min。

（3）静脉穿刺：采血护士执行"个人防护技术"要求，戴一次性乳胶手套或用皮肤消毒液消毒双手。执行"全血采集技术"中的静脉穿刺技术，用输液器建立输入静脉通路，静脉缓慢滴注生理盐水，维持静脉通畅。用20ml注射器抽取葡萄糖酸钙注射液10ml，加10%葡萄糖注射液10ml稀释，按≤5ml/min速度，从输入管路缓慢推注。推注完毕10～20分钟后，用一次性血浆分离器建立采血静脉通路，打开采集管路上的止流夹，按"DRAW"键，开始采集。

（4）置换过程

1）在采集血浆的同时，按照先晶体后胶体的原则输入置换液。观察采血速度和置换液滴注速度，根据采血与输入平衡的原则，调节置换液滴注速度，使出入量基本保持一致。第一循环结束，显示屏显示"血液还输"，记录血浆收集量、抗凝剂使用量、置换液使用量，计算出入量差值。

计算公式：

出入量差值＝置换液用量＋ACD用量×30％－（采集量－ACD用量×70％）

式中30％为进入体内的ACD比率，70％为进入收集血浆中的ACD比率。

2）自第二循环开始，根据出入量差值，调整采集量及采集速度。密切观察患者一般情况，每30分钟测量血压一次，每1小时口服葡萄糖酸钙口服液20ml。

3）第一个血浆收集袋血浆注满后，按"STOP"键，暂停采集，用止血钳夹住血浆收集袋管路，用手轻轻将血浆收集袋管口与离心杯流出端分离，然后将一新血浆收集袋管口与离心杯流出端连接。按"DRAW"键，继续采集。依次更换血浆收集袋，直至达到目标置换量。

4）故障处理：执行本章第三节"血浆采集技术"中的相同内容要求。

（5）拆卸管路：采集结束，还输完离心杯内血细胞，执行本章第三节"血浆采集技术"

中的拆卸方法，拆除管路。

（6）记录：查看显示屏采集参数，在《治疗性单采记录表》上记录最终处理血量、收集血浆量、所用时间、抗凝剂用量、置换液用量、患者状态和机器故障处理等。

（7）置换后处理：执行"血袋管路热合技术"要求，在血浆收集袋管路末端热合，与分离管路一起放入专用医疗废物箱。

（二）Cs3000 – plus 血细胞分离机血浆置换技术

1. 准备

（1）执行"外周造血干细胞采集技术"。

（2）仪器设备：开启 Cs3000 – plus 血细胞分离机、高频热合机、微电脑采血控制仪等仪器设备，确认其性能正常。

（3）置换液准备：由临床医生根据病情制订置换方案，确定血浆预置换量及置换液组成成分，准备与血浆预置换量等量的置换液：2 份晶体液（生理盐水或平衡盐液）+1 份胶体液（羟乙基淀粉或右旋糖酐 + 新鲜冰冻血浆或白蛋白或其他置换液）。检查各种置换液有效期，确保在有效期内使用。撕去外包装，检查液体有无渗漏、混浊、沉淀、变色及异物。

（4）患者准备：与患者或家属沟通，说明治疗过程、目的及可能出现的不良反应，签订《临床治疗协议书》；采集前进行血常规检测。

2. 操作步骤

（1）选择程序：选择"4 – Plasma Exchange"（血浆置换程序）。运转参数：蓝色分离夹；黄色收集夹；全血流速 30~50ml/min；全血与抗凝剂比值 11:1；离心速度 1 600r/min；IDB 值 20。

（2）安装管路：选取蓝色分离夹和黄色收集夹，放入离心转筒内。检查分离管路有无皱褶、破损、污染，护针帽有无脱落，将管路正确安装至设备相应部位。连接抗凝剂、生理盐水，进行管路初始化。

（3）输入参数：按"Display/Edit"键，显示参数选择菜单，用"▲▼"键，选择"终点量"、"IDO"值，更改参数，按"Enter"键确认。

（4）置换过程

1）将微电脑采血控制仪放置在分离机顶部，连接电源，开启仪器。将血浆收集袋平整放入微电脑采血控制仪托盘内，按"扣皮"键，显示屏显示采集量"0"。

2）静脉穿刺：在两侧手臂建立采血和还输两条静脉通路，调节生理盐水滴注速度，维持静脉通畅。用 20ml 注射器抽取葡萄糖酸钙注射液 10ml，加 10% 葡萄糖注射液 10ml，按≤5ml/min 速度，从还输管路缓慢推注。推注完毕 10~20 分钟后，静脉输液器连接置换液，预充管路后，将静脉输液器针头刺入还输管路的穿刺部位，使置换液通过还输管路输入患者体内。按"mode"键选择"RUN"，然后按"Start"键，开始采集。

3）按"Display/Edit"键，显示参数选择菜单，用"▲▼"键，选择"采血速度"，调整采集速度至 30ml/min，按"Enter"键确认。按照先晶体后胶体的原则输入置换液。观察置换液滴注速度和血浆采集速度，依据血浆采集速度调节置换液滴注速度，使出入液量基本保持平衡。

4）当血浆采集 100ml 时，记录血浆采集量、抗凝剂使用量、盐水使用量、置换液使用量，计算出入量差值。出入量差值计算公式：

出入量差值 = （血浆收集量 + 200 - ACD 用量 × 70%） - （置换液量 + ACD 用量 × 30% + 盐水用量）

式中 200 为分离机内收集袋的血浆量。

5）采集过程中持续观察采血速度和抗凝剂滴速，参照抗凝剂比率表，根据采血速度调节抗凝剂滴速。每 20 分钟记录一次处理血量、处理血浆量、采血速度、抗凝剂滴速。密切观察患者一般情况，每 30 分钟测量血压一次，每 1 小时口服葡萄糖酸钙口服液 20ml。

6）第一袋血浆采集结束，按 "HALT" 键，暂停采集，滴注生理盐水，维持静脉通畅。关闭血浆收集管路上的止流夹，用止血钳夹闭血浆袋管路，用手轻轻将血浆袋管口与血浆收集管路分离，然后将一新血浆收集袋与血浆收集管路连接。打开血浆收集管路上的止流夹，按 "Start" 键，继续采集。依次更换血浆采集袋，直至达到目标置换量。

7）故障处理：执行本章第二节 "粒细胞采集技术" 中的相同内容要求。

（5）拆卸管路：执行本章第二节 "粒细胞采集技术" 中的相同内容要求。

（6）记录：查看显示屏采集参数，在血浆置换记录表上记录最终处理血量、收集血浆量、所用时间、抗凝剂用量、盐水用量、置换液用量、患者状态和机器故障处理等。

（7）置换后处理：执行 "血袋管路热合技术" 要求，在血浆收集袋管路末端热合，与分离管路一起放入专用医疗废物箱。

二、治疗性白细胞采集技术

当患者外周血白细胞数 > 100×10^9/L 时称为高白细胞症，很容易发生白细胞淤滞，引起脑梗死、肺栓塞、肺出血等。治疗性白细胞单采术可快速去除白细胞，缓解白细胞淤滞状态，迅速减轻临床症状。临床适应证：各种白血病伴脑或肺部白细胞浸润。一般处理患者 1.5 个血容量，多数患者的白细胞可下降 50% ~ 70% 伴有脾明显肿大的患者，白细胞常降低不明显，因肿大的脾不断释放白细胞到外周血，但脾脏会明显缩小。

以使用 Cs3000 - plus 血细胞分离机采集白细胞为例介绍治疗性白细胞单采技术。

（一）准备

1. 材料　执行本章第四节 "外周造血干细胞采集技术" 中的相同内容。
2. 仪器设备　开启 Cs3000 - plus 血细胞分离机、高频热合机等，确认其性能正常。
3. 采集方案　由临床医生根据病情制订采集方案，确定预去除白细胞量，一般处理患者 1.5 ~ 2 个血容量，每天采集 1 次，一般采集 2 ~ 3 次。
4. 患者准备　与患者及家属沟通，说明治疗过程、目的及可能发生的不良反应，签订《临床治疗协议书》。采集前进行血常规检测。

（二）操作步骤

1. 选择程序　选择 "3 - Lymphocyte Collection"（淋巴细胞采集程序）。运转参数：蓝色分离夹；黄色收集夹；全血流速 30 ~ 50ml/min；全血与抗凝剂比值 11 : 1；离心速度 1 400r/min；"IDB" 值根据患者 WBC 计数设定（60 ~ 160）；处理血量 6 000 ~ 10 000ml。
2. 安装管路　选取蓝色分离夹和黄色收集夹，放入离心转筒内。检查分离管路有无皱褶、破损、污染，护针帽有无脱落，将管路正确安装至设备相应部位。连接抗凝剂、生理盐水，进行管路初始化。

3. 输入参数 初始化结束，按"Display/Edit"键，显示参数选择菜单，用"▲▼"键，选择"终点量"、"IDO"值，更改参数值，按"Enter"键确认。

4. 静脉穿刺 采血护士执行"个人防护技术"要求，戴一次性乳胶手套或用皮肤消毒液消毒双手。执行第十章"全血采集技术"中静脉穿刺方法，分别在两侧手臂建立采血和还输两条静脉通路。松开压脉带，缓慢滴注生理盐水，维持静脉通畅。用20ml注射器抽取葡萄糖酸钙注射液10ml，加10%葡萄糖注射液10ml，按≤5ml/min速度，从还输管路静脉缓慢推注。推注完毕10~20分钟后，按"mode"键选择"RUN"状态，然后按"Start"键，开始采集。

5. 调整IDO值 采集5~10分钟，出现第一次溢出，显示屏出现"80"。当"80"消失，出现"89"，5~10分钟后，出现第二次溢出，出现"80"。第二次溢出完成后，"80"消失，显示"89"时，观察富成分血浆管路和贫成分血浆管路上的颜色。富成分血浆管路颜色应为洗肉水色，稍显灰土色，颜色太深说明IDO值设的太高，应调低IDO值；颜色太浅说明IDO值设的太低，应调高IDO值。按"Display/Edit"键，显示参数选择菜单，用"▲▼"键，修改"IDO"值，按"Enter"键确认。在下一次溢出完成后，根据富成分血浆管路颜色调整"IDO"值，直至富成分血浆管路颜色为洗肉水色，稍显灰土色。每次调整幅度以10~20个单位为宜。

6. 过程观察

（1）采集过程中持续观察采血速度和抗凝剂滴速，参照抗凝剂比率表，根据采血速度调节抗凝剂滴速。每20分钟记录一次处理血量、处理血浆量、采血速度、抗凝剂滴速。密切观察患者一般情况，每30分钟测量血压一次，每1小时口服葡萄糖酸钙口服液20ml。

（2）故障处理：执行本章第二节"粒细胞采集技术"中的相同内容要求。

7. 产品腾空 当处理血量2 500~3 500ml，观察到贫成分血浆管和富成分血浆管颜色相近时，表示收集袋已满，如继续采集需进行产品腾空。

（1）按"HALT"键，暂停采集，滴注生理盐水，维持静脉通畅。从血浆收集管路上取下血浆袋。取一套输液器，两端分别与血浆收集管路和另一袋生理盐水连接。

（2）用止血钳分别夹住富成分血浆管路三通口的上、下两端。取400ml血袋，关闭采血管路上的止流夹，将穿刺针垂直刺入富成分血浆管路的穿刺部位，用胶布固定穿刺针头。

（3）将"RUN"置于手动位置，按"START"键。在手动控制面板阀门操作区，依次按"2"、"3""4"、"6"，分别打开生理盐水阀门、采血管路阀门、还输管路阀门、排气管路阀门。

（4）打开离心仓门，按"静音"键，从收集袋夹固定装置中取下收集袋，摇动收集袋，混匀白细胞后，把收集袋倒挂在上端六角固定装置支撑臂上。

（5）打开400ml血袋管路上的止流夹，打开富成分血浆管路三通口上端的止血钳。

（6）在手动控制面板血浆泵操作区，按"FWD/REV"键，将血浆泵转动方向调至反转。按血浆泵流速控制键，降低血浆泵流速，直至仅有两个条形指示灯亮。按"START"键启动血浆泵，收集的白细胞从收集袋流入400ml血袋。如流出通畅，可逐渐增加血浆泵速度。如流出不通畅，可按"STOP"键，血浆泵暂停运转。在阀门操作区，按"7"，打开血浆收集阀门，使生理盐水进入收集袋稀释白细胞，再按"7"，关闭血浆收集阀门。取下收集袋来回摇动混匀,启动血浆泵,继续腾空。

(7) 腾空收集袋后,在手动控制面板血浆泵操作区,按"STOP"键,血浆泵停止运转,将收集袋重新装入收集袋夹中,收集袋要安装平整,紧贴在夹板中。锁定夹板固定装置,关上离心机仓门。取下富成分血浆管路上的止血钳,关闭400ml血袋上的止流夹,取下血袋。

(8) 打开血浆收集管路上的滑轮夹,在手动控制面板阀门操作区,按"7",打开血浆收集阀门,生理盐水流入产品收集袋。当流速减慢时,表明收集袋接近充满,按"START/RESUME"键。在离心机速度操作区,按离心机速度控制键,把离心机速度降至最低,然后按"START",启动离心机。按离心机速度控制键,逐渐增加离心机速度。当达到1 400r/min时,将"RUN"调整至"AUTO"状态,继续采集。

8. 拆卸管路 处理血量接近预设定量时,采集静脉血样进行白细胞计数,根据白细胞计数值判断是否结束采集。当白细胞计数值下降到采集前的1/3时,停止采集。如继续采集,按"display"键调整预处理血量。完成目标采集量,机器报警,显示屏显示"60"。执行本章第二节"粒细胞采集技术"中的相同内容要求,进行管路冲洗、拔针、拆卸分离管路。

9. 记录 查看显示屏采集参数,在《治疗性单采记录表》上记录最终处理血量、处理血浆量、所用时间、抗凝剂用量、盐水用量、去除白细胞量、患者状态和机器故障处理等。

10. 采集后处理 执行"血袋管路热合技术"要求,在收集袋管路中间和采血袋管路中间分别热合、断开,将收集袋、采血袋与分离管路一起放入专用医疗废物箱。

三、治疗性红细胞采集技术

当患者血红蛋白>180g/L时,多伴有高黏滞综合征,施行红细胞单采可迅速降低血细胞比容和血液黏稠度,改善临床症状,减少血栓形成和出现严重并发症的危险。临床适应证:镰状细胞性贫血伴急性危象、真性红细胞增多症伴高黏滞血症。一般单采浓缩红细胞200ml可使血红蛋白下降8~12g/L,平均10g/L。为维持患者血容量的动态平衡,在红细胞单采的同时要输入一定量的置换液。

以使用Cs3000-plus血细胞分离机采集红细胞为例介绍治疗性红细胞单采技术。

(一) 准备

1. 材料 执行本章第四节"外周造血干细胞采集技术"中的相同内容。
2. 仪器设备 开启Cs3000-plus血细胞分离机、高频热合机等,确认其性能正常。
3. 置换液 由临床医生根据病情制订采集方案,确定红细胞采集量及置换液的组成成分,按照2∶1原则配制置换液:2份晶体液(生理盐水或平衡盐液)+1份胶体液(羟乙基淀粉或右旋糖酐+新鲜冰冻血浆或白蛋白或其他置换液)。检查所有置换液各组成成分外包装有无破损及有效期,确保在有效期内使用;检查液体有无渗漏、浑浊、沉淀、变色及异物。
4. 患者准备 与患者及家属沟通,说明治疗过程、目的及可能发生的不良反应,签订《临床治疗协议书》;采集前进行血常规检测。

(二) 操作步骤

1. 选择程序　选择"3 – Lymphocyte Collection"（采集淋巴细胞程序）。运转参数：蓝色分离夹；黄色收集夹；全血流速 30～50ml/min；全血与抗凝剂比值 11∶1；离心速度 1 400r/min；"IDB"值（100～160）；依据单采浓缩红细胞 200ml 可使血红蛋白下降 8～12g/L，平均 10g/L 的标准，由临床医生根据病人血细胞比容决定处理血量。

2. 安装管路　选取蓝色分离夹和黄色收集夹，放入离心转筒内。检查分离管路有无皱褶、破损、污染，护针帽有无脱落，将管路正确安装至设备相应部位。连接抗凝剂、生理盐水，进行管路初始化。初始化结束后，用止血钳分别夹住 PRBC 管路三通口上、下两端。取 400ml 采血袋，关闭采血管路上的止流夹，将穿刺针垂直刺入 PRBC 管路上的穿刺部位，用胶布固定针头位置。打开 PRBC 管路两侧止血钳。

3. 输入参数　按"Display/Edit"键，显示参数选择菜单，用"▲▼"键，选择"终点量"、"IDO"值，更改参数值，按"Enter"键确认。

4. 采集过程

（1）将微电脑采血控制仪放置在离心机舱门上，连接电源，开启设备。将采血袋平整放入微电脑采血控制仪托盘内，按"扣皮"键，显示屏显示采集量为"0"。

（2）静脉穿刺：采血护士执行"个人防护技术"要求，戴一次性乳胶手套或用皮肤消毒液消毒双手。执行"全血采集技术"中的静脉穿刺技术，分别在两侧手臂建立采血和还输两条静脉通路。松开压脉带，缓慢滴注生理盐水，维持静脉通畅。用 20ml 注射器抽取葡萄糖酸钙注射液 10ml，加 10% 葡萄糖注射液 10ml，按≤5ml/min 速度，从还输管路缓慢推注。推注完毕 10～20 分钟后，静脉输液器连接置换液，预充管路后，将静脉输液器针头刺入还输管路的穿刺部位，使置换液通过还输管路输入患者体内。关闭置换液管路上的止流夹。

（3）按"mode"键，选择"RUN"状态，然后按"Start"键，开始采集。采集 10 分钟后，用一次性血样采集针在 PRBC 管路穿刺部位留取血液标本 3ml，检测收集袋内血细胞比容。当收集袋内血细胞比容达到 60%～70% 时，开始采集红细胞。打开采血袋管路上的止流夹，用止血钳夹住 PRBC 管路三通口上端的管路。将采集速度调至 30ml/min。打开置换液管路上的止流夹，按照先晶体后胶体的原则输入置换液。观察置换液滴注速度和红细胞采集速度，依据红细胞采集速度调节置换液滴注速度，使出入液量基本保持平衡。

（4）当采集红细胞 100ml 时，记录红细胞采集量、抗凝剂使用量、盐水使用量、置换液使用量、处理血量，运用 Cs3000 – plus 血细胞分离机血浆置换技术中的公式，计算出入量差值。

（5）采集过程中持续观察采血速度和抗凝剂滴速，参照抗凝剂比率表，根据采血速度调节抗凝剂滴速。每 20 分钟记录一次处理血量、处理血浆量、采血速度、抗凝剂滴速、采集红细胞量。密切观察患者一般情况，每 30 分钟测量血压一次，每 1 小时口服葡萄糖酸钙口服液 20ml。

（6）处理血量接近设定量时，采集患者手指或静脉血样进行血常规检测，查看 Hb 测定值，由临床医生决定是否结束采集。如继续采集；按"display"键调整预处理血量。

（7）故障处理：执行本章第二节"粒细胞采集技术"中的相同内容要求。

5. 拆卸管路　执行本章第二节"粒细胞采集技术"中的相同内容要求。

6. 记录　查看显示屏采集参数，在《治疗性单采记录表》上记录最终处理血量、处理血浆量、所用时间、抗凝剂用量、盐水用量、采集红细胞量、患者状态和故障处理等。

7. 采集后处理　执行"血袋管路热合技术"要求，在收集袋管路中间和采血袋管路中间分别热合、断开，将收集袋、采血袋与分离管路一起放入专用医疗废物箱。

（孙荣同）

第五章 血液成分的临床应用

第一节 成分输血概述

世界卫生组织为临床输血安全提出了三大战略,除了挑选健康的献血者、严格进行血液病毒标志物的筛选检测外,还要合理用血和成分输血。

一、合理用血

合理用血就是只为确实有输血适应证的患者输血,避免一切不必要的输血,从而减少患者经输血感染病毒的风险。目前,在我国临床输血方面还存在着一些陈旧的输血观念。如果不迅速更新这些观念,树立合理用血的新观念,就不可能做到科学用血和合理用血。目前临床输血领域的新观念介绍如下。

(一)全血不全

血液保存液是针对红细胞设计的,在(4±2)℃条件下只对红细胞有保存作用,而对白细胞、血小板以及不稳定的凝血因子毫无保存作用,血液离开血循环,发生"保存损害";血小板需要在(22±2)℃振荡条件下保存,白细胞中对临床有治疗价值的主要是中性粒细胞,后者在4℃的保存时间最长不超过8h;凝血因子中因子Ⅷ和Ⅴ不稳定,要求在-20℃以下保存其活性。全血中除红细胞外,其余成分浓度低,不足一个治疗量。

(二)通常输注保存血比新鲜血更安全

现代输血不仅提倡成分输血,而且提倡输注保存血,原因如下。

(1)某些病原体在保存血中不能存活。梅毒螺旋体在(4±2)℃保存的血液中存活不超过48h,疟原虫保存2周可部分灭活。

(2)输保存血以便有充分时间对血液进行仔细检测。

(3)输血目的不同,新鲜全血(fresh whole blood)的含义不一样:补充粒细胞,8h内的全血视为新鲜血;补充血小板,12h内的全血视为新鲜血;补充凝血因子,至少当天的全血视为新鲜血;ACD保存3天内的血以及CPD或CPDA保存7天内的血视为新鲜血。

(4)某些患者宜用新鲜血:新鲜血主要用于:①新生儿,特别是早产儿需要输血或换血者。②严重肝、肾功能障碍需要输血者。③严重心、肺疾病需要输血者。④因急性失血而持续性低血压者。⑤弥散性血管内凝血需要输血者。这些患者需要尽快提高血液的运氧能力且不能耐受高钾,故需要输注新鲜血。需要强调的是,需要输注新鲜血的患者未必要输全血，应以红细胞制剂为主。

(三) 需要输新鲜血者未必要输全血

1. 输全血不良反应多 全血中细胞碎片多，"保存损害产物多"，输注越多，患者的代谢负担越重；全血与红细胞相比更容易产生同种免疫，不良反应多；保存期太长的全血中微聚物多，输血量大可导致肺微血管栓塞。

2. 输红细胞能减少代谢并发症 红细胞中细胞碎片少，保存损害产物少。

(四) 尽量减少白细胞输入

尽量减少白细胞（尤其是淋巴细胞）输入患者体内已成为现代输血中的新观点。白细胞是血源性病毒传播的主要媒介物，一些与输血相关的病毒也可通过白细胞的偶然输入而传染，如巨细胞病毒（cytomegalovirus，CMV）、人类免疫缺陷病毒（human immunodeficiency virus，HIV）、人类T淋巴细胞病毒（human T-cell lymphotropic virus，HTLV）等。各种血液成分中所含的白细胞数量见表5-1。保存全血中的白细胞尽管已经部分死亡，但残余的细胞膜仍有免疫原性，可以致敏受血者。临床上输注含白细胞的全血或血液成分，常可引起多种副反应，包括发热性非溶血性输血反应（febrile non-hemolytic transfusion reactions，FNHTR）、急性呼吸窘迫综合征（acute respiratory distress syndrome，ARDS）、血小板输注无效（platelet transfusion refractoriness，PTR）和输血相关性移植物抗宿主病（transfusion associated-graft versushost disease，TA-GVHD）等。很多临床研究资料表明，非溶血性输血反应发生率的高低直接与输入的白细胞含量有关。目前普遍认为，白细胞含量小于 5×10^6 时，即能有效防止非溶血性输血反应的发生。

表5-1 每单位血液成分中的大约白细胞数量

血液成分	白细胞数量
全血	$\times 10^9$
浓缩红细胞	10^8
洗涤红细胞	10^7
冰冻红细胞	$10^6 \sim 10^7$
过滤产生的少白细胞红细胞	$< 5 \times 10^6$
单采血小板	$10^6 \sim 10^8$
浓缩血小板	10^7
过滤产生的少白细胞血小板	$< 5 \times 10^6$

(五) 输血有风险

输血有风险，尽管血液经过严格程序的筛查、检测等处理，但依然存在发生输血传播疾病及其他输血不良反应的可能。

1. 输血可能传播多种疾病 如下所述。

（1）可经输血传播的病原体包括病毒、梅毒、疟疾（malaria）和细菌，近年来还证实有一种仅由蛋白质组成的朊病毒（prion）。目前经输血传播的病毒包括HIV、肝炎病毒〔包括乙型肝炎病毒（hepatitis B virus，HBV）、丙型肝炎病毒（hepatitis C virus，HCV）、丁型肝炎病毒等〕、微小病毒 B_{19}（parvovirus B_{19}，$B_{19}V$）、CMV和EB病毒等。由于我国人群中肝炎病毒感染者和携带者比例高，因此肝炎病毒是威胁我国输血安全的主要病原体。

（2）血液病毒标志物的检测中存在着窗口期（window period）：所谓窗口期是指病毒感染后直到可以检测出相应的病毒标志物（病毒抗原或抗体）前的时期。处于窗口期的感染者已存在病毒血症，但病毒标志物检测阴性。目前HIV、HCV等常规仅检测抗体。因此，常规筛选检测不能检出处于窗口期的病毒携带者。

另外，试剂灵敏度的限制也可造成漏检，对于世界公认的优质试剂，其灵敏度也不可能达到100%。目前我国卫生部要求试剂灵敏度在95%以上。

决定窗口期长短的一个重要因素是试剂中包含的病毒相应抗原或抗体的组成。根据国外报道，目前应用的最新试剂的窗口期如下：抗-HIV，22天；抗-HCV，70天；HBsAg，约56天。处于窗口期的血液检测结果阴性，如果输注给患者将会导致感染。因此，用于检测病毒标志物试剂的窗口期长短将是决定输血传播病毒危险性大小的一个重要因素。目前，我国对献血者常规执行的传染病检查项目包括乙型肝炎表面抗原（hepatitis B surface antigen，HBsAg）、丙型肝炎抗体（HCV抗体）、艾滋病抗体（HIV-1/2抗体）和梅毒抗体。

受血者经输血后是否发生输血相关的传染病，除与病原体的输入数量有关外，还与受血者的免疫状态有关。

2. 输血可能发生输血不良反应　它是指输血过程中或输血后发生的不良反应。由于人类的血型复杂，同型输血实际上输的是异型血，可能作为免疫原输入而在受血者体内产生相应抗体，导致输血不良反应。常见的输血反应包括免疫性溶血反应、非免疫性溶血反应、非溶血性发热反应、过敏反应（allergic reactions）、输血相关性急性肺损伤（transfusion-related acute lung injur，TRALI）和TA-GVHD等。

因此，临床医生在治疗过程中，要做到安全有效合理的输血，必须了解患者的病情（包括患者生理、病理、生化的失调情况，危险性如何等），进行综合分析，决定是否输血、输注何种血液成分及其剂量。严格掌握输血适应证、选择成分输血，减少输血传播病毒的危险，提高输血安全性。

二、成分输血

成分输血（blood component therapy）是把血液中各种细胞成分、血浆和血浆蛋白成分用物理或化学的方法加以分离、提纯，分别制成高浓度、高纯度、低容量的制剂，临床根据病情需要，按照缺什么补什么的原则输用，来达到治疗患者的目的。这是当前输血技术发展的总趋势，也是输血现代化的重要标志之一。1959年英国医生Gibson首先发明成分输血疗法，临床应用成分输血开始于20世纪60年代末，到20世纪70年代国外成分输血代替全血输注取得了飞跃性进展，当时在发达国家成分血的比例已达到60%~70%。随着人们对成分输血的不断认识，到20世纪80年代末各发达国家成分输血比例均在95%以上，基本上不输全血。现在成分输血在输血中所占比例的高低已是衡量一个国家、一个地区、一所医院医疗技术水平高低的重要标志之一。

（一）成分输血的治疗原则

成分输血的原则是只给患者输注其需要的血液成分，临床医生可以根据患者的具体情况制订输血治疗方案。一般需补充以下内容：补充血容量；纠正贫血，增强携氧能力；补充血小板和凝血因子，纠正出血；补充粒细胞、免疫球蛋白等提高免疫功能，增强机体抵抗力等。针对上述情况，成分输血的治疗原则如下。

1. 补充血容量　血容量减少一般有失血性和非失血性血容量减少两种。

（1）失血性血容量减少：主要是指手术、外伤及消化道、妇产科疾病等引起的失血性的血容量减少。失血量在血容量的20%以内（800～1 000ml）时，输用晶体液和胶体液（代血浆或血浆），补充血容量即可；失血量超过20%，采用晶体液和胶体液扩容，再根据情况输注悬浮红细胞、浓缩红细胞、少白细胞的红细胞、全血等。总之，输血量应根据患者的病情、血压、尿量和实验室检查结果等决定。

（2）非失血性血容量减少：是指不伴有贫血的烧伤早期以及某些内科、儿科疾病引起的血容量减少，以丧失水分或血浆为主，应根据情况补充晶体液、代血浆、血浆和白蛋白溶液等。

2. 纠正贫血提高携氧能力　血容量正常的贫血患者可以输用浓缩红细胞、悬浮红细胞、少白细胞的红细胞、洗涤红细胞等。虽然一些患者伴有全血减少，但这并不能作为输全血的指征。

3. 补充凝血因子，纠正出血　这类出血患者不应输用全血，尤其是输用采集24h后的全血，因为这时全血中的有效成分已不全，白细胞、血小板以及部分凝血因子丧失活性；可以给患者输用浓缩血小板、新鲜冰冻血浆、冷沉淀凝血因子、凝血因子Ⅷ浓缩剂、纤维蛋白原、凝血因子复合物等。

4. 调节免疫功能，提高机体抵抗力　对于一些免疫功能不全的患者，临床上常用转移因子、干扰素、丙种球蛋白等来纠正。由于白细胞可以导致输血不良反应和传播疾病，一般情况下不主张输用全血或粒细胞。患者中性粒细胞绝对值在 $0.5×10^9/L$ 以下，伴有严重感染而用抗生素无效时可以考虑输注浓缩粒细胞。

5. 维持胶体渗透压　血浆的胶体渗透压主要靠血浆蛋白维持，血浆蛋白过低，胶体渗透压随之下降。对于大面积烧伤、肝硬化、慢性肾炎、肠瘘等低血浆蛋白血症的患者以及大出血、大手术患者等，为防止组织水肿，应予补充蛋白质，使血浆总蛋白达到50g/L以上。以输用20%～25%浓缩白蛋白液为宜，100ml浓缩白蛋白液所起的渗透压作用相当于500ml血浆或1 000ml全血；无白蛋白制品时，也可输用血浆。

6. 有害物质的排除（换血或血浆置换）　一氧化碳、苯酚等化学物质中毒，血红蛋白失去运氧能力或不能释放氧供组织利用时，可采用换血法，把不能释放氧的红细胞换出，换进正常红细胞加适量血浆或白蛋白或晶体液等。溶血性输血反应及重症新生儿溶血病的患者，可进行换血治疗。为了清除血浆中的自身抗体，可用血浆置换，即用单采血浆术或在放出全血的同时输给正常血浆、白蛋白或晶体液等，然后分离出红细胞还输给患者。

7. 禁忌证　无明确的输血适应证就是禁忌证，尤其对急性肺水肿、肺栓塞、充血性心力衰竭、恶性高血压、真性红细胞增多症等禁忌输血，肾功能不全的患者输血亦应谨慎。

（二）成分输血的优点

成分输血的优点很多，包括针对性强、浓度高、疗效好、不良反应少、一血多用等，具体如下。

1. 制剂容量小，浓度和纯度高，治疗效果好　因为每种血液成分在制备过程中都要经过提纯、浓缩，其容量很小而浓度和纯度很高，有利于提高临床疗效，例如：400ml全血加保存液50ml，总容量为450ml，但制备成2个单位浓缩血小板的容量只有25～30ml，只相当于全血容量的1/15，却含有全血中60%以上的血小板。应用血细胞分离机从单个献血者可采集到一个治疗量的血小板，容量只有200ml左右。如果靠输注全血来提高患者的血小板数，则有发生循环超负荷的危险。

2. 不良反应少　全血的血液成分复杂，引起各种不良反应的机会多。如果使用单一的血液成分，就可避免不需要的成分所引起的反应，减少了输血反应的发生率。

3. 减少输血传播性疾病的风险　由于病毒在血液的各种成分中不是均匀分布的，因而各种成分传播病毒的危险性并不一样。白细胞传播病毒的危险性最大，血浆次之，红细胞和血小板相对较安全。如贫血患者，不输注全血而输注红细胞，避免了大量输入不必要的白细胞和血浆，减少了感染病毒的危险。

4. 便于保存，使用方便　不同的血液成分有不同的最适合保存条件。分离制成的各种血液成分制剂，按各自适宜的条件可保存较长时间。如血小板在特制的塑料血袋中，(22±2)℃轻振荡条件下可保存5天，新鲜冰冻血浆在-20℃以下条件下可保存1年，普通冰冻血浆在-20℃以下条件下可保存5年。

5. 综合利用，节约血液资源　每份全血可以制备成多种血液成分，用于不同的患者，充分利用了血液资源，使一血多用。

（三）新一代成分输血

1. 非替补性输血　目前临床上各种血液成分制剂的应用主要是对缺少的血液成分进行补充，仅仅是一种替补性疗法。近年来，临床实践表明血液成分制剂也可用于疾病的治疗，即非替补性输血，如：①输血能改善和提高肾移植的存活率。②大剂量静脉输注免疫球蛋白对输血后紫癜和自身免疫性中性粒细胞减少症有一定疗效。③采用输血浆治疗溶血性尿毒症综合征（hemolytic uremic syndrome，HUS）也可获得较满意的疗效。

2. 治疗性成分输血　主要有治疗性血细胞单采和治疗性血浆置换。治疗性血细胞单采的目的是快速减少患者血液循环中病理性细胞成分，以达到缓解病情的目的，该法已用于恶性肿瘤的治疗及高白细胞性白血病的病理性白细胞去除。治疗性血浆置换是应用血浆单采技术去除患者体内含有异常物质的血浆，同时以等量的置换液回输给患者，达到减轻症状并缓解病情的目的，主要用于自身免疫性疾病、同种免疫性疾病等。治疗性成分输血是成分输血的继续和发展，是成分输血的新领域。

3. 造血干细胞移植　现在从骨髓、胚胎肝及脐带血（胎盘血）、外周血制成的造血干细胞已广泛用于临床，即输入供血者的造血干细胞，并让它们着床于受血者的骨髓造血微环境中，如果继续增生，以后受血者的所有血细胞和免疫细胞都从这种干细胞生成，能治疗再生障碍性贫血和血液病、恶性血液病及部分恶性肿瘤患者。但是，在免疫学上仍存在排斥反应和移植物抗宿主反应的问题。因此，造血干细胞移植也是一种成分输血，在治疗机制上也属于替补机制范畴，不过这是更高层次上的替补，替补的不是具体的某种血细胞，而是整个造血系统。

（孙荣同）

第二节　全血输注

全血（whole blood，WB）是通过从献血者静脉穿刺采集到含有抗凝剂、保养液的无菌血袋中，不作任何加工的一种血液制品。全血中含有细胞成分和非细胞成分，细胞成分主要有红细胞、白细胞、血小板等，非细胞成分主要有蛋白质、脂类、碳水化合物、凝血因子、水和无机盐等。

(一) 全血的功能

全血是由血细胞（红细胞、白细胞及血小板）及血浆（内含凝血因子、免疫球蛋白、清蛋白等）组成。它们具有运输、调节、免疫、防御及止血功能，并能维持细胞内外平衡和缓冲作用。因而输血能改善血流动力学，提高带氧量，维持氧化过程；补充血浆蛋白，维持渗透压，保持血容量；增加营养，改善机体生化功能；改善凝血机制，达到止血目的；提高免疫功能，增强抵抗疾病能力等。但全血中红细胞约占全血体积的一半，白细胞与血小板数量有限，且其存活期短暂；血浆中主要是清蛋白和免疫球蛋白，还有不少凝血因子，但其存活期也不长，因而全血的功能主要是红细胞与血浆的功能，也就是载氧和维持渗透压。全血的功能概括地说，有下列几种。

1. 运输功能　随着血液不断循环，可将机体代谢所必需的氧气及蛋白质、葡萄糖、脂肪、维生素等营养物质运送到全身各部位的组织细胞；同时将二氧化碳、尿素、尿酸及肌酐等代谢产物运送到肺、肾、皮肤和肠管等排泄组织和器官排出体外。

2. 调节功能　机体各组织要进行正常活动，首先需要有一个适宜的内环境，包括温度、酸碱度、渗透压以及各种离子的浓度等。当以上条件不适宜时，将影响机体活动的正常进行。例如，机体在代谢过程中不断产生酸性和碱性物质，但血液酸碱度仍能保持相对稳定，主要由于血液中存在几对具有缓冲作用的物质，每对缓冲物质都由一种弱酸和一种带有强碱基的弱酸盐配成，当血液中酸类物质增加时，带强碱基的盐就与它起作用，使其变成弱酸，从而使酸度降低；当血液中碱性物质增加时，弱酸就同它起作用，使其变成钾酸盐，又可使碱度降低。由于血液中含有大量晶体与胶体物质，故具有相当大的渗透压。晶体压占渗透压的绝大部分，取决于血液中的 NaCl、NaHCO$_3$ 和无机离子 Na$^+$、K$^+$、Cl$^-$ 等的含量。胶体压仅占极少部分，主要取决于清蛋白的含量，其次是球蛋白。血浆胶体渗透压虽小，但对于血量及机体水平衡的维持却具有重要作用。另外，血液能大量吸收体内产生的热，通过血液循环，运送到体表散发，使体温不致因产热而有大的变动。此作用主要由血浆完成，因血浆含有较多水分，由于水的比热较大，可以吸收较多的热量，而本身温度升高很少。

3. 免疫、防御和凝血、止血功能　主要包括细胞免疫、体液免疫及凝血止血功能等方面，如白细胞具有细胞免疫功能，能吞噬外来微生物，并将其消灭。血浆中含有多种抗体，如抗毒素和溶菌素等，以及各种凝血因子，对机体具有重要的防御和保护作用。

(二) 适应证

因为全血中主要含有载氧的红细胞和维持渗透压的白蛋白，4℃保存的全血24小时后的粒细胞与血小板几乎丧失功能，血浆中凝血因子Ⅴ、Ⅷ也明显丧失活性，临床上输全血的适应证越来越少，现代输血主张不用全血或尽量少输全血。适应证为如下列情况。

1. 急性失血、产后出血等大出血　严重创伤或大手术，产后大出血时丢失大量血液，载氧红细胞和血容量明显减少，此时可以输全血。

2. 体外循环　在外科心肺分流术时作体外循环，因机器容量大可用全血。但由于体外循环可造成红细胞机械性损伤，近年来也采用晶体液、胶体液结合红细胞悬液取代全血。

3. 换血治疗　新生儿溶血病去除胆红素、抗体及抗体致敏的红细胞。此时可用全血。

（三）禁忌证

（1）心功能不全、心力衰竭的贫血患者、婴儿、老年人、慢性病体质虚弱的患者。

（2）需长期反复输血者。

（3）对血浆蛋白已致敏的患者，以往输血或妊娠已产生白细胞或血小板抗体的患者。

（4）血容量正常的慢性贫血患者。

（5）可能进行干细胞或其他器官移植患者。

（四）输注剂量

（1）根据患者的贫血程度、年龄及体重、输血适应证、心肺功能等来决定。

（2）体重为50kg的成人患者输注200ml全血，可提高血红蛋白5g/L或血细胞比容为0.015。

（3）儿童患者按6ml/kg的剂量输注。

（五）输注方法

（1）运用标准滤网（170μm）的输血器输注或运用床边型白细胞过滤器输注。

（2）输注速度开始较慢，一般为5ml/min，数分钟后可适当调快，1单位全血多控制在30~40分钟输完较适宜。

（3）整个输血过程及输后24小时内，都要定期观察病情变化，防止输血反应的发生。

（4）输血完成后及时复查血常规，同时将输血情况记录在病历中。

（六）注意事项

1. 全血不全　全血在体外保存时，各种成分的生物学活性、生理功能，随着保存时间延长而不同程度地衰减。有实验证明，当血小板储存在4℃全血中24~72小时，为患者输注后血小板在其体内恢复仅13.32%。如果在2℃~6℃保存，血浆中的不稳定凝血因子Ⅴ和Ⅷ将在48小时内降至原来的10%~20%。另外，保存全血随保存时间的延长，pH下降，血浆钾离子浓度增高，红细胞代谢产物如氨、乳酸含量升高，红细胞2,3-DPG含量下降而导致组织中红细胞氧的释放减少，对患者不利的因素增加。因此，以输全血来补充各种血液成分是不可取的。

2. 全血输注疗效差　全血中主要的成分是红细胞，即使刚采集的全血，各种血液成分正常，400ml全血中血小板、凝血因子、粒细胞等达不到1个治疗剂量，对患者治疗效果差。

3. 输新鲜全血的危险性　目前对新鲜全血无统一的定义，主要指符合以下条件：红细胞存活率接近正常、2,3-DPG含量接近正常、血清钾离子含量不高等。为此，一般认为ACD保养液采后5天或3天内的血液为新鲜全血，CPD或CPD-A保养液采后10天或7天内的血液为新鲜全血。输血的主要目的是纠正贫血，改善组织供氧。为了达到这一目的，保存血中有完整的红细胞就可以解决，不需要新鲜血。另外，匆忙输注所谓的新鲜血，易造成输血前对血液病毒检测不充分，存在不安全因素。再者，一些病毒，如梅毒螺旋体，要在4℃冷藏3~6天后才能失去活性。

（王孟燕）

第三节　红细胞输注

红细胞的主要生理功能是运输氧气和二氧化碳，由红细胞中的血红蛋白来完成。血红蛋白由血红素和珠蛋白组成，血红素含 4 个吡咯环和铁，后者是亚铁原子，故能使血红蛋白与氧呈可逆性结合形成氧合血红蛋白，起到携氧作用。血红蛋白含 4 个血红素分子，所以 1 分子血红蛋白能结合 4 个分子氧，按计算 1g 血红蛋白能与 1.34ml 氧结合。血红蛋白由氧合到脱氧的变化出现血红蛋白的"张"和"合"，犹如肺的呼吸运动，故又称为分子肺，血红素铁起到了分子呼吸的触发作用。血红蛋白运氧功能是以血红蛋白结合氧的亲和性为基础，常用 P_{50} 表示氧亲和性，P_{50} 增加时氧亲和性降低，氧解离曲线右移；反之，P_{50} 减少时氧亲和性增加，氧解离曲线左移。2,3-DPG 与温度增高或 pH 值降低都可使氧解离曲线右移，反之则左移。

由于红细胞膜有通透性，故细胞内物质被动扩散和电解质主动运转；由于它在血循环中不断地随血流通过身体许多脏器，因而能维持体内水和电解质的平衡。细胞内外物质的交换如红细胞内外气体、无机离子、糖、氨基酸等均由红细胞膜进行物质交换。

一、适应证

1. **悬浮红细胞**　由于移去了大部分血浆，可减少血浆引起的不良反应。加入保存液，不仅能更好地保存红细胞，还具有稀释作用，使输注更流畅。

   适应证：①几乎适用于临床各科需要输血的患者；②慢性贫血，改善由于缺氧直接造成的症状；③急性失血。

2. **洗涤红细胞**　由于移去了 98% 的蛋白和 80% 以上的白细胞，输血反应更少。但洗涤过程中，红细胞的回收率为 70%，损失较大。

   适应证：①血浆蛋白过敏者；②自身免疫性溶血性贫血患者；③阵发性睡眠性血红蛋白尿患者；④反复输血或多次妊娠已产生抗体而引起输血发热反应患者；⑤高钾血症患者；肝肾功能不全患者。

3. **少白细胞红细胞**　少白细胞红细胞的制备有两种方法，一是使用白细胞滤器，可以去除 99.3%~99.6% 的白细胞，去除效率高，另一种是离心法，可去除 80% 左右的白细胞。由于去除了绝大部分的白细胞，可明显减少输血反应和输血相关疾病的传播。

   适应证：①用于反复输血或多次妊娠已产生白细胞或血小板抗体而引起非溶血性发热反应的患者；②准备器官移植及移植后的患者；③免疫功能低下或免疫抑制的患者；④需要反复输血的患者，一开始就输注少白细胞血液可以延缓或避免因输血而产生的同种异体抗体（HLA 抗体）。

4. **冰冻红细胞**　常以甘油作为保护剂，对红细胞低温冻存。根据甘油的浓度和保存的温度，红细胞的保存期可达 3 年或 10 年。

   适应证：①稀有血型血液的保存，或含多种同种抗体患者的自身贮血。②准备作自体输血患者的自体血的长期保存。③曾经输过血并且发生过输血反应的患者。

5. **辐照红细胞**　即以 25~30Gy 剂量的 γ 射线照射红细胞，以杀灭有免疫活性的淋巴细胞但又不明显损害红细胞和其他血液成分的功能。从而预防 TA-GVHD 的发生。

适应证：①免疫功能低下患者；②移植后患者及与献血者有血缘关系的受血者的输血。

二、输血指征

（一）急性贫血的输血

1. 急性贫血的原因　引起急性贫血的原因主要有：①各种外伤及外科手术时的出血。②食管或胃底静脉破裂、胃或十二指肠溃疡等疾病引起的消化道大出血。③宫外孕、前置胎盘或分娩时的各种妇产科大出血。④内脏特别是脾、肝等脏器破裂时的出血。⑤大量肺或支气管咯血。⑥炎症、肿瘤等侵蚀血管壁引起的突然大出血。⑦各种止血机制有缺陷的疾病，特别是血友病、血管性血友病、血小板功能障碍时的出血等。

2. 急性贫血的特点　急性失血直接引起循环血量减少，动脉血压降低。由于化学感受器和肾上腺素的刺激作用，发生了加压反射，在神经-体液的作用下，机体重新分配循环血液。除脑及心脏外，其他器官特别是腹内脏器、皮肤和肌肉的血管皆收缩。因而外周阻力增大，心率增快，以尽量保持体内重要器官的血流供应。此外，因毛细血管前阻力血管的收缩反应比较强烈，使毛细血管血压降低，组织液进入毛细血管。同时，因肾血流量减少，患者尿液排泄减少。通过这些代偿作用，血容量逐渐得到补充。失血也损失了血细胞，随着血容量的补充，血液稀释，红细胞和血红蛋白浓度降低，组织发生缺氧，体内红细胞生成素的代偿性分泌增多，促进骨髓造血功能，释放更多的红细胞。

如果失血量过多，血容量减少1/3时，心输出量与动脉压大幅度下降，又不能及时补足血量，最终会导致休克。在休克过程中，由于器官组织代谢障碍、酸中毒及毛细血管壁损害，可导致弥漫性血管内凝血（DIC），结果使休克成为不可逆性，导致死亡。

3. 急性贫血的输注原则　轻度失血（失血量<600ml）不输血；中度失血（失血量800～1 000ml）时如出血已控制可不考虑输血；重度出血（失血量在1 500ml以上）要输血。

（二）慢性贫血的输血

1. 慢性贫血的原因　如下所述。

（1）红细胞生成减少：骨髓造血功能减退、骨髓被异常组织侵害、造血原料缺乏等。

（2）溶血性贫血：红细胞寿命缩短、破坏增加，此时骨髓造血增强，但尚不足以代偿红细胞的损耗而产生的贫血。

（3）失血性贫血：这是由于血液长期、慢性丢失过多引起的贫血。

2. 慢性贫血的特点　如下所述。

（1）慢性贫血患者一般无须紧急输血。很多时候原发病的治疗比单纯纠正贫血更为重要，应积极寻求贫血的原因，针对病因进行合理有效的治疗。

（2）慢性贫血患者的贫血是缓慢发生的，多数患者通过代偿能够耐受和适应血红蛋白的减低，因此，血红蛋白量和红细胞压积的高低不是决定输血的最好指标。是否输血，主要依据患者的临床症状和对贫血的临床耐受，并考虑患者的代偿机制，以及所患疾病的自然病程与存活期之间的利弊（输血的直接效益和远期危险），无明显贫血症状者可暂不输血。

（3）慢性贫血患者不存在血容量不足的问题，有输血指征者只能输红细胞，无须输全血，因全血内的血浆能扩充血容量，而这类患者血容量又不需要补充，若输全血稍有疏忽（如输血速度过快或输血量过大），则有发生循环超负荷的危险，选择何种红细胞制品要根据病情决定。

（4）输血效果取决于输血量、**输血间隔时间**和患者多种不同的影响因素，以及血液本身的保存条件。一般输血后 15min，血红蛋白即可升至较稳定的水平，并且 24h 后测得的值同 15min 检测的是一致的，故输血后测定血红蛋白或红细胞压积可很快评价出输血效果。

（5）长期输血的患者必须监测其体内免疫状态的变化（如同种抗体的产生和其它一些血清学的改变），并根据其当前免疫学和血清学状态选择献血者。

3. 慢性贫血的输注原则　如下所述。

（1）血红蛋白值≤60g/L，伴有明显贫血症状者。如无明显症状者，无论血红蛋白多么低，均不属输血指征，但应积极寻找病因，针对病因治疗。

（2）贫血严重，而又因其它疾病需要手术者或待产妇，应及时输注红细胞，但血红蛋白量维持到什么水平应根据临床情况而定。

（3）有输血指征者只能输红细胞，无须输全血。

（4）贫血越重，输血速度要越慢。

三、输注剂量

（1）按公式，由输血前患者的 Hb 和预计输血后患者的血红蛋白升高值，计算输血量；或根据输血前患者的血红蛋白检测值和输血量，计算输血后 Hb 升高的预期值。

$$红细胞输入量（L）= \frac{（期望 Hb 值 - 实测 Hb 值）\times 0.9 \times 体重}{输入血 Hb 值}$$

注：Hb 值单位为 g/L，体重单位为 kg，输入血 Hb 值按 120g/L 计，计算所得的红细胞输入量为 L。

（2）如果输血后 Hb 达不到期望的升高值，应考虑是否存在输注无效情况。

四、输注方法

（1）输注前充分混匀红细胞，用标准输血器进行输注。

（2）输注速度不宜过快，成人一般按 1～3ml/（kg·h）速度输注；对心、肝、肾功能不全、年老体弱、新生儿及儿童患者可按小于 1ml/（kg·h）速度输注。

（3）红细胞输注时，除必要时加入少量生理盐水外，不允许向红细胞中加任何药物及其他物质。

五、疗效评价

输注 1 个单位红细胞后患者 Hb 及 HCT。上升值与体重的关系见表 5-2。

表 5-2　输入 1 个 U 红细胞 Hb 及 HCT 上升值与体重的关系

体重（kg）	Hb 上升值（g/L）	HCT（%）
30	9.67	2.89
35	8.30	2.49
40	7.30	2.19
45	6.53	1.96

续　表

体重（kg）	Hb 上升值（g/L）	HCT（%）
50	5.90	1.77
55	5.37	1.61
60	4.93	1.48
65	4.57	1.37
70	4.23	1.27
75	3.97	1.19
80	3.73	1.12

（王孟燕）

第四节　血小板输注

血小板的功能主要是促进止血和加速凝血，同时血小板还有维护毛细血管壁完整性的功能。血小板在止血和凝血过程中，具有形成血栓，堵塞创口，释放与凝血有关的各种因子等功能。在小血管破裂处，血小板聚集成血小板栓，堵住破裂口，并释放肾上腺素，5－羟色胺等具有收缩血管作用的物质，是促进血液凝固的重要因子之一。血小板还有营养和支持毛细血管内皮细胞的作用，使毛细血管的脆性减少。

血小板数量、质量异常可引起出血性疾病。数量减少见于血小板减少性紫癜，脾功能亢进，再生障碍性贫血和白血病等症。数量增多见于原发性血小板增多症、真性红细胞增多症等病症。质量异常可见于血小板无力症。

20世纪60年代以来已确证血小板有吞噬病毒、细菌和其他颗粒物的功能。血小板因能吞噬病毒而引人注目，在血小板内没有核遗传物质，被血小板吞噬的病毒将失去增殖的可能。临床上也见到患病毒性疾病时总出现血小板减少症。因此血小板有可能与皮肤，黏膜和白细胞一样是构成机体对抗病毒的一道防线。

血小板抗原系统复杂，有血小板特异性抗原，还有血小板共有抗原如ABO、HLA、Lewis、I、P等系统。其中HLA和ABO系统在临床上最有意义，血小板输注要求ABO同型输注。对于多次输血有妊娠史的孕、产妇，如果需要输注血小板时，要考虑到血小板输注无效问题。血小板配型或抗体筛选时，要同时考虑血小板特异性抗原系统和血小板共有抗原系统，应特别重视HLA抗原抗体系统对血小板的破坏。

目前，根据制备方法不同，血小板制品有两大类，一种是通过对采集的全血离心分离出浓缩血小板，一种是利用血液单采机自动采集的单采血小板。前者可以节约血源，一血多用，后者可以从单个供血者得到高纯度和含量高的血小板。

一、适应证

（1）血小板生成障碍引起的血小板减少血小板数与临床上出血程度是决定是否需要输注血小板的重要因素之一。一般以血小板 $20 \times 10^9/L$ 为是否需要输注的指征，同时伴有龈血、尿血、便血等严重出血。

（2）血小板功能障碍性疾病血小板数虽正常，但有功能障碍时，如伴有严重出血及进行手术或有创伤时。

（3）预防性输注在大手术或严重创伤时，如血小板数低于（50～70）×10^9/L，输注血小板来防止出血是有益的；如血小板数低于 20×10^9/L，则必须血小板输注。但对免疫性血小板减少性紫癜（ITP）等疾病，因输入的血小板很快会被破坏，故一般输血小板效果欠佳。

二、输血指征

1. 外科 如下所述。

（1）血小板数量减少或功能异常，伴有出血倾向或表现。

（2）血小板计数>100×10^9/L，可以不输。

（3）血小板计数在（50～100）×10^9/L，根据是否有自发性出血或伤口渗血决定。

（4）血小板计数<50×10^9/L，应考虑输注。

（5）如术中出现不可控制的出血，确定血小板功能低下者，无论血小板数量多少，均可考虑输注。

（6）控制产科 DIC 出血时很少需要血小板，但抢救重症 DIC 时，一次性输注 3 个治疗量血小板，效果好。

2. 儿科 如下所述。

（1）血小板明显减少，临床有明显出血，特别是有颅内出血。

（2）临床无明显出血，但有以下情况之一者需输注血小板

1）血小板计数<20×10^9/L。

2）在下列特殊情况下，血小板阈值应调为：①早产儿>50×10^9/L。②病态早产儿或需作侵入性操作术患儿>100×10^9/L。

3. 内科 如下所述。

（1）血小板计数>50×10^9/L，一般不需要输。

（2）血小板计数在（10～50）×10^9/L，根据临床出血情况决定，可考虑输。

（3）血小板计数<5×10^9/L，应立即输注。

（4）有出血表现时应一次足量输注，并测 CCI 值（输后 1 小时 CCI>10 者为输注有效）。

三、输注剂量

（1）成人每次输注 1 个治疗剂量（≥2.5×10^{11}/袋），外周血小板大约增加数见表 5-3，严重出血或已产生同种免疫反应者应加大输注剂量。

（2）儿童应根据患儿年龄和病情将 1 个治疗剂量的血小板分为 2～4 次输注。

（3）新生儿一次输注成人剂量的 1/5～1/10，体积控制在 20～30ml。

表 5-3 输注 1 个剂量的血小板增加数与体重关系的理论值

体重（kg）	PLT（×10^9/L）
45	49
50	44

续 表

体重（kg）	PLT（$\times 10^9$/L）
55	40
60	37
65	34
70	32
75	29

四、输注方法

（1）输注前应轻摇血袋，使血小板和血浆充分混匀。

（2）输注前不需要作交叉配血，ABO血型同型输注。

（3）运用标准滤网（170μm）的输血器输注，同时以患者可以耐受的最大速度输入。

五、疗效评价

1. 血小板计数增加校正指数（CCI） 根据体表面积计算，以期减少个体差异的影响而更准确地评价输注效果。通常认为，输注1小时后的CCI<10或输注24小时后的CCI<5，应考虑血小板输注无效。计算公式为如下所述。

$$CCI = \frac{(输入后血小板计数 - 输前血小板计数) \times 体表面积（m^2）}{输入血小板总数（10^{11}）}$$

体表面积（m^2）= 0.006 1×身高（cm）+0.128×体积（kg）+0.015 29

2. 血小板回收率（PPR） 通过检测患者输注血小板1小时或24小时后的血小板计数进行计算，以评价输注后血小板在体内的存活情况。计算公式为如下所述。

$$回收率（\%）= \frac{输入后血小板计数 - 输前血小板计数（L） \times 血容量（L）}{输入血小板总数 \times 2/3}$$

（侯迎豆）

第五节 血浆输注

血浆（plasma）是血液的液体成分，由蛋白质、脂类、无机盐和大量化合物组成。主要生理功能有补充蛋白质、维持酸碱平衡、运输、调节和维持胶体渗透压等。血浆制品主要有新鲜冰冻血浆（fresh frozen plasma，FFP）和普通冰冻血浆（frozen plasma，FP），前者包含全部凝血因子，后者不稳定的凝血因子特别是Ⅴ因子和Ⅷ因子几乎全部失活。

一、适应证

（1）无相应浓缩制剂的凝血因子的补充、肝病获得性凝血功能障碍、口服抗凝剂过量引起的出血、抗凝血酶Ⅲ缺乏、血栓性血小板减少性紫癜和治疗性血浆置换术等。

（2）输血量相当于自身血容量，PT或APTT大于正常的1.5倍，创面弥漫性渗血，有先天性凝血功能障碍等情况时，应考虑输新鲜冰冻血浆。

(3) 只要纤维蛋白原浓度＞0.8g/L，即使凝血因子只有正常的30%，凝血功能仍可维持正常。即患者血液置换量达全身血液总量时，实际上还会有1/3的自身成分（包括凝血因子）保留在体内，仍有足够的凝血因子。但应当注意，休克没得到及时纠正时可导致消耗性凝血障碍。

(4) 新鲜冰冻血浆的输入量达到10~15ml/kg体重才能达到补充凝血因子的作用，对于需要输注的患者，一次足量输注才能达到最佳效果。

二、输注剂量

(1) 输注的剂量取决于患者具体病情需要，一般情况下，凝血因子达到正常水平的25%基本能满足止血要求。

(2) 一般成人患者输注剂量为200~400ml，或按10~15ml/kg计算。儿童患者酌情减量。

三、输注方法

(1) 输注前放入37℃恒温水浴箱或37℃血浆融化系统中快速融化，时间控制在10分钟内。

(2) 融化后的FFP在10℃以下放置不能超过2小时，也不可再冻存，以免血浆蛋白变性和不稳定凝血因子失活。

(3) 运用标准滤网（170μm）的输血器输注，同时控制速度为≤10ml/min。

(4) 输注前不需要作交叉配血，选择ABO同型输注。

四、疗效评价

主要是依靠临床观察出血表现的改善情况。

五、不良反应

常见的不良反应有过敏反应、荨麻疹、循环负荷过重、心功能不全、同种免疫反应、非溶血性发热反应及输血传播疾病等。

六、注意事项

1. 禁用血浆补充血容量　由于血浆有传染疾病风险和易发生过敏反应，禁用血浆作为扩容剂来补充血容量。对于急性大量失血患者，应严格按照复苏要求，先输晶体，再输胶体扩容，最后考虑输血。常用的扩容剂有右旋糖酐（dextran）、羟乙基淀粉（hydroxyethyl starch，HES）、氧化聚明胶（oxypolygelatin，OPG）代血浆和改良液体明胶（modified nuid gelatin）代血浆。必要时输注白蛋白制品，安全且效果好。

2. 禁用血浆补充营养　输血或血浆解决不了患者的营养问题。水解蛋白质营养液、氨基酸氧聚明胶、乳化脂肪注射液则是补充营养更科学的选择。

3. 禁止输红细胞悬液时搭配输血浆　输几单位红细胞，配几袋血浆，再配血小板的输血方法是不科学的，应禁止。对于严重创伤、病情不稳定、出血未控制的休克，国外曾有人主张每输10~12U红细胞搭配2U FFP和8U血小板可以预防病理性出血的发生。但目前普遍认为，输何种血液成分均需达到其输注指征，禁止搭配输血，特别是输注红细胞制品时搭配输血浆。

（侯迎豆）

第六节 粒细胞输注

粒细胞在人体的主要功能是对侵入的病原体通过吞噬和杀灭而执行对机体的防御功能。粒细胞成熟后，大多仍保留在骨髓内，只有少数的释放至血液循环中，只有在急需情况下才大量进入血液循环中，骨髓中贮存量是循环中的 10~15 倍。中性粒细胞在循环中的半寿期为 5~7 小时，一旦进入组织或炎性部位、渗出液及体液则不能重返血管。

目前，粒细胞制品在临床上的使用日益减少，因为输注粒细胞可引起严重的输血不良反应。临床上，只是在患者粒细胞缺乏并伴发严重感染，并联合抗感染治疗无效的情况下才考虑粒细胞输注治疗。制备方法有沉降法单采粒细胞、离心取白膜分离粒细胞和血细胞分离机单采粒细胞三种，更主张用后者，因为可以从单个供血者获得足量的粒细胞制品。

一、适应证

（1）中性粒细胞严重减少，低于 $0.5 \times 10^9/L$；发热 24~48 小时，有明确的感染证据，如血培养细菌或真菌阳性；经适当的、强有力的抗生素治疗 48 小时无效者。

（2）粒细胞减少或缺乏患者，重点在于预防感染，一旦感染，首先进行积极的联合抗感染治疗。使用粒细胞输注前应充分考虑其严重的不良反应，慎重使用。

（3）对于化疗、放疗、药物或毒物等因素引起的骨髓抑制而致粒细胞减少或缺乏，应在抗感染的基础上给予细胞因子或药物治疗，避免盲目冒险输注中性粒细胞制品。

二、输注剂量

1 袋单采浓缩粒细胞（含粒细胞数 1.0×10^9）作为 1 个成人患者的治疗剂量，每天输 1 个单位，连续 4~6 天，直至感染控制。

三、输注方法

（1）必须在输注前对粒细胞制品进行辐照处理，以杀灭有活性的淋巴细胞，预防 TA-GVHD。

（2）因制品中混有大量的红细胞，粒细胞输注前需进行交叉配血。

（3）粒细胞制品宜保存在 20~24℃ 或常温下。尽可能在 4~6 小时内输注。

（4）由于粒细胞输注的不良反应严重，输注过程中密切监视患者情况。

四、疗效评价

临床输注的疗效不应以输注后中性粒细胞数值的升高来判断，应以患者体温是否下降，感染是否控制等实际疗效来判断。

五、不良反应

（1）肺部并发症，发生率高达50%以上。
（2）输血后移植物抗宿主病。
（3）同种免疫反应发生率高，增加了再次输血时发生输注无效的风险。
（4）非溶血性发热反应和输血传播性疾病等。

（侯迎豆）

第七节 冷沉淀输注

冷沉淀是在1~6℃条件下融化新鲜冰冻血浆而采集的沉淀物，使悬浮于20~30ml的血浆中。每200ml血浆制备的冷沉淀，Ⅷ因子含量≥80U、纤维蛋白原含量≥150mg，同时还含有血管性血友病因子、纤维结合蛋白和因子Ⅷ等。

一、适应证

（1）儿童血友病甲。
（2）血管性血友病。
（3）先天性或获得性凝血因子Ⅷ缺乏症。
（4）先天性或获得性纤维蛋白原缺乏。
（5）严重外伤及DIC等致纤维蛋白原降低者。
（6）大面积烧伤、严重感染、白血病和肝功能衰竭的患者。
（7）手术后伤口渗血患者。
（8）先天性血小板功能异常致出血患者。
（9）大量输注库存血后的患者等。

二、输注剂量

（1）血友病甲患者，一般认为按10kg体重输1单位计，每日1次维持3~4天。手术出血时，应维持7~10天。
（2）纤维蛋白原缺乏症，所需的冷沉淀剂量取决于患者血浆中原来的纤维蛋白原水平，常用剂量为每10kg体重输1~1.5单位。使血浆中纤维蛋白原水平维持在0.5~1.0g/L为适度。
（3）对于大量出血患者，补充冷沉淀的指征是纤维蛋白原浓度<0.8g/L。
（4）往往是在输入足量的新鲜冰冻血浆的基础上补充冷沉淀，普通血浆加冷沉淀的输血组合是不科学也不经济的做法。

三、输注方法

冷沉淀在37℃水浴中3~5分钟可以完全融化，融化时不宜超过37℃，否则Ⅷ因子活性会丧失。融化后必须在4小时内输完。融化后因故未能及时输用时，不宜再冻存。可以逐袋静脉推注，也可将数袋汇总，并通过冷沉淀的出口部位加入生理盐水（10~15ml）加以稀释后静脉输注。以患者可以耐受的最快速度输注。

由于黏度较大，静脉推注时，最好在注射器内加入少许枸橼酸钠以防因凝集而堵塞针头。

四、疗效评价

（1）人血浆中纤维蛋白原的参考值为 2~4g/L，最低止血浓度为 0.5~1.0g/L。冷沉淀用于补充受血者的纤维蛋白原时，1 个单位（袋）（200ml 新鲜冰冻血浆制备）一般可提高成年人纤维蛋白原 50~100mg/L。

（2）依据观察患者的出血表现是否得到改善，有关出凝血的检测指标是否有所好转。

五、不良反应

（1）同新鲜冰冻血浆。

（2）甲型血友病患者反复输注冷沉淀可产生抗Ⅷ因子抗体，导致治疗无效。

（侯迎豆）

第六章 血液代用品的临床应用

输血是临床上一项重要的抢救和治疗措施，外科急性创伤、手术大失血、烧伤和休克等患者以及内科贫血、凝血功能障碍和低蛋白血症等患者大多都需要输血。输血前需要做交叉配血试验，配血相合方能输血，紧急情况使用时不够方便，而且不准确的交叉配型也是增加输血不良反应的因素。虽然 ABO 血型不合导致死亡的发生率不高，但它仍然是发生输血不良反应导致死亡的直接原因。同时，异体输血存在导致受血者免疫功能下降的风险，创伤患者反复多次输血可能会引发全身炎性反应。

随着社会经济及医学技术的高速发展，车祸意外等创伤性手术及危重疑难手术比例逐年提高，需血量也相应增多，而献血量却由于各种原因有时不能满足临床需要。全球需血量的逐年增高与献血量难以满足需求的矛盾逐渐显现，每年因突发事件导致的用血紧张问题时有报道。

血液代用品是一种具有与血液功能相同，不传播传染性疾病，在紧急时刻不需鉴定血型即可直接使用，而且可以长期保存以备急需的制品。这类产品的出现可以缓解一部分用血紧张的情况。目前在临床上应用的血液代用品包括血浆代用品、红细胞代用品和血小板代用品，本章将作简单介绍。

第一节 血浆代用品

血浆代用品是由高分子化合物构成，分子质量接近血浆白蛋白的胶体溶液或者乳剂，临床上主要用于补充血容量和稀释式自体输血的血液稀释。输注血浆代用品可以提高血浆胶体渗透压，扩充有效循环血量，改善微循环。在大量失血、血容量降低、休克等应急情况下输注适当浓度的血浆代用品可以在一定时间内维持或扩充血容量，从而起到节约用血、防止滥用血浆补充血容量的作用。

血浆代用品的研究和应用虽然经历了几十年的发展，但尚未达到理想状态。理想的血浆代用品要求是：①在血管内适度存留，起到有效的血容量替代作用；②稳定的理化作用，无毒性、无抗原性、无致热原；③性质稳定，可长期保存；④对血液的有形成分和凝血系统无明显干扰，对重要脏器无明显损害；⑤比较容易排出体外，可被机体代谢，不在体内过分持久蓄积。现在临床应用的血浆代用品比起葡萄糖、氯化钠等晶体溶液，在扩容、改善微循环等方面有较大的优势，而且较少引起组织水肿，但还存在影响肾功能及凝血功能等方面的不足。

由于血浆代用品是非均匀的胶体或者乳剂体系，由分子质量大小不等的成分组成，因此每种制剂的分子质量一般用平均分子质量表述。平均分子质量的大小影响该制剂的生物学效应。一般来说，分子质量较大者不易从肾脏排出，在血中存留时间长，扩容作用持久；分子质量较小者扩容作用较短暂，改善微循环的作用较强。

血浆代用品的主要作用有：①补充血容量，增加组织灌注。当失血量<20%血容量时，可单独用血浆代用品补充；失血量达20%~40%血容量时，可选择血浆代用品和红细胞补充。②术中血液稀释，减少异体输血。③适当的降低血液高凝状态，防止血栓形成。④提高胶体渗透压。血浆代用品在临床上的成功使用，对于缓解血源短缺，避免盲目输血，节约有限的血液资源起了很大作用。

血浆代用品主要分为3类：①羟乙基淀粉类：706代血浆、Haes-steril 200/0.5、HESl 30/0.4等；②明胶制剂：脲联明胶、琥珀酰明胶；③右旋糖酐类：右旋糖酐40和右旋糖酐70。

一、羟乙基淀粉

羟乙基淀粉（hydroxyethyl starch，HES）是现在临床上广泛使用的一类人工合成的胶体溶液，同时也是一种天然多糖，类似糖原。HES是玉米或土豆中支链淀粉的葡萄糖环经羟乙基化形成的高分子复合物。天然淀粉不能被用作血浆代用品，是因为它们的性质不稳定且容易被内源性的淀粉酶迅速水解，而经羟乙基化后，可以延缓淀粉在血液中分解和消除，大大延长了其在血管内的停留时间。

HES具有扩充血容量的作用，健康志愿者输注HES 1 000ml后10分钟，血容量较输注前平均增加900ml，6小时后减至415ml，24小时后还保持285ml。

（一）理化性质

羟乙基取代主要在脱水葡萄糖基的C2、C3和C6位置上。HES的主要特性也是由浓度和平均分子质量决定，但摩尔取代级（molar substitution，MS）和C2/C6比例对HES的药代动力学性质影响也很大。

1. 浓度　HES浓度主要影响的是初始容量效应，6%HES溶液在体内是等渗溶液，可以1∶1地取代丢失的血液，10%HES溶液是高渗溶液，相当于1∶1.145的容量效应。

2. 平均分子质量　所有的人工合成胶体均是由不同分子质量的微粒组成的多分散性溶液。在这种多分散溶液中，平均分子质量是一项重要参数，它决定胶体溶液扩充血容量的效果。

3. MS HES溶液　是由不同数量的羟乙基残基连接的无水葡萄糖聚合物。MS是指支链淀粉上的羟乙基和糖基结合的比值。淀粉经羟乙基化后抑制淀粉酶对淀粉聚合物的破坏，从而降低了淀粉的降解速度。有两种计算有关淀粉聚合物MS值的方法。第一种称为取代度（the degree of substitution，DS），即总羟乙基数与总糖基数的比值。第二种也是我们现在通常描述使用的MS，指被羟乙基取代的葡萄糖分子占总葡萄糖分子的比例。例如，MS0.7可以描述为每10个葡萄糖亚基含有7个羟乙基残基。不同MS的HES有不同的名字，如hexastarch（MS0.6），pentastarch（MS0.5），tetrastarch（MS0.4）。MS越高，被相应淀粉酶降解的数量越少，则停留在体内的时间就越长，半衰期越长；MS越低，被相应淀粉酶降解的数量就越多，则停留在体内的时间越短，半衰期越短。因此，MS反映了HES抵抗淀粉酶水解的能力。第一、二代的HES具有高MS，与最新一代的HES有明显不同。

4. C2/C6 α-淀粉酶的活性主要依赖于羟乙基在葡萄糖分子的位置（C2，C3，C6），C2 与 C6 的比例是 HES 药代动力学的重要参数，不同的比例对 HES 药代动力学有重要影响，C2 位羟乙基基团的取代使 HES 对淀粉酶的抵抗力最强。因此，C2/C6 比例越高，则其在血管内停留时间越长，降解就越慢，扩容能力就越高，相应地也越容易在体内蓄积。

（二）体内过程

HES 进入体内后，在血清 α-淀粉酶的作用下不断降解，平均分子质量逐渐下降。溶液中高分子的颗粒也不断降解，补充中分子质量的颗粒，而中分子颗粒则可有效发挥胶体渗透性作用，维持血浆的胶体渗透压。颗粒小于 50 000Da 时，很快被肾小球滤过，可改善肾脏灌注。少量的 HES 通过再分配和消除作用进入组织间隙，另一部分进入单核-吞噬细胞系统缓慢分解，只有极少量参与代谢，产生 CO_2 后经呼吸排出体外。HES 从循环排出可分为 3 个时相：18% 快速排出，半衰期 2 小时；17% 中速排出，半衰期 8.5 小时；30% 慢速排出，半衰期 67 小时。

（三）临床应用

临床上主要用途为预防和治疗各种原因的低血容量休克、血栓性疾病以及急性肾衰竭，还可以作为体外循环的预充液、红细胞的沉降剂。

（四）羟乙基淀粉对机体的影响

1. HES 对微循环的影响 血容量不足可能引发一系列复杂的病理生理过程（如刺激交感肾上腺和肾素-血管紧张系统），这会导致组织灌注不足和组织供氧减少。因此，液体疗法不仅要求维持稳定的血流动力学，而且要有利于微循环和组织的氧合。而 HES 溶液对血容量的不足和提高微循环血流量都有很好的效果。HES 溶液可以减少红细胞聚集，降低血液黏度从而明显降低血管阻力，使静脉血回流增加和心排血量增多。最终的结果是提高了血液流动性，有利于组织灌注和氧合。有研究表明，对于重大腹部手术的患者，第三代低 MS 的 HES（130/0.4）与等容量的晶体溶液（乳酸林格溶液）相比，能明显改善组织氧合。而增加组织氧分压可能有利于伤口愈合，减少感染和并发症的发生。也有一些研究认为，HES 能防止和堵塞毛细血管漏，这种作用对于防止全身炎症反应综合征或败血症，都有良好的效果。

2. HES 对凝血系统的影响 HES 对凝血功能会产生一定的影响，输入等容量的 HES 可能会导致红细胞、血小板以及凝血因子的稀释，增加术后出血的风险，但是不同的 HES 溶液对凝血功能影响也不同。其中对凝血功能影响最大的是第一代高分子质量高 MS 的 HES 溶液（如：HES 450/0.7）。现在广泛使用的第三代 HES 溶液具有低分子质量和低 MS（如：HES 130/0.4），且对凝血系统几乎没有影响作用。

血液中的 HES 大分子可以结合血管性血友病因子和凝血因子Ⅷ复合体，使其失活或加快消除，从而影响凝血功能。同时，HES 会降低血小板表面活性物质引起血小板功能损害。高分子质量、高 MS、高 C2/C6 比率（如：HES 450/0.7，HES 200/0.62）的 HES 比低分子质量、低 MS 的 HES（如：HES 200/0.5，HES 130/0.4）更能降低血管性血友病因子/凝血因子Ⅷ的浓度。血小板功能异常也常常发生在输入高分子质量的 HES（450kDa）或高 MS 的 HES（0.62；0.7）后。因此，高分子质量、高 MS 的 HES 溶液可能会引起出血时间的延长，而低分子质量和低 MS 的 HES 却很少发生这种现象。

3. HES 对肾功能的影响   一些研究显示，使用高分子质量和高 MS 的 HES 溶液治疗可能导致患者肾功能不全。输入一定量的 HES 后出现肾小管上皮细胞可逆性肿胀，最可能的原因就是肾小管重吸收了大分子的 HES。肾小管上皮细胞肿胀引起肾小管阻塞和髓质缺血，这 2 个重要风险因素导致了急性肾衰竭。回顾性研究显示，肾脏移植后，输入高分子质量（200kDa）、高 MS（0.62）、高 C2/C6 比例的 HES 后，80% 的患者出现了渗透性肾病样病变，但是，3~6 个月后观察发现这种病变并没有对移植后肾功能或血清肌酐产生影响。类似的肾小管病变也常出现在输入其他一些物质（如：右旋糖酐和甘露醇）的时候。严重脱水患者输入大量的高渗透压胶体，也会引起血液黏度的增高从而导致肾功能不全。由此发现，所有的高渗透压的胶体都可以引起肾功能的损害。高浓度（10% HES）、高血浆胶体渗透压、高分子质量的胶体溶液反复输入有导致急性肾衰竭的风险。适当补充一定量的晶体溶液能够防止高渗溶液对肾功能产生的这种不利影响。第一代 HES 溶液常引起轻至重度肾功能不全。大量输入（>2 000ml）低或中分子质量的 HES 溶液（如 130/0.4 或 200/0.5）对患者是安全的，也不影响患者的肾功能。静脉输注 HES 130/0.4 500ml 后，肌酐清除率略有上升，肾功能却没有受到影响，这也提示新一代的 HES 溶液对肾功能无影响。

4. 过敏反应   HES 在体内蓄积的程度与 HES 的类型高度相关，特别是高 MS 的 HES 溶液会导致一定量的积累，因此，推荐使用低 MS 的 HES（0.4，0.5）。根据 HES 溶液的特征，输入的 HES 溶液可以透过血管进入单核 - 吞噬细胞系统而产生过敏反应，主要表现为皮肤瘙痒。第三代 HES（HES 130/0.4）由于其具有良好的物理化学性质与性能，过敏反应的发生率明显降低。

长期大量使用高分子质量、高 MS 的 HES 溶液引发持久性皮肤瘙痒，这类患者多伴随突发性耳聋，电镜检查发现 HES 主要沉积在小周围神经上。

（五）研发历程

第一代 HES 出现在 1974 年，为了达到较长的扩容时间，第一代 HES 的特点是高平均分子质量（450 000~650 000Da）、高 MS（0.7），称之为 Hetastarch。但其降解速度慢，易在血浆和组织中积聚产生凝血功能异常、肾功能损害和皮肤瘙痒等不良反应。1980 年，第二代 HES（Pentrastarch）HES 200/0.5 研制成功，相对第一代 HES，其平均分子质量和 MS 都有降低，因此其不良反应大大减少。我们熟知的 Haes - steril 200/0.5（贺斯）就属于此类。1999 年，HES 130/0.4（Tetrastarch）问世，并获准在欧洲及许多亚洲、非洲国家上市，这就是低 MS 的第三代 HES，其中包括目前在国内临床上应用最广泛的 HES 130/0.4。

研究人员发现，在改进 HES 分子本身的同时，溶剂的变化同样能影响 HES 溶液的性质。以复方电解质溶液为溶剂的 Hetastarch（balanced HES 670/0.5，Hextend@）在美国问世后，人们开始了对更加符合人体生理特性的人工胶体的研究。2005 年 12 月，以醋酸取代了乳酸的复方电解质 HES 130/0.42（Tetraspan，Bbraun）在德国成功上市，并开始在欧洲推广使用。另一种溶剂与其相似的 Balanced 6% HES 130/0.4（Volulyte@）也即将在欧盟批准上市。乳酸代谢依赖良好的肝功能，而醋酸在其他器官也能代谢。用醋酸取代乳酸后，避免了过多的乳酸在体内积聚形成的乳酸性酸中毒，因此，使用醋酸复方电解质为溶剂的 HES 在休克复苏时有明显优势。

（六）主要产品

1. 706 代血浆   是最早的国产 HES 制品，为含 6% HES 氯化钠溶液，平均分子质量为

25 000~45 000Da，MS 为 0.77~0.99，其性能相当于低分子质量右旋糖酐。由于其在制作过程中，降解后未经提取，直接将过滤液灭菌而成，因此过敏反应的发生率较高。同时用量较大时，会在单核-吞噬细胞系统蓄积，并且造成凝血功能障碍。706 代血浆分子质量小，扩容效力较低，MS 高，不易在体内清除。用药时间长、用量大时，会使肾小管阻塞及肾小管上皮细胞变性，肾间质水肿，肾小球滤过率下降，导致少尿，甚至无尿。随着新型的 HES 的不断发展，706 代血浆在临床上的使用已经逐渐减少。

2. HES 130/0.4 氯化钠注射液（天晴宁）　本制品是南京正大天晴制药有限公司出品且在国内应用较广的国产 HES，每 1L 组分为含 HES 130/0.4 60g 和氯化钠 9g，平均分子质量为 130 000Da，MS 为 0.4，每日最大剂量按体重为 33ml/kg。我国 8 个麻醉研究中心共同进行了该产品与 HES 130/0.4 氯化钠注射液（HES 130/0.4，Voluven@）对比性研究，结果表明该产品与 HES 130/0.4 氯化钠注射液（HES 130/0.4，Voluven@）在维持血流动力学稳定具有相同的疗效，对凝血系统和肾功能影响方面，二者作用相当。

3. HES 200/0.5 氯化钠注射液（Haes-steril 200/0.5）　德国费森尤斯卡比公司较早开发的一类 HES 溶液，属于第二代 HES，是以黏玉米为原料的高分子支链淀粉，平均分子质量 200 000Da，MS 为 0.5，以 0.9%氯化钠溶液作为溶剂，浓度为 6%。Haes-steril 200/0.5 作为一种多分散性溶液，溶液中的高分子质量颗粒不断降解，补充中分子质量颗粒；中分子质量颗粒有效地发挥胶体渗透活性，维持血浆胶体渗透压；低分子质量颗粒不断由肾脏排出，改善肾功能。通常无蓄积，容易在体内代谢和排出。

Haes-steril 200/0.5 扩容时间长，可长达 4~8 小时。经静脉输注后，可提高血浆胶体渗透压，使组织液回流增加，血容量迅速增加，同时，可以有效地减少红细胞聚集，降低血液黏度，有益于改善微循环。Haes-steril 200/0.5 的分子结构与糖原非常相似，故而无免疫原性，过敏反应发生率也非常低，仅 0.058%，为明胶溶液的 1/6，右旋糖酐溶液的 1/4.7。Haes-steril 200/0.5 可减少白蛋白的渗漏，减轻组织水肿，减少炎症介质向组织间隙的释放，此作用对于即将发生或已发生器官衰竭的危重患者尤其有益。此外，Haes-steril 200/0.5 可防止白细胞与毛细血管内皮细胞的黏附，抑制白细胞自内皮细胞壁向组织间隙移动和降低细胞黏附分子的血浆浓度，具有增加机体免疫功能的作用。Haes-steril 200/0.5 一般不影响肾功能，临床上 24 小时最大用量可达 33ml/kg。

4. HES 130/0.4 氯化钠注射液（HES 130/0.4，Voluven@）　是由德国费森尤斯卡比公司开发研制第三代 HES。HES 130/0.4 平均分子质量为 130 000Da，MS 为 0.4，以 0.9%氯化钠溶液作为溶剂，浓度为 6%。与 Haes-steril 200/0.5 相比，虽然分子质量和 MS 较小，但其 C2/C6 从 5∶1 增至 9∶1，因此其扩容效果上并不比 Haes-steril 200/0.5 差。健康志愿者在 30 分钟内输注 500ml HES 130/0.4 后，其会产生 500ml 容量扩充效应，并且会稳定维持 4~6 小时。HES 130/0.4 的表观分布容积为 5.9L，说明 HES 130/0.4 进人体内后，主要分布在血液中。由于 HES 130/0.4 药代动力学和分子分布的改进，因此其不良反应比 Haes-steril 200/0.5 更小。欧盟认为 HES 130/0.4 的安全性大幅提高，所以推荐剂量由 Haes-steril 200/0.5 的 24 小时最大用量 33ml/kg 提高到 24 小时最大用量 50ml/kg。而且 2004 年 1 月，HES 130/0.4 在欧洲获准可以安全用于儿童。

对于存在炎症或者水肿等毛细血管渗漏状态的患者，使用 HES 130/0.4 进行容量替代治疗，可使促炎性因子释放减少，上皮细胞黏附分子表达下降，可溶性黏附分子浓度降低，从而改善微循环，减少内皮激活，降低内皮损伤，减少炎症反应。并且其独特的分子质量可以堵塞毛细血管内皮细胞孔隙作用，起到封堵毛细血管漏减轻水肿的作用。

HES 130/0.4 可完全从肾脏清除而无组织蓄积，在同类产品中肾清除最快，对肾功能影响最小，HES 130/0.4 的血浆峰浓度和消除半衰期不受肾功能损害程度的影响，只要有尿产生，即使严重肾功能受损的患者，也可以安全使用。

目前 HES 130/0.4 的主要应用于：①治疗和预防血容量不足；②急性等容血液稀释；③治疗微循环障碍相关性疾病，包括脑缺血、外周动脉阻塞、胎盘功能不全等；④其他临床用途，如肝硬化和卵巢癌等患者的腹水治疗，应用 HES130/0.4 替代白蛋白，效果好，费用低，不良反应少。

HES 130/0.4 的不良反应：①过敏反应，表现为心动过缓、心动过速、支气管痉挛、非心源性肺水肿等类似中度流感的症状。②对凝血功能的影响，大剂量使用时由于血液稀释，可能会产生凝血因子、血浆蛋白的稀释及血细胞比容下降，发生血液凝结异常。一般认为影响轻微，且恢复较快。但对存在凝血功能障碍患者，仍需慎用。③瘙痒。HES 在各种组织细胞的临时蓄积可能是皮肤瘙痒的直接原因，HES 130/0.4 虽然为 HES 中瘙痒发生率是最低的，但仍有可能发生。

5. HES 130/0.4 复方电解质注射液　德国费森尤斯卡比公司开发研制符合人体生理的复方电解质胶体。Balanced HES 130/0.4 以黏玉米作为原料，平均分子质量为 130 000Da，MS 为 0.4，其 C2/C6 为 9∶1，以复方电解质溶液作为溶剂，浓度为 6%。其电解质含量为钠离子 137.0mmol/L、钾离子 4.0mmol/L、镁离子 1.5mmol/L、氯离子 110.0mmol/L、醋酸根离子 34.0mmol/L。Balanced HES 130/0.4 的渗透压为 286.5mOsm/L，更接近正常人体的血浆水平。以 0.9% 氯化钠溶液作为溶剂的其他胶体相比，其在维持酸碱平衡的作用上优势明显。由于 Balanced HES 130/0.4 是所有 HES 中氯离子含量最少的胶体，术后发生高氯性酸中毒的风险也较低。在心脏手术中，使用 Balanced HES 130/0.4 的患者碱缺失显著低于使用 HES 130/0.4 的患者，且在炎症反应和内皮细胞激活方面，使用 Balanced HES 130/0.4 的患者也低于使用 HES 130/0.4 的患者。

由于现在 Balanced HES 130/0.4 在临床上使用并不广泛，目前还缺乏多中心、大样本的随机对照试验来评价其用于容量替代时对器官功能、微循环灌注或者患者生存率的影响。临床上已经证明在多种如肝功能不全患者、危重患者、小儿患者等情况下，使用醋酸林格液比乳酸林格液更具有优势，而以醋酸林格液为溶剂的 HES 是否与醋酸林格液情况一样具有优势，需要进一步观察。

二、明胶制剂

明胶制剂是一种以精制动物皮胶或骨胶为原料，经过化学合成的多肽产物。1915 年，明胶溶液首次用于低血容量休克治疗。早期的明胶溶液分子质量较高，能产生很高的渗透压效应，同时也能导致血液的黏度增高。而降低其平均分子质量可以减少血液黏度，但又不能产生明显的渗透压效应，因此其扩容作用不能良好体现，不良反应大。现在明胶制剂分子质量较小，渗透压与血浆相似，在血管内存留时间较短，维持血容量时间约为 3~4 小时，易于被肾脏代谢，不良反应小，对凝血功能的影响也较轻。

目前，有脲联明胶和琥珀酰明胶 2 种明胶制剂用于临床。这 2 种明胶溶液的电解质含量不同，脲联明胶含钙、钾较多，而琥珀酰明胶含钙、钾较少，因此输注过脲联明胶的管道不应该再用于输血。脲联明胶是一种由牛骨明胶蛋白制成的一种多肽，是由牛骨明胶蛋白经过热降解后生成明胶水解蛋白，然后短肽链通过脲桥交联聚合成平均分子质量为 24 500Da 左右的分支状结构形成。它是将明胶水解成平均分子质量 23 200Da 左右的分子后加入琥珀酸酐酰化而成。由于其结构中胺基取代羧基，降低了等电点，增加了负电荷，分子在循环中滞留时间相应延长。

虽然明胶是动物胶原合成，但它们是无菌，无热原，不含防腐剂的，在低于 30℃ 的温度下的环境保存，保质期可达 3 年。

（一）体内过程

一般明胶分子质量大都在 5 000～50 000Da，渗透压与血浆相等。快速地输入明胶后，可以发现血容量的增加量少于明胶的输入量，可能是部分明胶溶液暂时性地储存于细胞间隙。明胶溶液的半衰期为 3～4 小时，能快速地由肾小球滤过而从血液中清除。少部分明胶，在单核-吞噬细胞系统内经过由蛋白酶裂解成小分子肽。

明胶不会在体内蓄积，而且对肾脏功能几乎没有影响。虽然在很长一段时间内明胶被认为不影响血液凝固，但是有一些证据表明，明胶溶液还是会影响血小板功能和凝血功能。在最近的一项研究显示，当用明胶、生理盐水、HES 和白蛋白稀释血液后，通过血栓弹力图发现，使用明胶对凝血功能有明显改变。

（二）临床应用

明胶制剂主要用于低血容量休克的扩容、体外循环预充、血浆置换等方面。在临床麻醉中常用来预防和纠正各种麻醉引起的低血压，还广泛用于创伤患者的液体复苏。

（三）不良反应

明胶制剂的主要不良反应是过敏反应。过去认为明胶制剂无抗原性，不产生过敏反应。但随着临床上的广泛使用，发现明胶制剂也曾出现过不同程度的过敏反应。脲联明胶的发生率约为 0.146%，琥珀酰明胶的发生率约为 0.066%。明胶产生过敏反应可能是由于作用于肥大细胞和嗜酸粒细胞释放化学介质引起，快速输注时这种情况更容易发生。预先给予 H1 受体阻断剂可以减少过敏反应的发生。对风湿性疾病的患者慎用明胶制剂。

（四）常用的制剂

1. 脲联明胶　脲联明胶（urea-linked gelatin）亦称 polygeline，商品名 Haemaccel（海脉素，曾用名血代）。该制剂是将明胶深度水解为分子质量为 12 000～15 000Da 的较短肽链后，与二异氰酸酯（hexamethyl disocyanate）反应，短肽链通过脲桥交联聚合成平均分子质量 24 500Da 左右的分支状分子而成。Haemaccei 于 1962 年用于临床，其所含的电解质与细胞外液近似，输注时可提高血浆胶体渗透压，增加了循环血容量，改善组织灌注。其优点为不明显影响凝血机制，不干扰交叉配血，使用剂量上限大。临床上主要用于术中扩容、血液稀释以及人工体外循环机预充。不良反应为：①偶可出现过敏反应，症状表现为低血压、恶心、呕吐、呼吸困难、体温升高或寒战，可能与输注速度有关。严重过敏性休克罕见。②含钙量高，使用后短期内可出现血清钙轻度上升。③输注后出现暂时性红细胞沉降率加快。Haemaccel 可以与肝素化的血液混合，但不可与经枸橼酸抗凝剂处理过的血浆或全血混合。慎用于充血性心力衰竭、高血压、食管静脉曲张、肺水肿、有出血倾向、肾性及肾后性无尿患者。

2. 琥珀酰明胶　琥珀酰明胶（succinylated gelatin）亦称改良液体明胶（modified fluid gelatin），商品名 Gelofusine（佳乐施，曾用名血定安）。该制剂是牛胶原经水解和琥珀酰化后配制而成的明胶类血浆代用品，平均分子质量 35 000Da，临床常用的是 4% 浓度的溶液。琥珀酰明胶注射液可有效维持血浆的胶体渗透压，增加静脉回心血量和心排血量，加快血液流速，改善微循环，增加血液的运氧能力，还能减轻组织水肿，有利于组织对氧的利用，其渗透性利尿作用还有助于改善休克患者的肾功能。其电解质含量、pH 和生理特性接近人体细胞外液，对凝血功能无明显影响，不增加手术及术后出血倾向的风险。

琥珀酰明胶注射液在血管内停留时间为 2~4 小时。半衰期约 4 小时，20 小时内约 95% 以原形从肾脏排出，5% 从粪便排出，极少储存在单核-吞噬细胞系统及其他组织中，3 天内可完全从血液中清除。对凝血系统无明显影响，不干扰交叉配血。临床常用于术中扩容、血液稀释以及人工体外循环机预充。琥珀酰明胶注射液的不良反应主要是过敏反应，但比较少见。若发生过敏反应，常表现为瘙痒、潮红及荨麻疹等皮肤症状以及呼吸急促、胸部不适、眩晕、出汗、神志改变等其他症状，而低血压，心动过速等症状在全麻下易被掩盖，不易察觉，需严密观察。

3. 菲克雪浓　该药属琥珀酰明胶类，它是牛胶原蛋白降解后球状明胶多肽，相对分子质量为 27 500~39 500，电解质含量为钠离子 145mmol/L、钾离子 5.1mmol/L、钙离子 6.26mmol/L、氯离子 145mmol/L。其渗透压和黏滞度与人体血液相似，其 pH、电解质含量与人体血浆相似，半衰期为 5 小时左右。菲克雪浓能迅速恢复组织灌注，恢复血管内液与组织间液平衡，作为血浆增量剂，在保持有足够氧合的情况下能有效补充循环血量，增加心排血量，降低外周循环和肺循环阻力，增加机体有效循环血量。菲克雪浓可使血液黏度下降，改善微循环障碍，增加氧供，纠正酸中毒和代谢失衡，血电解质稳定，对凝血功能影响小。菲克雪浓属中分子，具有毛细血管通透性作用，可减少休克时血浆和白蛋白渗漏，减轻组织水肿，抑制炎症递质释放；其代谢类似肝内糖原水解，主要经肾脏清除，不损害器官功能，对肾功能无损害，有利尿作用，是一种理想的血浆代用品。

三、右旋糖酐

右旋糖酐又称葡聚糖，是一种不同分子质量葡萄糖聚合而成的混合物，为最早用于临床的微生物多糖。原料为经过肠膜样明串珠菌发酵过的甜菜。目前最常用的是 10% 右旋糖酐 40 和 6% 右旋糖酐 70。由于与水有很高的结合能力，因此右旋糖酐的胶体渗透压非常高。其中 1g 右旋糖酐 40 能结合 30ml 水，1g 右旋糖酐 70 能结合约 20~25ml 水。

（一）体内过程

经过静脉输注的右旋糖酐几乎完全由肾脏消除。只有少部分进入组织间隙或经胃肠道消除。右旋糖酐停留在血管内的时间是根据它分子质量的大小来决定。右旋糖酐 40 在血管内可以存留 5 小时左右，而右旋糖酐 70 可在血管内持续 6~8 小时的作用时间。

（二）药理作用

在各类休克和缺血再灌注损伤期间，右旋糖酐溶液被广泛使用以维持循环动力学的稳定。同时也常常被用来改善血液的流变性能，特别是降低血液黏度，最终改善微循环和组织灌注。在组织缺血再灌注过程中,激活的白细胞会释放损伤内皮细胞膜的中间体,而右旋糖酐能明显降低白细胞与内皮细胞的相互作用,从而减少由于激活白细胞和微血管内皮细胞对人体造成的有害作用。因此右旋糖酐这种作用在组织缺血再灌注损伤过程中可以发挥相应作用。

(三) 临床应用

主要用于低血容量性休克的扩容和术后抗凝预防手术后血栓形成。由于右旋糖酐存在明显的不良反应,大多数国家右旋糖酐的使用率在逐渐下降。

(四) 不良反应

1. 过敏反应　右旋糖酐比明胶或 HES 更容易造成严重的过敏反应。过敏反应主要是由于右旋糖酐与右旋糖酐反应抗体(dextran-reacting antibodies,DRA)作用后,机体释放血管活性物质造成。临床上应用的右旋糖酐没有免疫原性,不会导致抗体的产生。但糖和其他食物中含有的右旋糖酐,在不同个体的血浆内会产生不同浓度的 DRA。使用前,通过半抗原进行预处理可以明显减少过敏反应。

2. 肾功能受损　如存在肾脏疾病、低尿量、不稳定的血流动力学情况或者已用高剂量右旋糖酐治疗了多天的患者,输入右旋糖酐溶液后容易引发严重的肾功能不全和急性肾衰竭。由于右旋糖酐没有化学毒性,因此其诱发肾功能障碍的原因最有可能是和所有高渗性的胶体(20%或25%白蛋白,10% HES)一样,使肾小管上皮细胞肿胀和空泡化以及由于高黏性的尿导致肾小管的阻塞。

3. 止血异常　右旋糖酐对凝血功能有损害作用,会导致出血时间延长。输入右旋糖酐溶液诱导产生血管性血友病综合征,降低血管性血友病因子及相关因子Ⅷ(FⅧ)的表达水平。除此之外,右旋糖酐还会促进纤溶作用,引起凝血功能紊乱,特别是高平均分子质量的右旋糖酐。临床大量使用右旋糖酐可能会造成术后出血量增加。为了避免发生严重出血并发症,右旋糖酐最大用量应该不超过 1.5g/(kg·d)。

(五) 常用制剂

1. 右旋糖酐 40　本品系蔗糖经肠膜状明串珠菌发酵后生成的高分子葡萄糖聚合物,经处理精制而得。其分子质量约为 40 000Da,临床常用 10% 浓度的溶液。右旋糖酐 40 渗透性比血浆高,其胶体渗透压比白蛋白还要大 2 倍。因此右旋糖酐 40 能快速提高血浆胶体渗透压,使血管外的水分向血管内转移而补充血容量。每 1g 右旋糖酐 40 可使大约 30ml 血管外的水分转移到血管内,扩容效果显著,并可以维持 6 小时。右旋糖酐 40 可以使已经聚集的红细胞和血小板解聚,降低血液黏滞性,从而改善微循环,防止休克后期的血管内凝血。它还能抑制凝血因子Ⅱ(FⅡ)的激活,使凝血因子Ⅰ(FⅠ)和 FⅧ 活性降低以及其抗血小板作用均可防止血栓形成。最新发现,右旋糖酐 40 对白细胞黏附具有良好的流变学作用,这一作用对缺血再灌注损伤患者的治疗有益。

右旋糖酐 40 主要用于:①失血、创伤及中毒性休克,还可早期预防因休克引起的弥散性血管内凝血。②血栓性疾病如脑血栓形成、心绞痛和心肌梗死、血栓闭塞性脉管炎、视网膜动静脉血栓等。③肢体再植和血管外科手术,可预防术后血栓形成,并可改善血液循环,提高再植成功率。

不良反应与禁忌证:少数患者可有过敏反应,可出现发热、寒战、胸闷、呼吸困难等症状，偶有过敏性休克，故初次静脉输注时应严密观察5~10分钟，发现过敏症状立即停注。大量连续使用时，可能会干扰血小板正常功能而引起出血倾向和低蛋白血症，故本品24小时内用量不宜超过1 500ml。血小板减少症、出血性疾病、充血性心力衰竭、分娩期孕妇及其他血容量过多的患者禁用。肝肾疾病患者慎用。

2. 右旋糖酐70　右旋糖酐70来源同右旋糖酐40，其平均分子质量约70 000Da。其扩充血容量作用和抗血栓作用较右旋糖酐40更强，却几乎无改善微循环作用。静脉输注后在血循环中存留时间较长、排泄较慢，1小时排出30%，24小时排出60%。主要用于防治低血容量性休克，也可用于预防手术后血栓形成和血栓性静脉炎。

（孙荣同）

第二节　红细胞代用品

输血是挽救生命的重要措施，但也有固有的不良反应和并发症风险。使用红细胞代用品能够减少或避免输血带来的不良反应和并发症，并且可以起到节约用血的作用。理想的红细胞代用品应该具备以下特点：①具有红细胞的携氧、释放氧的功能；②无红细胞表面抗原决定簇，可避免配血的麻烦，避免输血反应；③保质期长，易储存，运输方便；④血源不依赖稳定的供血人群，来源广泛，取材方便，可保障充足供应。

第二次世界大战以后，各个国家开始投入大量的精力研究红细胞代用品。面对这个具有巨大市场潜力的诱人领域，研究结果却并不理想，原因是红细胞代用品远远比人们想象中要复杂。目前，全世界也仅有2种制品上市，而多数制品还处在临床Ⅱ期或Ⅲ期研究中。无论上市或者研制中的制品，都存在诸如疗效不尽如人意或毒性较大等问题，许多国际上上市的红细胞代用品研发公司都已经失去或正在失去战略投资。

目前，红细胞代用品的发展主要集中在2个方面，分别为来源于血红蛋白（Hb）的Hb类氧载体（hemogolobin - based oxygen carriers，HBOC）和以氟碳化合物为基础的氟碳乳剂（perfluorocarbons，PFC）。

一、血红蛋白类氧载体

Hb是由四个亚基（αβ各2个）组成的四聚体，分子质量为64 500Da，一般表示为$\alpha_2\beta_2$。Hb的每个亚基可以结合一个O_2，整个分子可以结合4个O_2。Hb结合O_2具有协同效应，即Hb的一个亚基结合O_2后可以促进Hb的其余亚基与O_2结合。反之，由于2，3-二磷酸甘油酸（2，3-DPG）的别构调节作用，氧合Hb的一个亚基释放O_2能促使其他的亚基释放O_2。别构现象是Hb发挥其生物功能极普遍又十分重要的现象。Hb不能直接作为红细胞代用品，因为人红细胞膜破裂后所得到的物质失去了2，3-DPG，降低了释放氧的能力，P_{50}值（Hb氧饱和度为50%时对应的氧分压）下降，不具有为组织输送氧的生理功能。另外，单个Hb在血循环中很快由四聚体分解成二聚体，并进一步氧化，通过肾脏排出，引起肾毒性，同时也失去了携氧输氧的功能。因此，Hb必须经过修饰和聚合才能成为红细胞代用品，而且Hb的修饰聚合也主要是着眼于降低失去2，3-DPG调节的Hb氧亲和性，稳定Hb四聚体结构。

(一) 制备血红蛋白类氧载体的血红蛋白来源

1. 人外周血和胎盘血 制备 HBOC 国际上普遍采用过期的库存血为原料，经纯化后，无免疫原性，可以大量输入人体而不引起补体激活。但由于来源有限，难以大规模生产。新生儿分娩时采集胎盘血，每个胎盘可采集 150ml 左右，看起来来源比较充足，但是操作程序复杂，很难普及。而且 Hb 含量较高，氧亲和力较强，产品质量受到一定影响。

2. 动物 Hb 目前对来源丰富的动物 Hb 研究取得了一定的进展。研究最多的是以牛 Hb 为原料制备的 HBOC。牛 Hb 来源丰富，价格低廉。新鲜牛血经洗涤、溶解、低温离心、超滤后制得高纯度无基质的 Hb。目前已经有 Sigma、Biotech 等公司生产此商品，可以直接用于研究。由于牛的 Hb 氧离曲线与人 Hb 相似，在血液中受氯离子控制，无需 2，3 - DPG 类似物修饰就能达到很高的 P_{50} 值，在低 pH 组织释氧能力仍很强。因此，牛 Hb 一直是国内外研究的热点。以猪血为原料的 HBOC 报道不多，2003 年，陕西西安大学北美基因股份有限公司用戊二醛聚合猪 Hb 制备成能携氧、释氧和扩容功能的 HBOC，主要用于创伤等导致的各类失血性休克和危重病外科围手术期方面的治疗，目前该产品已进入中期试用阶段。除哺乳动物外，法国科学家最近发现，一种生活在海边沙滩里的蚯蚓的血液能够当作人体血液使用，这一发现为人造血液的研究提供了新思路。这种名为海蚯蚓的小虫，血液中的 Hb 与人类的 Hb 极为相似，并且它的血质也非常便于保存和适合注射。海蚯蚓的 Hb 是十二聚体，稳定性好，可以抗氧化和分解，是一种天然的非细胞性交联聚合 Hb。在中性 pH 条件下，海蚯蚓 Hb 的氧亲和性和协同性都与人类极为相似。如果以海蚯蚓 Hb 为原料成功开发出人造血液，不仅会缓解采供血机构血源紧张的局面，而且能够预防因血源污染而发生的各种传染病，并且对大规模自然灾害发生时的抢险救灾也具重要意义。

3. 基因重组 基因重组技术的发展为开发人造血液提供了有效的方法。Hb 基因工程产品性能稳定，不易污染，容易保存，而且可以大量生产，使得基因重组 Hb 一直为人们关注。美国的 Hoffman 教授 1990 年最早开始此项工作，1991 年 Stomatogen 公司制成产品 Optro TM 并对其进行了 I 期临床试验，结果与分子内交联的 Hb 类似。1995 年 Optro TM 完成 II 期临床试验，但在临床试验中由于出现较多不良反应而中断试用。基因工程可以在微生物中表达人 Hb，但该方法存在的主要缺点是蛋白表达产量太低，折叠异常以及分离纯化等方面的困难。随着现代转基因技术的不断发展，使用转基因动物生产重组人 Hb（rHb）成为另一途径。虽然转基因动物表达人 Hb 在鼠和猪中均获成功，但伦理观念、人畜病毒交叉感染和异源性蛋白等问题目前影响该技术在实际中的应用。

(二) 制备血红蛋白类氧载体的血红蛋白方法

1. 化学修饰 Hb 的化学修饰有分子内修饰、分子间或分子外修饰和分子内与分子间的双重修饰三种方法。

（1）分子内修饰：分子内修饰即进行 Hb 肽链间的交联，以降低 Hb 氧亲和力为目的。分子内交联 Hb 的特点不是提高分子质量，而是在多肽链插入特殊的化学交联剂，避免天然 Hb 的解聚。2，3 - DPG 是靠共价键和 Hb 结合的，在血液中加入大量的 2，3 - DPG 会造成毒性。以 2，3 - DPG 类似物修饰 Hb，模拟 2，3 - DPG 的作用，使 Hb 的 P50 达到生理适宜水平，而发挥 Hb 的正常生理作用。如吡哆醛衍生物 5 - 磷酸吡哆醛（PLP）的大小和电荷性质与 2，3 - DPG 相似，可以与脱氧 Hb 的 β 亚基的 2，3 - DPG 结合位点形成共价键，从而调节 Hb 的氧亲和力。运用重组技术替换氨基酸同样也能降低氧亲和力，基因重组技术产生 α 亚基交联的 α - 亚基双聚体，也能防止 Hb 的解离，再通过赖氨酸替换 β 亚基使 P50 值增加。

（2）分子间或分子外修饰：分子间或分子外修饰主要是形成 Hb 分子聚合物，以提高 Hb 半衰期，从而防止 Hb 四聚体的快速解离，延长其在血管内的停留时间。这类交联剂主要有戊二醛、乙醇醛、糖醛等，与 Hb 反应时无特异结合位点，属多位点修饰，形成分子质量大小不等的交联聚合体，从而减少了溶液分子数目，溶液渗透压和黏度也随之降低。最常见的戊二醛交联的 Hb 分子质量可达到 120 000 ~ 600 000Da，半衰期也明显延长。分子间修饰也称轭和，使用聚乙烯醇等高分子疏水性试剂借助范德华力和疏水键将 Hb 包裹在高聚物内部，阻止 Hb 的快速解离。

（3）分子内与分子间的双重修饰：双重修饰可以降低 Hb 的氧亲和力和提高半衰期，目前最常使用的修饰方法是将修饰剂与交联剂结合使用。可以先修饰后交联聚合，也可以先交联聚合后再行修饰。美国 Northfield Laboratories 生产的吡哆醛和戊二醛多聚 Hb - PolyHeme, TM 就是使用了双重修饰。

2. 微囊化的血红蛋白

（1）微囊化技术：微囊化固定技术在生物医学中的应用研究是最近一二十年的事，由于它具有某些特殊的优越性，因此发展很迅速。所谓微囊就是一种超薄球形聚合物膜，膜内可将多肽或蛋白质固定化，形成与人体细胞相似的一种"人工细胞"，但该"人工细胞"不被人体的免疫系统识别，植入体内不会产生抗体，由于膜很薄（约 0.05μm），可通透小分子物质，而蛋白质大分子却不能通过。

（2）脂质包埋化 Hb（liposome embed hemoglobin, LEH）：1964 年，有报道称用人工膜包埋 Hb 和酶，制备了人工红细胞，其氧合曲线与红细胞相似。第一代的 LEH 的脂质最初是从大豆或鸡蛋中提取的不饱和脂质、胆固醇、带负电荷的脂质以及维生素 E 等组成，但这种用不饱和脂质制备的 LEH 输入鼠体后，数小时即从血中清除。不饱和脂质在血浆中出现脂质过氧化，同时也使 Hb 被氧化形成高铁 Hb。随后发展出用长链饱和磷脂（氢化大豆卵磷脂）制备包埋 Hb 的脂质，使脂质体包埋 Hb 的循环半衰期延长到 16 ~ 20 小时，并降低了脂质过氧化，但天然磷脂含溶血磷脂等杂质，仍会引起一系列不良反应。第二代 LEH 的脂质以合成的高纯度的二硬脂酰卵磷脂取代氢化大豆卵磷脂，使不良反应大大降低。同时采用冻干保存 LEH 的方法，使用蔗糖或海藻糖作为保护剂，可保持冻干的 LEH 形态稳定，阻止脂质体包囊 Hb 融合或泄漏，还可保护 Hb 在冻于状态下免受自由基的损伤。在将第 2 代 LEH 的脂质与冻干技术结合的基础上，出现了第 3 代 LEH 的脂质，它是冻干的粉末状，直径可以小至 0.2 ~ 0.5μm，黏度可调至与全血相同。LEH 的脂质酸分子膜基本无流动性，在输入体内后，首先被肝、脾的巨噬细胞迅速清除，然后又被肝脾以外的单核 - 吞噬细胞系统清除。减小包埋 Hb 的脂质的体积，可延缓被清除，使其血浆半衰期延长。

（3）纳米材料包囊 Hb：由于 LEH 易造成单核 - 吞噬细胞系统的巨噬细胞吞噬饱和而引起机体免疫功能受损，以及 LEH 表面带有负电荷且体积较红细胞小，易导致血沉减慢、凝血功能下降的原因，现已经将研究重点转移到可生物降解的纳米材料包囊 Hb。与传统红细胞代用品相比，可生物降解的 Hb 纳米囊具有以下特点：①在体内可降解成水和二氧化碳，并且可以调节降解速率；②聚合物比脂质体牢固，通透性好，可滤过葡萄糖和其他亲水的小分子；③分子直径更小，控制在80～150nm，约为天然红细胞的1/60，在发生循环障碍时，可携氧和释氧；④不易通过血管内皮缝隙进入组织间隙，克服了无基质Hb分子与一氧化氮（NO）结合造成的血管收缩和血压上升的危害；⑤可将超氧化物歧化酶等影响Hb携氧能力的酶包埋在纳米囊中；⑥可制备成冻干制剂，便于储存与运输。最新研究表明，使用聚乙二醇-聚乳酸（PEG-PLA）共聚物为囊材制成微囊，可极大地延长纳米包囊的半衰期，使其半衰期为聚合Hb的2倍。

（三）血红蛋白类氧载体的研究现状

1. 牛Hb多聚体（HBOC-201）　HBOC-201是一种聚合的牛Hb产品（Hemopure，牛Hb多聚体，剑桥Biopure公司生产）。它在血管内的半衰期为8～23小时，而在室温下的保质期为36个月。1个单位的Hemopure是指在250ml平衡盐溶液中含30g纯化的化学交联的Hb。输注时，这些交联的Hb分子在血浆中循环。这类物质分子小，黏度低，与异体红细胞相比，更容易将氧气释放到组织中。该产品与所有的血型相容，并通过专业的技术净化，有效去除了传染性病原体，如细菌、病毒、朊病毒及其他潜在的污染物。一种类似牛Hb的替代物如Oxyplobin在兽医学中得到应用。

Ⅱ期和Ⅲ期的研究表明HBOC-201可避免或减少某些患者围手术期的异体输血，包括腹主动脉手术患者、术中需输血的患者、需行心肺旁路的心脏手术患者以及非心脏手术患者。

南非在2001年批准Hemopure用于治疗急性贫血的成人手术患者，旨在免除或减少输注异体红细胞的需求。在已完成的22个临床试验中，其中包括在心脏手术、血管手术、普通非心脏手术和骨科手术进行的4个红细胞对照试验，共计超过800例患者应用了Hemopure。这些试验反应了一个合乎逻辑进展的研究设计，扩大了Hemopure的剂量范围，Hemopure从术后最多应用4个单位，为期3天；发展至术前、术中、术后应用10个单位，为期6天。2003年，美国海军医学研究中心（the US Naval Medical Research Cen-ter，NMRC）与Biopure公司签署了一份合作研究和开发协议，开展Hemopure对严重失血性休克患者院前复苏的影响的研究。该试验命名为"恢复休克患者的有效生存"（re-store effective survival in shock，RESUS）。2006年12月，美国食品和药品管理局（FDA）的血制品咨询委员会（the Blood Products Advisory Committee）投票反对美国海军进行Hemopure的后期临床试验。做出该决定的主要原因是该化合物的不良反应，先前的研究显示Hemopure可能会增加脑卒中和心肌梗死的风险。由于安全问题，美国的Ⅲ期临床试验被搁置。

2. 多聚体Hb（PolyHeme）　PolyHeme（Northfield Laboratories生产）是用过期的人类血液制成的第一代吡醇羟乙酯聚合Hb。PolyHeme是开发研制用来解决失血的临时液体，最初在越南战争后用于军事医学，后来在军事和民用方面显示出巨大的潜力。

PolyHeme生产过程中，第一步是提取和过滤过期红细胞的Hb，然后，采用多步聚合工艺，将纯化的Hb与四聚体相交联，最后，将其混溶解在电解质溶液中。PolyHeme的半衰期为24小时，冷冻保存时有效期超过12个月。

PolyHeme作为一种血液替代品，主要解决患者在无法获得异体血的情况下能得以存活的问题。当对血液的需求超过PolyHeme的循环时间时，可以重复输注PolyHeme或补充异体血液。尽管PolyHeme从过期的红细胞制品回收获得，但并未完全消除对献血者的需求。因此，使用人体Hb限制了PolyHeme的供应和生产潜力。

在Ⅱ期临床试验的最初阶段，对急性创伤和手术后患者应用多达6个单位的Poly-Heme，没有报道与PolyHeme有关的安全应用问题。另一项PolyHemeⅡ期随机研究试验中，选取44例急性创伤患者随机分为输注红细胞组和输注PolyHeme组），实施血液替代治疗。结果表明，使用PolyHeme可以降低了异体红细胞输血的需求量。进一步表明PolyHeme可安全用于急性失血，PolyHeme似乎是一种临床上有用的HBOC。

随后一项非随机的前瞻性试验中，171例创伤手术患者快速输注1~20单位Poly-Heme来代替红细胞。该方案模拟红细胞缺乏，并对出血患者进行性下降的红细胞Hb进行量化。通过与历史对照组（300例由于宗教原因拒绝输注红细胞的手术患者）比较二组患者30天病死率。结果表明，当红细胞Hb威胁生命且缺乏红细胞输注时，输注Poly-Heme可维持Hb，提高生存率。又一次证实PolyHeme在早期治疗急性失血和解决红细胞缺乏难题方面是有用的。然而，美国FDA明确表示，他们不会接受由于宗教原因拒绝接受红细胞输入组临床试验的实验数据。

美国多中心PolyHeme创伤试验（the US multicenter PolyHeme trauma trial）是美国采用知情同意弃权（无需知情同意）的方式进行的一项院前HBOC试验。这是在创伤患者中进行的第Ⅲ期试验（包括29家城市一级创伤中心，入组了714例患者）。患者损伤时随机分为接受PolyHeme和标准治疗两组。试验患者实施治疗时，对照组根据指征静脉输注异体红细胞，而PolyHeme组继续静脉输注PolyHeme，12小时后再根据临床指征输注异体红细胞。结果2组患者在30天病死率、多器官衰竭的发生率以及发生不良事件方面均无显著性差异。

3. MP40X 是一种目前正在美国和欧洲进行临床试验的聚乙二醇（PEG）共轭Hb。与其他HBOC相比，MP40X具有较低的Hb、较高的黏度和氧亲和力以及较高的胶体渗透压等特性。在动物试验中，MP40X证明能改善微循环血流和组织氧合，同时对于失血性休克的治疗也是有效的。Ⅰ期和Ⅱ期试验中，在骨科手术、髋关节置换手术和前列腺癌根治术患者使用MP40X是安全的。Ⅱ期研究也对MP40X和胶体液进行了比较，表明应用MP40X后不会增加血管阻力。

2008年5月，6个国家18个中心共同完成了MP40X的第Ⅲ期试验，选用376例骨科手术患者，评价了椎管内麻醉下骨科手术患者应用MP40X预防低血压的能力。该研究表明了MP40X在术中和术后早期阶段预防低血压方面要优于HES130/0.4氯化钠注射液（HES130/0.4，Voluven@），并且没有发现安全问题。

另一项在2007年4月至2008年4月的第Ⅲ期试验中，入组了474例骨科患者进行研究，结果表明，MP40X在整个围术期治疗急性低血压方面同样优于HES130/0.4氯化钠注射液（HES130/0.4，Voluven@）。

4. rHb rHb是采用基因重组技术从大肠杆菌制备而成。基因重组技术可以用来诱导多种细胞合成功能性Hb。而且，Hb分子结构的修饰会改变分子的特性，从而得到功能改善的Hb，并且在使用时能增强安全性。rHb的显著优势是，它可通过生产获得，从而无限供应。

rHb在猪的失血模型中进行实验，与异体血一样，使用rHb进行液体复苏，不会引起持续的肺动脉高压，而且可维持足够的心排血量与氧输送，并在生存率方面优于乳酸林格液。虽然rHb看似很有前途，在临床前研究也显示出乐观的结果，但是没有进行后续的临床试验，并且目前该项研究已经终止。

5. Hemesol 该药由加拿大Hemesol公司生产，是将O-棉籽糖上的相邻的2个同位羧基用高碘酸盐氧化，生成戊二醛，与人 Hb 交联和聚合，生成产品。Hemesol 公司 2000 年就完成了 II 期临床研究，后因公司破产终止了该项研究。

6. PHP 这是德国 Apex Bioscience 公司研发的一种以磷酸吡哆醛修饰，用聚乙烯交联的氧亲和力低的高分子 Hb 衍生物。PHP 的 I／II 期临床试验表明，PHP 具有恢复正常血流动力学效应的潜能，可以减少血管加压药物的使用，另外，其具有很好的耐受性，过量的 PHP 未见有临床不良反应和试验异常等现象，现正在进行 III 期临床试验。

纵观 HBOC 的研究历程，我们可以发现，HBOC 的市场是诱人的，但研发道路还是充满艰辛和挑战。

（四）血红蛋白类氧载体的不良反应

目前，已报道很多与 HBOC 有关的不良反应，包括高血压、腹痛、皮疹、腹泻、黄疸、血红蛋白尿、少尿、发热、脑卒中以及实验室结果异常如淀粉酶升高等。虽然大部分这类反应是暂时的并且无临床症状，但是涉及这类物质的大多数临床试验已经停止或由于与之相关的不良反应被迫中止。尽管目前的配方导致的严重不良反应看起来较少，但是对 HBOC 的不良反应的担忧持续存在，包括血管活性（血管收缩、高血压、心脏的影响）、止血效果增强（血小板聚集）、胃肠道反应（恶心、呕吐、腹泻、腹胀）以及由于血浆中含高浓度的 Hb 干扰实验室检验分析。

对于患者输注 HBOC 后所观察到的不良事件，一直难以辨别出是仅仅与 HBOC 有关，还是与这些患者常规采用的其他治疗有关。随着 3 种 HBOC 进入临床试验研究，患者接受右旋-左旋乳酸林格液作为复苏液、右旋-左旋乳酸林格液作为 HBOC 的辅助剂以及储存于 4℃ 条件下超过 2 周的液态红细胞。右旋-左旋乳酸林格液对动物和患者均显示出毒性。目前的乳酸林格液的成分仅包括左旋异构体，其在动物试验中显示出较右旋异构体较小的毒性。在最近的文献中报道，再次行心脏手术的患者的发病率和病死率与红细胞在 4℃ 的储存时间有关。目前用来评估 HBOC 安全性和治疗的有效性的研究，必须考虑复苏液组成成分（左旋乳酸林格液）的影响，用作 HBOC 的辅助剂（左旋乳酸林格液或 0.9% 氯化钠）的组成成分以及与 HBOC 一起输注的液态保存红细胞的储存期限。

最近的一项荟萃分析对 16 个实验中 3 711 例成人患者的资料进行了回顾，涉及来自不同群体的 5 种 HBOC，以死亡和心肌梗死作为结果变量。分析结果显示，使用 HBOC 后死亡和心肌梗死的风险将显著增加。然而，该分析存在诸多局限性，如：分析中包括多种产品（HemAssist、PolyHeme、Hemolink、Hemopure 和 Hemospan），在研究中没有连续监测心脏事件，在外科研究中围手术前缺乏预防心脏事件的连续治疗，没有确定参与研究患者的具体的心脏风险，缺乏对心肌梗死和病死率的风险控制，后者可能与输注异体血有关。

二、全氟碳化合物

PFC 是一种气体溶解能力高、黏度低、具有生物惰性的碳氟化合物。PFC 分子由环链或直链碳氢化合物构成，卤素取代氢原子，分子质量为 450～500Da，PFC 与水几乎不相容，因此，必须先经过乳化才能静脉输注。PFC 能够溶解大量氧气，最多可以溶解自身体积的 50% 以上的氧气，是血浆溶解氧气能力的 100 倍，有"液体氧"之称。PFC 溶液作为人工合成制品，具有低成本、保质期长、分子质量小等特点。

PFC 没有 Hb 氧合的特性，只是作为简单的溶剂，运输和释放气体也主要依赖物理溶解。PFC 溶解氧气的量与氧分压呈线性相关，动脉血氧分压增加时，PFC 携带的氧量也相应地增加。当动脉血与组织之间存在较高氧分压梯度时，其携带的氧气几乎完全释放到组织中。

进入体内后，PFC 乳剂能迅速进入单核－吞噬细胞系统，在单核－吞噬细胞系统，PFC 乳剂缓慢分解，然后再一次分布至血液，最后经血液运输到肺部后在肺内通过呼气排出体外。

PFC 的最大优势在于它的生产不依赖血液，可大量生产。对于信仰宗教不愿意接受任何来源 Hb 的人来说，PFC 无疑是最佳选择。PFC 除了用于治疗急性出血和贫血外，还可以用于心肺旁路手术、急性心肌缺血和心肌梗死等患者。

PFC 乳剂有其不良反应。主要包括：①流感样症状，表现为面部潮红、输液期间背部疼痛和发热。②激活补体系统和吞噬细胞，大剂量氟碳可导致肝淤血和短暂的免疫防御功能受损，患者易受感染。③血小板减少，一般发生在使用 PFC 乳剂的第 3 天到第 4 天，平均减低 30%～40%，7 至 10 天后才能恢复到正常水平。

第一代 PFC 产品（Fluosol DA）是由日本 Green Cross 公司研发，曾经由美国 FDA 审批上市，作为血液代用品用于冠状动脉成形术后冠状动脉灌流。但随后研究发现，早期 PFC 乳液具有短暂的不良反应，如活化血小板、减少血小板计数、发热反应、改变血流动力学功能等。因此 FDA 又于 1993 年撤销了该产品的批准。

第二代 PFC 产品，如全氟辛溴（PFOB）是一种稳定的 60% 乳剂（58% 全氟辛基溴和 2% 全氟癸基溴），它是一种相对浓度较高的乳液，临床耐受性良好。具有更高的携氧能力和保存期限，被广泛用于静脉营养输入。但由于其有限的氧含量与体内半衰期短，影响该产品广泛使用。

另一种由美国 Alliancen 药业公司研发的 PFC 血液代用品 Oxygent TM 是含有氟碳化合物、水、氯化钠和表面活性剂的纳米乳剂，能有效地分散并增加其利用度。Ⅱ期临床研究效果很好，适应证是一般手术，可以快速扩充血容量，减少输血需求。由于产品在Ⅲ期临床试验中产生严重的并发症，该研究也被迫终止。

近期又有一种 PFC 产品 Peftoran（Moscow，Russia）由俄罗斯研制，主要成分为氟萘烷和氟甲基－环己基哌啶，据说已经被俄罗斯军方用于战时储备。

目前对 PFC 的使用逐渐由最初的血液代用品走向其他生物医学领域。PFC 由于其兼具疏水性和疏油性的特点，可以使其组装成药物载体或生物医用的诊断探针，而作为携氧载体，PFC 更广泛地作多种需氧治疗的辅助剂，用于心血管系统、肺部疾患的治疗和肿瘤化疗与放疗的辅助剂，还可以用于移植器官保存和细胞培养的营养液。PFC 目前又被作为新型的辅助造影剂运用于超声影像诊断。

（辛晓文）

第三节 血小板代用品

血小板主要用于治疗因血小板降低或血小板功能障碍引起的出血或者潜在的严重大出血。在骨髓移植、白血病、肿瘤放疗中，血小板也大量地应用。血小板反复输注易产生较强的免疫反应。和其他血制品一样，使用血小板同样存在感染病毒血源传播疾病的风险。为了解决血小板的短缺问题，开发血小板代用品一直是输血领域研究的热点。

开发血小板代用品的思路有二：其一为以血小板为原料从中分离细胞膜成分单独或与其他物质合成具有一定止血功能的血小板代用品；其二是人工合成能够在一定程度上模拟血小板功能的代用品。从血小板的止血机制可以看出，血小板止血活性的发挥主要是膜表面的糖蛋白和胶原纤维。因此，现在血小板代用品的研究也多以膜蛋白和胶原纤维为研究切入点。血小板膜类代用品有血小板反复冻溶制备成血小板膜微囊、人工合成磷脂制备的微囊、不溶性血小板细胞膜微囊（infusible platelet membranemlcrovesicles，IPM）、血小板膜糖蛋白Ⅰb脂体、血小板膜糖蛋白Ⅰa/Ⅱa脂质体、血小板膜糖蛋白Ⅱb/Ⅲa脂质体等。胶原纤维类代用品有：精氨酸－甘氨酸－天门冬氨酸（Arg－Gly－Asp，RGD）共价交联的脂质体、纤维蛋白原包裹的白蛋白微囊、纤维蛋白原交联的红细胞（RBCS）。

理想的血小板代用品应当具备以下性质：①可以有效止血；②无菌、无免疫原性及无潜在的凝血活性；③容易制备、易于保存、保质期长及使用方便。目前人工合成的血小板代用品缺乏完整血小板的许多功能，只能部分替代正常血小板的止血功能，与理想的血小板代用品要求还有一定差距。但因其具有可灭菌、储存运输方便、免疫原性低、可反复输入等优点，可望将来解决目前临床上对血小板需求量不断增加的问题。由于安全性问题，目前还没有血小板代用品应用于临床，相信随着生物医学研究的不断深入，这个问题有望得到进一步解决。

一、血小板膜类代用品

研制血小板膜类代用品的思路是以血小板为原料从中分离细胞膜成分后，单独合成或者与其他物质合成具有一定止血功能的血小板代用品。

（一）血小板反复冻溶制备成血小板膜微囊

通过洗涤兔血小板反复冻溶即制备成血小板膜微囊，也具有止血活性。实验证明，在零下65℃存放6个月后输注给血小板减少症模型的兔子，同样具有止血活性。此研究表明，血小板的止血活性的发挥可以不必保持血小板的完整性，这也为其他类型的血小板代用品的研究开发奠定了基础。

（二）人工合成磷脂制备的微囊

在血小板的止血过程中，其细胞表面的磷脂起着重要作用，主要影响血液的凝集，发挥血小板的促凝血作用。生理条件下，血小板内部的磷脂—磷脂酰丝氨酸转移到血小板细胞膜表面，激活和维持凝血过程，促进因子Ⅸ（FⅨ）和FⅦ的结合，加速凝血。人工合成磷脂制备的微囊是将磷脂酰胆碱、磷脂酰乙醇胺、磷脂酰丝氨酸以及磷脂酰肌醇按一定的比例经超声破碎混合后制备成直径在200~750nm的微囊。该种微囊磷脂组成与血小板细胞表面的磷脂成分相似。体外离体血管灌流模型的实验证实这种微囊能显著地增加纤维蛋白原在损伤部位的凝集，并且能够增加损伤局部凝血酶的浓度，以促进损伤部位的止血。该项研究目前仅在实验研究阶段。

（三）不溶性血小板细胞膜微囊

IPM是利用临床过期的血小板为原料，剔除细胞内成分后，经过冻溶、分离、加热、灭活、冻干等工艺加工形成。其化学组成为3%的糖，30%的磷脂，58%的蛋白质，9%的胆固醇。其中蛋白谱与完整的血小板差别较大，以膜糖蛋白为主。由于剔除了细胞内成分后，存在于正常血小板细胞胞浆内的 HLAI 和 II 类抗原也随之剔除，因此没有免疫原性，可以反复输注。克服了反复输入血小板后的血小板输注无效的难题。另外，IPM 相当的稳定，可以通过加热的方法来灭活病原微生物而不影响其止血的活性，杜绝了病原微生物污染的风险，因此 IPM 也能够长期稳定地保存。这样就解决了输注血小板造成的血源性传播疾病的污染问题以及保存难题。

IPM 在动物实验中取得良好的效果。使用 IPM 治疗血小板缺乏的兔子模型，能够确切地缩短出血时间，表明 IPM 有可能作为一种新型的血小板代用品用于临床上血小板减少患者的治疗。美国于 20 世纪 90 年代初开始了 IPM 的研究工作，已取得了 2 项专利，IPM 已经进入 II 期临床研究阶段。

（四）血小板膜糖蛋白脂质体类

血小板膜糖蛋白脂质体类包括血小板膜糖蛋白 I b 脂体、血小板膜糖蛋白 I a/II a 脂质体、血小板膜糖蛋白 II b/III a 脂质体等几种合成血小板膜糖蛋白脂质体。单独的血小板膜糖蛋白不能发挥其生理活性，与脂质体结合后才能发挥作用。分别以血小板膜糖蛋白 I b、血小板膜糖蛋白 I a/II a、血小板膜糖蛋白 II b/III a 为靶点合成脂质体的研究大多都取得良好的实验结果。

二、胶原纤维类代用品

胶原纤维在血小板聚集过程中起关键作用，胶原纤维代用品是着眼于血小板黏附过程中内皮下的胶原纤维的一类人工合成血小板代用品。

（一）纤维蛋白原交联的红细胞

RBCS 是以微量的甲醛处理红细胞后，再加入适量的纤维蛋白原形成交联的红细胞。一个红细胞可结合 58 个分子的纤维蛋白原，研究表明纤维蛋白原交联的红细胞能够参与血小板的体外凝集，同样，这种交联纤维蛋白原的红细胞能够在少量血小板存在条件下被动的参与止血。动物实验也肯定了其在体内具有确切的止血功能。但这些交联的红细胞与未处理的红细胞在渗透脆性、携氧能力及胞内乙酰胆碱脂酶活性、巨噬细胞清除率等方面不同，其机制尚不明了，相关的研究正在进行之中。RBCS 的优点是能够大规模的制备，无免疫排斥反应，是目前研究中极有潜力的血小板代用品，它的研究成功有望解决血小板供给不足的问题。

（二）纤维蛋白原包裹的白蛋白微囊

纤维蛋白原包裹的白蛋白微囊能够协助血小板黏附在内皮上，从而加强整个凝血过程。在动物实验研究过程中，纤维蛋白原包裹的白蛋白微囊作用于血小板减少症的兔模型，可以降低创面的出血时间和减少出血量。在血小板减少的条件下，纤维蛋白原包裹的白蛋白微囊能够促进初发的止血过程，是一种有希望的血小板代用品。目前该项研究已进入临床前研究阶段。

（三）精氨酸-甘氨酸-天门冬氨酸共价交联的脂质体

血小板包含五个整合素受体，在血小板黏附和聚集过程起重要的作用，整合素受体多包含 RGD 多肽片段。12~30 个串联的 RGD 多肽片段能够与激活的糖蛋白 II b/III a 结合交联成网状使血小板聚集。人工合成的RGD多肽片段与脂质体结合后能提高血小板在受损部位的黏附和聚集能力。在此研究的基础上，设想将RGD结合到人血清白蛋白修饰的橡胶珠表面，能制成促进血栓形成的制剂。目前该项研究尚处于探索阶段，正在以实验动物模型进行体内止血功能方面的研究。

随着研究的不断深入，我们可以发现血小板代用品研发成功可以减少血小板制品对血源的依赖，将来其研发成果一旦进入临床领域，必将对治疗血小板疾病以及手术和重症监护医疗环境产生深远的影响。

（徐晓军）

第七章

内科输血

第一节 慢性贫血的输血

慢性贫血的起病慢,机体常能逐步适应,一般症状为头晕,活动后心悸,有时有耳鸣、无力、食欲不振等。皮肤黏膜苍白是常见的客观体征。贫血是一种症状,而不是独立的疾病。积极寻找贫血的原因并进行病因治疗比输血更为重要。

一、慢性贫血的原因

慢性贫血的原因较为复杂,归纳起来有以下3点:

(一)红细胞生成减少

(1)由于造血干细胞受损或受到抑制而发生增殖分化障碍或骨髓红系祖细胞受到恶性血液病或骨髓转移癌的侵袭而致红细胞生成减少。

(2)由于维生素 B_{12}、叶酸缺乏引起的代谢异常及由嘌呤、嘧啶合成异常所致的幼红细胞增殖异常,发生巨幼细胞性贫血;由于缺铁或铁代谢异常导致血红素合成障碍而引起贫血。

(二)红细胞破坏过多

由于红细胞膜异常、酶异常、血红蛋白异常以及红细胞周围环境异常(如抗红细胞抗体和血管异常等)引起红细胞破坏过多,超过骨髓代偿增生所能补偿的能力时发生的贫血。

(三)慢性失血

由于慢性失血,长期丢失血红蛋白,以致造血物质缺乏,特别是铁的丢失,如消化道溃疡慢性失血、痔疮出血、月经过多等。

二、慢性贫血的临床表现和特点

由于贫血发展慢,机体可能适应,而且红细胞内2,3-二磷酸甘油酸(2,3-DPG)浓度增高,使血红蛋白与氧的亲和力减低,易于解离,增加了氧的释放,所以有时贫血较严重也可以不出现症状,但检查时可见脸色苍黄或苍白,眼睑结膜苍白,有的患者可出现头晕、乏力、食欲不振、活动后心悸、气短等,严重时可出现恶心、呕吐、晕厥等。

慢性贫血的特点:

(1)常伴有与病因相关的症状或体征:如缺铁时,可能有因上皮细胞含铁酶的障碍而出现的反甲、舌炎、食管炎症状；慢性溶血患者常伴黄疸、肝脾肿大；维生素 B_{12} 缺乏常伴有神经症状；造血干细胞增殖低下者常由于有白细胞及血小板的减少而引起感染及出血症状。

（2）慢性贫血患者：除并发急性失血或急性溶血时，一般不须紧急处理，有较充足的时间进行病因诊断，而且只有针对不同病因进行治疗才能有较好的效果。

（3）慢性贫血患者大多数不需输血：必要输血时，由于不存在血容量不足的问题，故只需输浓缩红细胞即可。

（4）某些慢性贫血尚无特殊治疗方法：需靠定期输血维持生命活动者，常会引起体内含铁血黄素的沉着，导致血色病。

（5）贫血的评估有三方面：①血红蛋白及血细胞比容；②患者的症状；③脏器功能。无疑第一点是最客观的，但不是决定输血的最好指标。后两点虽然较不客观，而且受贫血发病的速度和机体某些异常（如发热及心肺疾病）以及患者基础疾病的影响，但这两点对判断输血与否却比前者更有价值。所以慢性贫血患者的输血指征必须进行综合评估后决定。

（6）慢性贫血患者的许多症状为非特异性：如有人研究美国缺铁性贫血的妇女血红蛋白在 80~120g/L 时的易激动，易发生心悸、气短、头昏、疲乏及头痛症状，用铁剂治疗及安慰剂治疗后进行对照，发现这些症状与缺铁性贫血无明显关系。这些症状的出现与其说与贫血有关，不如说是"神经性（neurotic）"者更确切。所以综合评估慢性贫血患者的症状以确定输血与否时要注意准确判断。

（7）慢性贫血患者生理代偿表现：①氧解离曲线右移，红细胞携带的氧易在组织中释放；②心脏代偿；③呼吸代偿。慢性贫血时红细胞 2,3-DPG 增高，这是红细胞葡萄糖代谢的媒体，它的作用是降低氧合血红蛋白的亲和力。由于 2,3-DPG 增高，故血红蛋白在经过组织时，就释放较多的氧得以代偿血红蛋白降低后组织供氧的减少；慢性贫血时心搏出量增加亦是一种对缺氧的主要代偿，但心脏代偿作用要到血红蛋白降到正常人的 1/2 时才明显。假如血红蛋白在 70g/L，以上而出现心力衰竭征象，则几乎都伴有心脏本身的疾病（多数为冠心病或高血压性心脏病）。当血红蛋白 <50g/L 时，冠状动脉血流可能相对不足，因而心室功能下降，这可能引起心力衰竭。因此，严重贫血者要注意观察有无心绞痛、胸闷、气喘、水肿、心率加快、颈静脉充盈或怒张、静脉压增高、肝颈静脉反流征阳性、肺底啰音等，及时判断输血与否，且输血时速度要慢，并在输血过程中观察上述症状体征。文献报道血细胞比容 <0.20 的患者进行手术时，心脏病发作（心脏猝死、心肌梗死、不稳定心绞痛、缺血性肺水肿）明显增多。因此，严重贫血者需要进行手术时，应将贫血纠正至一定程度再进行。慢性贫血患者呼吸功能代偿与心脏代偿平行。呼吸率及深度增加以增加每分钟肺活量。任何限制肺功能的因素（特别是那些减低最大通气和减低肺泡和毛细血管间气体弥散的疾患）均将影响贫血患者肺功能的代偿。根据患者是否静息时也感气促、胸闷及呼吸率是否过快等，可评估肺功能的代偿，其中动脉血氧测定及呼吸量的测定更为准确。在判定有肺功能代偿不全时，要及时排除影响因素，必要时也应适当输血，同样要十分注意输血的速率。慢性贫血患者输血的目的乃是使代偿的需要减低到可以耐受的程度，而不是解除代偿的需要。能达到此目的的最低输血量乃是最适当的输血量。

三、慢性贫血的输血原则和指征

（1）血红蛋白 <40g/L，伴有明显症状者。

(2) 某些暂时尚无特殊治疗方法的遗传性血液病患者,在其生长发育期,应给予输血,纠正贫血到一定程度,以保证正常的生长发育。

(3) 贫血严重,而又因其他疾病需要手术者或待产孕妇。

(4) 一般均应输浓缩红细胞。

(5) 有条件者可输年轻红细胞。

四、慢性贫血的输血方法和注意事项

(1) 制订输血方案:如果判定患者需要长期输血时,头几个月的时间应用来作为临床试验的时间。应仔细和经常评估患者的需要是否已经达到。足以减轻慢性贫血患者严重不适的血红蛋白和血细胞比容的水平常可在 3 个月内找出,并可估计出维持此水平所需的最低输血量。然后最好制定一个计划,按一定时间输血,不要等到血红蛋白或血细胞比容明显降低或症状明显加重后再输血。因为在后一种情况,往往要多输几次血才恢复到所要求的水平。

(2) 输血量和间隔时间的确定:慢性输血的疗效决定于两个因素,即输血量和输血间隔时间。一般来说,慢性骨髓造血功能障碍的患者,每 2 周输红细胞 2 个单位。造血物质缺乏的患者需要输血时,往往输一次红细胞即可。

(3) 输血效果判断:如果输血需要量超过每 2 周 2 个单位红细胞时,提示可能有一个以上的原因引起无效输血。由于慢性贫血的血容量相对稳定,故血细胞比容可反映其红细胞量。在没有明显活动性出血或免疫性溶血的患者,一般于输血后 15min 检测的血红蛋白水平和 24h 后检测的一样。因此输血后测定血红蛋白或血细胞比容可很快评估出输血的效果。如果效果不佳,则要找出其他原因,如是否存在症状尚不明显的隐性同种免疫性溶血,是否存在胃肠道或其他部位的隐性出血,是否有脾功能亢进,是否同时伴发溶血。

(4) 病因不同,输血时应注意其不同要求。纯粹以血红蛋白水平来确定输血不一定完全正确,应根据病因、临床症状和有无并发其他疾病来决定。

(5) 长期输血者,不宜用维生素 C,因维生素 C 虽可增加尿铁的排泄,但也可增加胃肠道对铁的吸收。如血浆铁明显增高,应加用去铁胺,防止含铁血黄素沉着症或血色病的发生。

(6) 注意治疗原发病。

(7) 心肺功能不全者或老年人,需注意输血速度,一般以 1ml/(kg·h) 为宜,并在输血过程中严密观察,及早发现心力衰竭的征兆。输血时如已有心功能不全征象,可同时加用利尿剂。

(王甜甜)

第二节 急性贫血的输血

贫血是指循环血液的单位容积内血红蛋白、红细胞计数和(或)血细胞比容低于正常的病理状态,它可发生于许多疾病。贫血使血液携氧能力降低,其直接后果便是组织缺氧,从而导致脏器功能障碍,甚至造成死亡。贫血的临床表现与贫血发生的快慢密切相关,急性贫血由于发生快,症状较为明显,常需紧急输血;慢性贫血起病缓慢,机体已适应低氧状态,症状常不明显,无输血指征时不必马上输血。

一、急性贫血的原因

急性贫血的原因是红细胞突然大量丢失或破坏，骨髓不能及时地补充循环血液中的红细胞容量。此外，骨髓造血功能突然严重受损甚至停滞，也可引起急性贫血。

（一）急性失血

外科创伤出血最为常见。其次就是内科疾病伴发的大出血，如消化道出血、出血性疾病的出血、咯血等。

（二）急性溶血

主要见于溶血性疾病（如阵发性睡眠性血红蛋白尿症、自身免疫性溶血性贫血、血红蛋白病等）以及外因（如蛇毒、血型不合的输血、化学毒物等）引起的急性溶血。红细胞大量在血管内破坏，血红蛋白从红细胞内溢出，丧失其携氧的功能。

（三）急性骨髓造血功能障碍

主要见于急性再生障碍性贫血、急性造血功能停滞、急性纯红细胞再生障碍性贫血及急性放射病等，骨髓造血干细胞受损或增殖障碍，不能生成红细胞。

二、急性贫血的临床表现和特点

（一）急性贫血的临床表现

由于红细胞突然大量减少，引起组织缺氧，需氧量较高的脑、心肌、肌肉组织最先有反应，出现头晕、疲乏无力、心跳加快，严重者可出现精神萎靡或烦躁不安、神志淡漠、反应迟钝，甚至意识不清。

（二）急性贫血的特点

（1）贫血原因不同，表现也有差异。急性失血较多时伴有血容量的减少，常出现心悸、出汗、口渴，甚至血压下降，收缩压在 10.7kPa 以下时呈休克状态，出现皮肤湿冷，苍白或紫灰花斑，少尿或无尿。失血初期由于血液尚未被从组织间隙进入血管的组织液稀释，检测血红蛋白或红细胞不能正确反映红细胞丢失程度，处理时应当注意。急性溶血常伴发热、腰痛、腹痛、皮肤黏膜黄染，尿色深或出现血红蛋白尿及酱油色尿，严重时可有因胆红素脑病而出现精神神经症状，甚至昏迷。造血功能障碍者常伴有白细胞和（或）血小板的减少，出现感染及皮肤黏膜出血等症状。

（2）贫血原因不同，处理也不一样。急性失血者要及时补足血容量，急性溶血者要积极防治溶血引起的并发症，造血功能障碍者要防治白细胞减少及血小板减少引起的并发症。

（3）急性贫血常需紧急输血，由于病因不同，故输血的要求有所不同。急性失血者要求快速输血，可输红细胞，也可输全血；溶血者最好输红细胞，且对红细胞制品根据病因进行选择。

三、急性贫血的输血原则和抢救措施

急性贫血的输血由于病因不同，其原则和抢救措施亦不相同。

（一）急性失血的输血

急性失血时伴有血容量的减少，脏器血流灌注减少，组织缺氧，常导致细胞功能障碍及脏器损伤。收缩压降至10.7kPa以下时，肾排泄代谢产物的功能显著下降，甚至引起少尿或无尿而发生尿毒症，如不及时纠正，将严重威胁生命；脑细胞严重缺氧可引起细胞水肿甚至坏死而危及生命；心肌严重缺氧可导致心肌受损产生心力衰竭，对原有冠状血管供血不足者，将会严重加剧病情，引起严重后果。因此，急性失血的输血要首先考虑补足血容量，保证组织灌流，其次考虑补充红细胞以纠正贫血。

1. 急性失血的输血原则
（1）积极消除失血原因，及时止血。
（2）补充血容量。
（3）根据病情需要决定是否输血。
（4）根据失血量及贫血严重程度决定输血量和输血速度。
（5）优先考虑输红细胞。

2. 急性失血的抢救措施
（1）补充血容量：轻度失血（失血量500ml）只需补液即可；中度失血（800～1 000ml）者及时补液，然后视出血情况再考虑输血，如出血已止，可以不输血；重度失血（>1 500ml）者，应积极进行抢救，给予足量补液，并采取措施（包括手术）进行止血。常用的补液方法有：①晶体液输注：常用平衡盐液，其电解质成分近似血浆，不仅可有效地补充血容量，也可补充血管外间隙的细胞外液的丢失，保证有效的组织灌流，维持血液循环的稳定。由于晶体液的稀释作用，可以降低血液黏度，使血红蛋白氧解离曲线右移，因氧释放系统有巨大的储备，只要灌注改善，即使贫血存在，其供生命器官的氧释放亦可充分恢复。由于晶体液能快速分布到血管外，所以输液量常须达到失血量的3～4倍。近年来不少人用高渗盐液（7.5%NaCl）及高渗氯化钠右旋糖酐液（7.5%NaCl/6%右旋糖酐）进行抗休克研究，仅用4ml/kg就可保持血压稳定2h，不少人主张将高渗盐液与平衡盐液共同使用；②胶体液输注：可选用中分子右旋糖酐（Dex 70）。Dex 70渗透压相当于1.7%清蛋白溶液，扩容效能为输入量的2倍。临床上多用其制成6%的含生理盐水溶液。输后8h循环中尚能保持50%的输注量，可维持血容量达12h之久。轻度失血或中度失血，仅输500～1 000ml的Dex 70，就能收到良好的扩容、提高血压的效应而免于输血。用本晶体液输注不宜超过1 500ml/d，以免加重出血，因它对血小板功能有影响。严重出血时常与其他晶体液（平衡盐液）或血液及血浆搭配使用。羟乙基淀粉亦有较明显的扩容作用，快速输注（120滴/分）有明显升压效果，用量也不宜超过1 500ml/d。

（2）纠正贫血：失血后正常骨髓反应性增生，加快红系祖细胞的增殖、分化、成熟和释放，所以失血量<1 000ml时，如应用晶体液及胶体液后，血压能维持正常稳定，保证组织灌流，则可以不用输血去纠正贫血。但失血量大时，由于红细胞丢失过多，使血液携氧功能显著下降，将影响组织代谢，故需适量输血。输血可采用：①输全血：在成分输血已广泛使用的今天，大量失血是少数尚允许输全血的病种。它可补充丢失的红细胞和血浆以及稳定的凝血因子。一般均在输晶体液和胶体液后进行。它与晶体液及胶体液的比例一般为1∶1。输全血量较大时，应输部分新鲜冰冻血浆和浓缩血小板及某些凝血因子浓缩剂；②输浓缩红细胞：目前趋势，在失血性贫血中，多主张在输晶体液及胶体液后输浓缩红细胞，以避免输贮存全血时的代谢并发症。因为全血在贮存过程中会发生生化和代谢改变，所以含有细胞碎屑、枸橼酸盐以及钠、钾、氨离子等。此血大量输入体内会产生并发症。而浓缩红细胞中上

述物质含量仅为全血的1/30～1/2。此外，输注全血易使受血者产生抗体，影响再次输血。一旦产生抗体后，再输含相同人类白细胞抗原（human leucocyte antigen，HLA）的全血就会发生输血反应。如果为了补充血小板，则全血的血小板亦太少，无济于事。因此，近年来全血的使用已大为减少。浓缩红细胞可以用生理盐水稀释，以克服浓缩红细胞输注速度过慢的问题。

3. 急性失血的输血注意事项　失血性贫血输血须注意：①大量输血（指24h内输血量接近或超过自身全血量）时，如用的是贮存全血或浓缩红细胞，将会出现血小板和凝血因子的不足，需要适量使用浓缩血小板及新鲜冷冻血浆；②抢救过程中，要检测血压、脉搏、尿量及血细胞比容，有条件者应监测中心静脉压、肺动脉楔压、心输出量等，据此调整输液、输血量及输注速度，避免输液、输血量不足，不能维持正常组织灌流，也避免输液、输血量过多，引起肺水肿、心力衰竭等；③原有心肺疾病者，更要注意输液、输血量及输注速度；④失血量较大而单用晶体液及胶体液补充血容量时，需注意血液过度稀释的问题。因为血红蛋白＜40～50g/L，血细胞比容＜0.20时，不仅会影响出血部位的愈合，而且易发生感染；⑤抢救过程中不要忘记积极想办法止血；⑥注意大量输血时可能引起的并发症，如枸橼酸盐中毒、血钾改变、酸碱平衡失调、低温、免疫性溶血以及防止输血传播疾病的发生。

（二）急性溶血的输血

急性溶血时产生大量红细胞碎片，并有血红蛋白溢出，血浆中的血红蛋白除与结合珠蛋白结合外，尚有多量的游离血红蛋白经肾排出。严重溶血可引起重要脏器的功能障碍。例如，心肌缺氧诱发心绞痛、心力衰竭；脑缺氧产生精神神经症状；肾缺氧引起肾小管坏死及上皮细胞脱落，加上经肾排出的游离血红蛋白在肾小管内的酸性条件下结晶析出以及胆红素对肾小管的损伤，造成急性肾功能衰竭。急性溶血时，大量的红细胞碎片及基质对单核－巨噬细胞系统有阻滞作用，可促使休克的发生，过高的胆红素尚可引起胆红素脑病。因此，急性溶血时的处理不同于急性失血性贫血，它不存在血容量减少的问题，加上许多溶血性疾病发生溶血的机制与抗原抗体反应及补体有关，输血需特别慎重，否则还可能加重溶血。但急性溶血引起的重度贫血如不及时纠正又往往会造成死亡，实践证明此类患者如及时输血可以大大减低病死率。

1. 急性溶血的输血原则

（1）及时阻断溶血的原因或诱因，注意电解质平衡。

（2）严重贫血，特别是引起心、肾、脑功能障碍时，应及时输血。

（3）必须输血时，选择浓缩红细胞，并根据病因不同而严格配血。

2. 急性溶血的抢救措施

（1）终止溶血：视不同病因而异。例如药物性所致者不再使用此类药物，输血所致者应立即终止输血，与抗原抗体反应有关者多采用肾上腺皮质激素或免疫抑制剂。近年来，自身抗体介导的顽固的免疫性溶血性贫血多采用血浆置换术。

（2）防治休克及急性肾衰竭：有休克表现者，可适量输注中分子右旋糖酐。给予适量5%碳酸氢钠滴注，以碱化尿液。遇有肾衰竭表现时，尚需补充晶体液，并给予利尿剂，保证有足够尿量，同时注意监测并治疗高钾血症、酸中毒。

（3）纠正贫血：由于不少溶血性疾病输血不当时反而加重溶血程度，故对溶血性疾病尽可能不输血。但急性溶血引起严重贫血时，仍应紧急输血以挽救生命。输血量无须过大，目前强调输浓缩红细胞,一般输浓缩红细胞2个单位即可。对于血液成分的选择,则视原发病而定。如能积极治疗原发病,及时终止溶血以及防止休克和急性肾衰竭,往往一次输血即可缓解。约有10%的病例溶血继续存在,输血后未见明显改善者,可考虑第二次输血。近代提倡输注年轻红细胞,效果更佳。

3. 急性溶血的输血注意事项　急性溶血性贫血输血时须注意:①溶血性疾病的急性溶血多数有抗原抗体反应及补体参与。由于患者体内有可能存在自身抗体或同种抗体,所以要严格配血;②要结合原发病慎重选择适合的血液制品;③严格掌握输血适应证:可输可不输者不输,即使要输血,也以少量为宜,开始输注应慢速滴注,观察10~15min无不良反应后再加快速度。

(宋雪珍)

第三节　红细胞疾病的输血

贫血是红细胞疾病(除真性红细胞增多症及继发性红细胞增多症外)患者共同的临床表现。大多数红细胞疾病患者的贫血是缓慢发生的,血容量保持相对稳定,如有输血指征,应以输红细胞为主。贫血的治疗方法和疗效因病因不同而有显著差异,因此对输血的需求也大不相同。①红细胞生成障碍的贫血中,因骨髓造血功能障碍所致者(包括溶血性贫血并发的再生障碍危象),在治疗未获缓解前,常需反复输血以维持生命;因造血物质缺乏所致者,如缺铁性贫血、叶酸缺乏或维生素B_{12}缺乏引起的巨幼细胞性贫血等,主要治疗措施是补充造血物质,无适应证时无须输血。其输血适应证为休息时有明显贫血症状,血红蛋白<40g/L或血红蛋白<60g/L伴有下述情况之一者:冠心病、高血压心脏病、贫血性心脏病伴心功能不全、待产孕妇和因外科情况需要手术者;②红细胞破坏过多所致的贫血(溶血性贫血)多数需要输血,少数呈慢性经过而又有有效治疗方法者亦无须输血。例如,遗传性球形红细胞增多症等,脾切除可有显著疗效,输血仅作为手术前准备措施及溶血危象发作时应用;③出血所致的贫血中,急性出血的输血见本章第二节;慢性出血患者,常引起缺铁性贫血,而消除出血原因及补充铁剂可有显著效果,一般无须输血。

一、再生障碍性贫血(再障)的输血

因贫血严重(Hb<40g/L)须输血者,一次输注2个单位。需较长期输注维持生命者,每2周一次,可用年轻红细胞。应尽量延长输血的间隔时间,如输血间隔延长超过一个月以上尚能耐受时,常可不再输血,即所谓"过输血关"。多输血并无好处,一来会抑制造血,二来可引起含铁血黄素沉着及输血传播疾病。

若同时有明显出血,血小板<20×10^9/L者,可输浓缩血小板。

因感染发热用抗生素无效或感染严重者,可输免疫球蛋白2.5g/d,隔日一次。若白细胞<1.0×10^9/L或中性粒细胞<0.5×10^9/L,在用抗生素的同时,应选用粒细胞集落刺激因子(G-CSF)3~5μg/(kg·d)。若用抗生素72~96h后感染仍得不到控制,而中性粒细胞继续下降,特别是中性粒细胞<0.2×10^{10},感染将危及生命者,可输浓缩白(粒)细胞,但必须足量,一般输注粒细胞总数为(1.0~3.0)×10^{10},连续用4~7d,并与强有力的广谱抗生素合用。必要时,可考虑每天输2次。有学者研究粒细胞减少者在发热时立即用

粒细胞输注，其存活率为52%，与对照组无显著差异，而另一些学者则在用抗生素72h无效时再用粒细胞输注，其存活率为58%，比对照组的15%显著增高，表明严重感染时粒细胞输注有明显效果。

多次输血后引起HLA抗体的产生，从而引起输血反应而使输血难以进行。遇到这种情况，而又必须输血时，可用白细胞过滤器进行红细胞输注。如果此类患者需输血小板，而输任意供体的血小板已产生同种免疫而使输血小板无效时，则可选用家庭成员中HLA相合的血小板。

长期输血后易致脏器含铁血黄素沉着，影响脏器功能，甚至发生血色病。因此，当输血次数较多（例如输10次以上）时，应适当给予去铁胺注射，以增加铁的排泄。

二、6-磷酸葡萄糖脱氢酶（G6PD）缺乏症的输血

溶血严重者应迅速给予输血。输血是治疗重症病例的一个主要措施，输血能显著降低病死率。据杜传书等报道，1955—1963年住院的1 464例中输血者为948例（占64.8%）。在1 464例中死亡34例，其中17例因未输血或未来得及输血而死亡。输血后仍死亡6例（0.4%），均为并发严重酸中毒、重症肺炎或脑实质出血者。1955年，经输血治疗者仅15.6%，其病死率为5.1%；而1956—1973年间输血率增加至63%~79.5%，病死率下降至0.4%~2.2%，足见输血对于挽救生命的重要性。他们曾观察到数例临近死亡的患者，瞳孔已散大，脉搏已不能触及，对刺激无反应，由于立即给予静脉推注全血100~150ml，神志立即清醒，其中1例患儿仅静脉推注50ml后得救，神志恢复正常。

病情危急，出现脑部缺氧或脑细胞水肿症状，如昏迷、抽搐、两眼同向性偏斜、瞳孔散大者，不必等待血红蛋白检查结果，应立即配血，给予快速推注血液以抢救生命。

贫血症状严重，血红蛋白<40g/L，或住院后仍有显著血红蛋白尿者可考虑输血，一次2单位红细胞即可。如果病情十分危急，则也可输贮存全血。少数患者一次输血后，由于溶血尚未终止，症状未见明显改善或仍有明显血红蛋白尿，可考虑第二次输血。输血量按全血计为5~15ml/kg（成人150~300ml，小儿80~150ml），也可用至10~20ml/kg。

亲属的血很可能也是G6PD缺乏的，输入后有可能出现再次溶血，因此尽量不输亲属的血。最好是对献血者进行快速筛查，选用非G6PD缺乏者作为血源。

对轻、中型病例可不用输血，但应及时注意水、电解质的平衡及纠正酸中毒，及时补充晶体液及应用碳酸氢钠碱化尿液，保证足够的尿量。

三、珠蛋白生成障碍（地中海）贫血的输血

（一）输血的指征

（1）轻中度贫血者可不输血，只当感染或妊娠引起贫血明显加重时，或需要进行手术时给予输血。

（2）重症珠蛋白生成障碍贫血常从幼年开始发病，严重影响生长发育及智力发展，导致脾肿大以及脾功能亢进，心脏肥大，也因无效性造血促使胃肠道对铁吸收过多而发生继发性血色病，故一旦确诊，宜尽早输血。

（二）输血的方法

（1）因需长期输血，常易致铁过多，故应尽量使输入的红细胞寿命维持较长时间；同

时为了减少患者输血反应，宜尽量减少白细胞及血小板的输入。常输入的红细胞有：①年轻红细胞：输入人体后存活时间长，携氧能力比一般红细胞增强，是珠蛋白生成障碍贫血患者最为理想的血制品。缺点是价格昂贵；②少白细胞的红细胞：能明显减少HLA抗原的输入从而减少非溶血性发热反应的发生；③洗涤红细胞：减少了HLA抗原的输入；④洗涤后的冷冻红细胞：因红细胞经过洗涤和冷冻后，已极少含白细胞、血小板和血浆，这是珠蛋白生成障碍贫血较理想的血液制品；因为约有半数的长期输血者可能有抗红细胞抗体，比较难找到相容的血液输注，采取冷藏措施（即从献血者中分离红细胞，在中心地区冷藏）后，可预选供者及预先交叉配血，从而有多种血液可供选择，故容易找到相容的血液供患者使用，缺点是价格昂贵。

（2）输血的目的之一是减轻贫血的症状并维持生命，为达到目的，一般定期输给中等量的红细胞，使血红蛋白保持在60~70g/L的水平即可，但患者仍处于贫血状态，不但生命质量差，而且贫血的各种病理改变得不到明显纠正，影响生长发育。随着岁月的推移，患者年龄增长了，但发育障碍，健康不佳，且由于反复长期输血导致血色病而夭折。因此，这种中量输血方法虽为大多数人采用，但绝不是理想的方法。现在趋向于用高量输血的方法。一旦确诊后尽早开始输血，且短期内反复输血，使血红蛋白上升到正常水平（100g/L以上或血细胞比容在0.27以上），之后定期输血，维持在这水平上。其目的不是单纯为了减轻贫血症状和维持生命，而是使供氧恢复正常，组织氧合作用改善，同时，由于铁饱和的贫血中血浆铁转运率提高，使胃肠道吸收铁增高，血红蛋白提高到正常后，可降低血浆铁转运率，并使胃肠道对铁的吸收恢复正常水平，不但保证正常生长发育，减轻骨髓及脏器的病理生理改变，而且减少血色病的发生。近年来更有人主张用超高量输血，使血红蛋白升至130g/L以上及血细胞比容>0.35，认为对纠正病理改变更有效。如从婴儿期开始使用，还可避免出现典型的珠蛋白生成障碍贫血的面容和病理生理改变，保证患者的生命质量。具体输注方法是每2周输冷冻红细胞一次，为了保持血红蛋白在正常水平，输入量为10~20ml/kg，随生长发育再增加1~2单位。滴注速度为1~2ml/min。若用年轻红细胞，则输血的间隔可延长到1~1.5个月，用血量仅在开始时较大，经过1~4个月后，输血量就可减少。由于脾功能亢进呈渐进性进展，输血也会进行性增加，并导致铁负荷增加。因此，脾功能亢进明显时，及时进行脾切除不但可使全血细胞上升，输血量减少，输血时间延长，而且也可减轻铁负荷。有人主张，当输血需要量每年达到200~250ml/kg以上时就应该进行脾切除。

（三）输血的注意事项

（1）输血前最好进行完整的红细胞血型系统检测，尽可能应用多种亚型相配的血，避免长期输血产生同种抗体，影响到以后的输血。

（2）由于长期多次输血，故很容易发生经血传播的疾病，如病毒性肝炎、艾滋病等。

（3）长期输血会引起铁负荷增加。一般统计，输血100次以上时有可能引起血色病，因此不能给患者使用铁制剂，也不宜进食含铁量高的食物，因为肠道中铁浓度过高时，较多的铁能弥散入肠黏膜细胞，增加铁的吸收。宜多喝茶，定期检查血清铁，如明显增高（>200μg/L）伴有皮肤色素改变、肝功能改变、糖尿病及心脏功能不全时宜用去铁胺肌注10mg/（kg·d），此剂量可使机体每日排出铁10~20mg。

四、自身免疫性溶血性贫血（AIHA）的输血

（一）输血的指征

（1）轻中度溶血不必输血：较严重溶血时，应每2~4h进行检测，观察溶血及血红蛋白或血细胞比容下降情况，如果病情稳定，可不必输血，因为患者对溶血较易耐受，甚至老年人亦然。只要严格卧床休息，限制活动即可。此外，患者对治疗反应及自然恢复均可较快，50%的患者用足量肾上腺皮质激素后可在1周内取得效果。

（2）严重溶血时，血细胞比容可降至0.15以下。当血细胞比容降至0.12以下或血红蛋白降至40g/L以下时，会出现神经精神症状以及严重疲乏，食欲不振，恶心甚至呕吐，或心悸气急，甚至昏迷。此时必须紧急输血，同时给吸氧。

（3）发生溶血危象，出现休克时，应及时用晶体液或胶体液纠正休克，紧急配血及时给予输血。输入的红细胞的寿命可能与患者本身的红细胞一样缩短，但输血仍可有暂时的挽救生命作用；出现严重血小板和（或）粒细胞减少时，可按再障贫血处理。

（二）输血的方法

（1）选择好献血者：认真配血，选择ABO相合的红细胞输注。如果估计需要重复输血者，则要注意同种抗体的产生。所以最好一开始就做红细胞基因表型的检测，因为输过血的患者再做基因表型的确定是很困难的，甚至是不可能的。如果已知Rh表型就可选用同型的血，避免同种抗体引起溶血，又如假定JK^a阳性，则输了JK^a阳性或阴性的血均不会产生抗JK^a同种抗体，如果Kell阴性，则用Kell阴性的血才可避免抗Kell抗体的产生。如果自身抗体有Rh等相关抗原特异性，则应选择缺乏此类抗原的红细胞输注；如检测出同种抗体，则选择与此抗体相容的红细胞输注。

（2）由于自身抗体可能在试管中与所有供体的红细胞起强反应（间接抗球蛋白试验++~++++），以致于无法获得相配的血。在交叉配血不完全相合时，应多配几个ABO血型相同的血，不得已时可以采用患者血清与供体红细胞反应最弱的红细胞输注。

（3）如因自身抗体存在，影响到ABO血型的判断，在紧急情况下，可输O型红细胞。

（4）自身血输注：有人报道某些AIHA患者，自身血输注有实际意义。有些AIHA患者尽管直接抗球蛋白试验阳性但可无溶血性贫血，试管中红细胞破坏只占2%~14%，而治疗后恢复的患者则红细胞在试管中可不破坏，故可将治疗恢复的AIHA患者的红细胞冷冻保存，等到以后复发时，将之输回，可不必担心同种抗体引起的溶血，也可在患者需要手术的时候给予回输，可保证不在手术中发生同种抗体引起的溶血反应。还有人报道有一甲基多巴诱发的直接和间接抗球蛋白试验阳性的患者需要紧急手术。该患者虽有溶血但血红蛋白及血细胞比容正常，其抗体对所有正常红细胞均有反应，停药后未等到抗体滴度下降，就抽取3个单位的红细胞保存起来，到手术中用了上去。其他学者也在另一些患者身上应用了同样的方法取得良好效果。如果不方便或不可能延迟手术以等待收集到足够的自身血者则可用温吸收技术及其他血清技术以排除供血中存在同种抗体的可能。

（5）输注洗涤红细胞或少白细胞的红细胞有人报道冷抗体型AIHA输洗涤红细胞后可使血清中补体降低，并认为这是输注后红细胞存活时间延长的原因。但另一些学者认为资料太少，不足为凭。不过，他们承认应用洗涤或少白细胞的红细胞以避免红细胞以外的抗体引起

的反应是合理的。因为在严重的 AIHA 中，发热的原因较难确定，如有发热则可导致不必要的延迟或停止输血。

(6) 冷抗体型 AIHA 应用温血问题观点尚不一致：有人认为准确配型的血可以不用加温进行慢速输注。另一些学者则认为必须用加温血。还有人认为除加温血外，更重要的是置患者于温室中。再有一种看法是如果将血液加温至体温水平并置患者于温室中则不太可能发生溶血。至今为止，这个问题尚未进行深入的研究。但应强调指出，如果要加温，则一定要处理得当，随意加温是十分危险的。血的加温不应当超高 38℃，否则输入后在体内会很快被破坏，甚至引起患者死亡。

(7) 血浆置换 AIHA 患者的抗体滴度较高时，先用血浆置换后再用激素，效果较好，不但症状减轻得快，而且激素用量也可以减少。特别是对于治疗效果不佳的患者，血浆置换后再用激素可以取得良好效果。

(三) 输血的注意事项

1. 输血的危险性　从血清学的角度来说，患者的自身抗体对自己的红细胞和多数正常红细胞都能起反应。输血可能使溶血加速，使黄疸和贫血加重，甚至引起急性肾衰竭或弥散性血管内凝血 (DIC) 造成死亡，特别是大量输血时更危险，因此尽量不输血。必须输血时一定要按前述严格配血。输血速度要慢，严密观察，以少量多次为宜，一般一次只能输 100ml 红细胞，必要时可一天输 2 次，但没有必要使血红蛋白升至 80g/L 的水平，只要能达到防止低血氧即可。这样，输血既达到了缓解严重贫血的症状，又可避免过多输红细胞而可能出现的溶血加重。此外，某些 AIHA 患者的自身抗体有明显的"相关特异性"，即其抗体与含 Rh 抗原的红细胞反应性最强。而汉族人中 Rh 阳性者占大多数，因此输血后引起溶血加重的可能性很大。再者，AIHA 患者过去如输过血则有可能有同种抗体存在，这种抗体在自身抗体存在的情况下很难查出，输血后往往引起溶血加重。所以必须在输血前用特殊方法检测同种抗体。如有同种抗体存在，则要选择与同种抗体相容的血液输注。

2. 注意血型的鉴定以及血型抗原、抗体的检测

(1) AIHA 患者的 ABO 血型检测通常无问题，用普通检测方法即可。但仍需用 6% 小牛血清清蛋白盐水溶液作阴性对照。此对照若阳性，则提示或者是未分散的自身凝集或者是严重致敏的细胞在白蛋白中的自动凝集，因而 ABO 配型不准确；这时候，将患者的细胞用加温至 45℃盐水洗涤 5~10min，可使对照呈阴性，从而使 ABO 配型可靠。此外，用 ZZAP 试剂（0.1mol/L dihiothreitol + 0.1% cysteine – activated papain）预先处理患者的红细胞后也可得到可靠的 ABO 血型鉴定。二磷酸氯喹处理红细胞也可取得同样的效果。对于有在室温中起反应的冷凝集素的患者，需要在 37~45℃中洗涤红细胞。对于防止自体凝集也可以在 ABO 血型鉴定前用 0.01mol 的 dihiothreitol（DTT）在 37℃中处理红细胞 30min。

(2) 当出现自动凝集时用盐水或化学改良血清去鉴定 Rh 血型常有困难，故最好用"玻片及快速试管"配型血清去测定用 ZZAP 处理过的红细胞的方法去鉴定 Rh 血型。

(3) 检测其他抗原：当抗球蛋白试验直接强阳性时，抗原的检测常遇到麻烦，需要采用一些特殊方法：①将红细胞在 45℃加热 5~30min 或 50℃中 3~10min，足已解离附在红细胞上的抗体，从而使红细胞能被强的反应血清鉴定。有时细胞甚至需要在 51~56℃中加热 3~5min，其缺点是常引起溶血，同时红细胞抗原性减弱；②ZZAP 处理红细胞可使直接抗球蛋白试验减弱甚至消失，但它使许多红细胞抗原变性，如 Duffy，MNSs 及 Kell 血型等，所

以只限定用于 ABO, Rhhr 及 Kidd 系统的鉴定；③二磷酸氯喹的酸溶液能解离附着的 IgG 又不引起红细胞抗原变性，其缺点是不能使每例抗球蛋白试验转阴，而且需要长达 2h 的孵育时间，有时引起显著溶血；④当上述方法均不能使直接抗球蛋白试验减弱至足以进行抗原鉴定时，可采用血清及抗血清吸收法。方法是将等量抗血清和洗涤过的红细胞在 37℃ 中共同孵育 1h，用杂合子和纯合子的红细胞以及缺乏相应抗原的红细胞做试验。比较上层吸收血清和同样的患者的红细胞和抗血清的混合液的活性。最好测定出抗相应抗原的红细胞的吸收血清的滴度。例如，如果患者的红细胞含 JK^a 抗原，红细胞将从抗 JK^a 的配型血清中吸收抗体，留下低滴度。杂合子的细胞，如 JK(a$^+$b$^-$) 将更易吸收抗体。缺乏相应抗原的红细胞（如 JK^a-）不能吸收任何的抗 JK^a 抗体，因而吸收后将不会改变抗体的活性。用对照红细胞进行的吸收血清的滴度积分可和用患者红细胞进行的吸收血清的滴度进行比较从而鉴定抗原。

（4）刚刚输过血的患者的血型鉴定：主要是根据年轻和年老的红细胞比重不同而将患者的红细胞分出网织红细胞（即患者的细胞）和较老的细胞（即输入的细胞）。然后将网织红细胞进行配型鉴定，此方法常可在输血后 48~72h 鉴定出患者的红细胞血型。在 AIHA 患者分离出的网织红细胞可用 ZZAP 或二磷酸氯喹作预处理。

（5）检测同种抗体：当患者曾输过血或妊娠过，就可能产生同种抗体，它能引起溶血性输血反应（如抗 Rh、抗 Kell、抗 Kidd 及抗 Duffy）。温型自身抗体常与所有正常红细胞起反应，因此使检测同种抗体发生困难。此时，有一种肯定的检测同种抗体的方法，即用不能吸收同种抗体的红细胞从患者血清中吸收自身抗体的方法。由于同种抗体不吸附在患者自身的红细胞上，所以吸收自身抗体后的患者血清就用来测定同种抗体。美国血库协会输血服务和血库标准中指出："假如患者在 3 个月前用过全血和含红细胞的血制品或前 3 个月内曾妊娠过或者病史不清者，必须在计划输血前 3 天内采集患者血样本"。由于大多数自身抗体会被患者红细胞吸附，所以在温型抗体的 AIHA 中，间接抗球蛋白试验的阳性要比直接抗球蛋白试验的阳性弱，所以，如果间接抗球蛋白试验比直接抗球蛋白试验显著增强，则提示有同种抗体的高度怀疑。如果直接抗球蛋白试验（++++）或者它与间接抗球蛋白试验一样或更强，则有无同种抗体存在不能肯定，假如血清抗体的过筛试验显示有在 37℃ 起反应的抗体，血清就需进行红细胞基因表型的检测，正如像任何血库确定同种抗体特异性常做的那样。

（6）含冷性抗体的 AIHA 患者在交叉配血时，可在 37℃ 条件下用生理盐水作介质，不必用清蛋白。许多学者均认为在 37℃ 不反应的同种抗体罕见临床溶血表现，他们在 20 年中用了数百万单位的血也未出现过此类输血后溶血，所以可以忽略。但配血一定要在严格的 37℃ 环境下进行，样本要先用 37℃ 温浴，生理盐水也要用 40℃ 温浴者（因放入试管时会降几度），离心过程也要保持在 37℃ 中进行。如果没有此类加热离心的设备，则可用 45℃ 预温离心杯及用 45℃ 盐水洗涤，这样可以在离心过程中保持约 37℃。较少数患者血清冷抗体在 37℃ 中亦起反应，可采用另一种方法进行配试，即在交叉配试时对患者的血清进行冷抗体的吸收。还有一种方法是用 0.01mol/L DTT 进行 1.5min 孵育，这样可以大大减低 IgM 的滴度而不影响 IgG 抗体。

3. 输血反应的预防　输血前可用肾上腺皮质激素，如地塞米松 3~5mg 预防输血反应。

五、阵发性睡眠性血红蛋白尿症（PNH）的输血

急性溶血引起严重贫血需要输血时只输红细胞，尽量避免输全血。原因是全血的血浆中可能不但含有补体，而且可能含有能激活补体的物质，甚至有已被激活的补体。

（一）关于洗涤红细胞应用问题

以前强调此病要输洗涤红细胞，现在认为无此必要。1940年，Dacie报道A型PNH患者输了O型全血后发生溶血，持续48h，估计有50%红细胞被溶解，之后输洗涤红细胞，未见溶血反应。他认为O型血的A凝集素与A凝集原发生了凝集反应，导致溶血。1939年，Hams和Diugle证实PNH患者的红细胞在体外对凝集素的敏感性增高，后来Dacie也证实了这一点。他提出对PNH患者输血要输洗涤红细胞，因为即使是浓缩红细胞仍有少量血浆，其中有些物质可能激活补体。红细胞经过洗涤后，血浆基本去除了，能够激活补体的物质也就很少了，所以比较安全。1977年，Sherman及Taswell对此观点提出质疑，根据他们27年中13例PNH的138次输血经验，输入全血、浓缩红细胞及洗涤红细胞的PNH患者之间，溶血反应的发生率无明显差异。Grockerman认为PNH患者输入洗涤红细胞后，使对补体敏感的细胞，特别是Ⅲ型细胞的百分率下降，从而中止溶血。但Dacie的观点仍被传统地沿用下来，各种教科书上仍明确提出PNH患者输血要输洗涤红细胞。1989年，Brecher回顾1950—1987年间23例PNH的输血，共输注556单位血液成分（其中输全血94单位，浓缩红细胞208单位），结果仅1例发生溶血。此例为AB型PNH患者输入一单位O型全血，类似Daice者。而另20例PNH者输336单位洗涤红细胞及123单位同型血小板及新鲜冰冻血浆者，均未发现溶血反应。他认为PNH患者发生输血反应均是由于输注含有非同型ABO血浆或者将含有白细胞的血液制品输给具有白细胞抗体的PNH患者所致。因此，他提出PNH患者的输血主要是输特定血型的全血或血液制品（group - specific blood and blood products），对以往输血曾发生过发热反应的患者应输少白细胞的红细胞。他认为输洗涤红细胞殊无必要，而且还增加费用及在生理盐水洗涤过程中导致10%的红细胞丢失及增加污染的机会。但是否洗涤红细胞含有较少的白细胞和血小板，从而减少了白细胞抗原抗体复合物的形成而降低了溶血的机会则尚值得探讨。

（二）输少白细胞的红细胞

PNH红细胞主要缺陷是缺乏磷脂酰胺醇连接蛋白，使补体调节蛋白不能锚在细胞膜上，因而对补体敏感，易被激活的补体破坏而发生溶血。多次输血者可能产生白细胞抗体，再次输血时会产生抗原抗体复合物，从而激活补体发生溶血。有人给32例PNH患者输注去除白细胞的红细胞共998单位，未见到溶血反应。因此，为预防输血诱发的溶血反应，可应用白细胞过滤器去除白细胞进行输血。

（三）输冷冻红细胞

冷冻红细胞去除了绝大部分白细胞和血小板以及血浆，比较安全，但价格昂贵。只当碰到稀有血型的PNH患者，为避免输血反应，可选择输注这种血制品。

因为输入的血浆中所含ABO凝集素能破坏对补体敏感的红细胞，以及血浆中的补体成分可能促进PNH细胞的溶解，所以即使第一次输血也可能发生溶血。因此，输血时开始要慢，要注意观察有无溶血反应，如有反应，应立即停止输入。

六、珠蛋白生成障碍（镰状细胞）贫血的输血

（1）发生再障危象时，可按再障贫血处理。

（2）梗死危象时可考虑输血：输血可减少镰变细胞的数量，减轻微血管痉挛，改善组织供氧和梗死情况，对缓解疼痛、避免器官功能障碍有好处，有人研究发现红细胞中如正常细胞>60%时，疼痛常停止。

（3）脾滞留危象时，脾扣留大量红细胞导致溶血加剧，贫血急剧加重，有时出现低血容量休克，甚至死亡，此时输血可挽救生命。

（4）下肢溃疡和阴茎异常勃起常可因输血而好转。

（5）通常以10~15ml/（kg·12h）的量输浓缩红细胞，使血红蛋白上升至120~130g/L以上。之后保持在此水平，镰状细胞的生成将受到抑制，原有的镰状细胞较快死亡，在血液中很快消失，可使症状迅速好转，以后2~3周输血一次，保持镰状细胞在40%以下，可避免各种并发症的发生。

（6）脾阻留危象出现低血容量休克时可适当输全血，或同时输浓缩红细胞及晶体液补充血容量。

（7）红细胞置换疗法大量输浓缩红细胞，有过多增加血容量引起心力衰竭的可能。用红细胞置换疗法可在不增高血容量的情况下更快更有效地降低血红蛋白S的浓度。

七、内科系统疾病的输血

除血液系统疾病外，其他系统的疾病也可引起贫血或者合并有贫血，按一般贫血治疗即可，如无适应证一般无须输血。

（一）心血管系统疾病的输血

（1）细菌性心内膜炎引起的贫血如果特别严重（30~50g/L）有可能引起贫血性心脏病心功能不全时，可考虑输浓缩红细胞。

（2）心脏病并发各种原因引起的慢性失血性贫血，有明显贫血症状、失血原因未除、血红蛋白<50g/L者，为避免加重心脏负荷，可适当输浓缩红细胞。

（3）冠心病并发贫血发生心绞痛，单用药物治疗效果不佳，而血红蛋白<100g/L者，可考虑输浓缩红细胞，患者自觉症状良好是最好的治疗监测。

（4）动脉粥样硬化或脉管炎等血管病由于并发贫血而加重间歇性跛行或暂时性大脑缺血出现症状时，可考虑适当输浓缩红细胞。

（5）心力衰竭并发低蛋白血症引起严重水肿时，可在应用利尿剂基础上，适当输注清蛋白。

（6）心脏病患者如出现失血性休克，应分秒必争，按类似正常心脏的情况进行输血、输液，不应拘泥于心功能不全而贻误时机，但应严密观察，一旦休克好转，情况稳定时就应减少用量及减慢速度，以免心功能恶化。如紧急情况已过，应按慢性贫血处理。

（二）消化系统疾病的输血

（1）慢性失血多导致缺铁性贫血，常无须输血。

（2）严重肝病引起肝肾综合征可能存在酸中毒及高血钾者，必须输血时宜输新鲜制备

的红细胞,避免用含钾较高的制备时间较长的红细胞。

(3) 肝硬化所致棘形红细胞增多症等发生严重溶血性贫血需输红细胞时,宜用洗涤红细胞。

(4) 肝硬化患者在用分次放腹腔积液治疗时,每次放腹腔积液后输清蛋白40g,如用一次性全量放腹腔积液治疗则每放腹腔积液1L给输清蛋白6~8g。

(三) 泌尿系统疾病的输血

(1) 慢性肾衰竭血浆蛋白极低及进食少者,宜适当补充清蛋白,但输注速度宜慢,同时给予利尿剂。

(2) 慢性肾衰竭必须输红细胞时,使用年轻红细胞或洗涤红细胞。

(3) 肾移植前输血能提高存活率,有许多肾移植中心将肾移植前输血当作提高肾移植存活率的有效措施。其机制尚不十分清楚,推测可能是输入HLA不相合的淋巴细胞使受体产生了免疫耐受性,从而减低对异基因肾的排斥反应。但近年来因强效免疫抑制剂的应用,输血已不重要。

(四) 其他

(1) 风湿性疾病的贫血如为免疫因素所致者,以输洗涤红细胞为宜,用血浆置换去除抗体,可以取得一定的治疗效果。

(2) 肿瘤患者的贫血按一般贫血处理,严重贫血时可输浓缩红细胞,如伴发骨髓病性贫血而导致血小板和(或)白细胞严重减少时,可适当输注浓缩血小板或浓缩白(粒)细胞。

(房　昆)

第四节　白细胞疾病的输血

白细胞疾病中需要输血治疗的主要是白细胞及组织细胞增殖异常的血液病,如恶性血液病(白血病、多发性骨髓瘤、恶性组织细胞病等)、骨髓增生异常综合征(MDS)、骨髓纤维化症以及各种原因引起的急性粒细胞缺乏症。恶性血液病常引起成熟红细胞、血小板以及成熟粒细胞的减少,加上化学治疗过程中使上述改变进一步加重,如果不进行处理,常导致严重并发症的发生,如严重贫血、出血及感染,甚至造成死亡。因此,输血是治疗恶性血液病的十分重要的辅助措施之一。

一、白血病的输血

(一) 输血的指征和方法

(1) 贫血:白血病患者病情严重,血红蛋白迅速下降,休息时仍有明显症状,有引起脑细胞缺氧水肿及心肌缺氧,甚至心功能不全并发症的可能,不但对患者有危险,而且十分不利于化疗药物的应用。因为化疗药物对心、肝、肾均可能有毒性作用,在缺血、缺氧状态下,有可能诱发脏器功能明显损害,所以适当输入浓缩红细胞有助于改善症状及联合化疗的进行。当血红蛋白<40g/L,休息时有明显贫血症状时,可输浓缩红细胞,每次以少量为宜。如遇准备进行异基因骨髓移植的白血病患者,输红细胞时,最好选用少白细胞的红细胞

（如洗涤红细胞，或用白细胞过滤器输血），尽量减少因输入白细胞产生 HLA 抗体的可能，以免移植时这些抗体有可能对植入干细胞起排斥作用。

（2）粒细胞减少：化疗后白细胞明显减低，易引起感染而危及生命，一般情况下，只要进行隔离防护，避免感染，白细胞会逐渐上升。中性粒细胞减少的患者感染危险增高，当中性粒细胞 $<1.0\times10^9/L$ 时，感染的危险较高，当 $<0.25\times10^9/L$ 时，则危险更高。对于已有感染的中性粒细胞减少的患者，输粒细胞在理论上是合理的，但普遍应用较少，原因之一是过去很难收集到足量的粒细胞。在外周血中循环的中性粒细胞约 $2.0\times10^{10}/L$，等于每天产量的 20% 左右，当感染时，中性粒细胞的消耗增加 7 倍，供者的全部循环的中性粒细胞只能提供患者每日所需的 20% 以下。20 世纪 50 年代前就有人应用输粒细胞的方法。1965 年，Freireich 等报道 80 例次受体输注慢性粒细胞白血病患者的粒细胞，54% 发热消失，而且疗效与输入粒细胞数量相关，至少输入 1×10^{10} 粒细胞才能使发热消退。Mathe 等也有类似报道，效果很好。经验表明，对于预后较差的革兰阴性细菌败血症输注粒细胞效果明显。现在已可用血细胞分离机收集到足量的粒细胞用于治疗。有作者进行了前瞻性研究，76 例粒细胞 $<0.5\times10^9/L$ 的革兰阴性细菌败血症的患者应用粒细胞输注，对照组单用抗生素，结果存活率无差异，但接受了 4 次以上输注者存活率为 100%，而未输注者存活率仅 26%。Higby 等研究结果是感染患者输粒细胞后 20 天存活率为 88%，而对照组只有 26%。Vogler 及 Winton 等研究细菌培养阳性并用抗生素 72h 后无效的感染患者输注粒细胞者存活率为 58%，而对照组仅 15%。美国癌症研究所也证实粒细胞输注能提高革兰阴性杆菌败血症患者的存活率。公认的结论是对于中性粒细胞减少时间长达 1 天以上的革兰阴性杆菌败血症的患者，粒细胞输注是有用的。目前白血病患者革兰阴性杆菌败血症或真菌的感染率仍较高，且感染的病死率高达 20%～30%，因此白血病患者在严重感染时仍考虑输注粒细胞。白血病患者感染的第一征象是发热，也可以是感染的唯一症状，由于中性粒细胞减少，肺炎患者可以不出现肺部浸润，故胸部照片可以阴性，也可无痰，泌尿系感染者可无脓尿，皮肤黏膜感染者可无局部红肿及疼痛。

而粒细胞减少者常易感染革兰阴性杆菌及真菌。粒细胞减少的患者如发热持续不退，则一方面要积极寻找感染的证据，一方面要积极用抗生素。一般来说，粒细胞减少的持续时间低于 1 天者，感染常易控制，不需输粒细胞。粒细胞输注不用作预防。粒细胞显著减少的时间延长时，不管有无感染，可用 G – CSF，以期缩短中性粒细胞减少的时间及发热的天数和降低应用静脉注射抗生素的天数。静脉注射免疫球蛋白尚有争论，但人们习惯在中性粒细胞减少伴感染者中联合应用免疫球蛋白及抗生素。白血病患者骨髓移植也用免疫球蛋白以期减少移植物抗宿主病（GVHD）及巨细胞病毒、细菌、真菌感染和降低间质性肺炎的发生。单纯粒细胞减少的患者一般不预防性应用免疫球蛋白。当中性粒细胞减少又可能存在感染的患者，建议按下述程序处理：①临床体检寻找感染的部位和证据；②拍胸片；③尿液镜检及培养；④至少两次血培养；⑤放置导管者，其顶端进行细菌培养；⑥考虑做鼻、牙龈、直肠的细菌培养；⑦开始按经验选用足量和敏感的广谱抗生素，最好根据血液检测浓度调整剂量；⑧抗生素的应用至少 10～14 天或更长；⑨如果中性粒细胞减少时间延长则考虑开始应用 G – CSF 或粒巨噬细胞集落刺激因子（GM – CSF）；⑩在联合应用广谱抗生素至少 72～96h 之后，如果患者感染严重，症状体征不减，发热高于 38.5℃，粒细胞显著减少，特别是中性粒细胞 $<0.2\times10^9/L$ 者，则开始粒细胞输注。粒细胞输注量至少 1.0×10^9 个粒细胞/L，

连用4次以上,最好用7次。

(3) 血小板减少:白血病患者常有血小板减少,在化疗时常会加重血小板的减少,并因此诱发出血,而严重出血(如颅内出血)常导致死亡。但许多研究表明,血小板在 20×10^9/L 以下时,出血并无明显增多,只有当 $< (5 \sim 10) \times 10^9$/L 时肉眼可见的出血才会明显增多。Lawrence 等研究发现,未输注血小板的白血病患者的出血较输注过血小板者多,但严重出血则无差异,血小板下降至 5×10^9/L 以下时,出血天数较长,程度也较严重。据统计,在一组儿童白血病中,血小板在 $(0 \sim 10) \times 10^9$/L 者,严重出血者占26%,$(10 \sim 20) \times 10^9$/L 者,出血者占10%,而 $(20 \sim 40) \times 10^9$/L 者,出血者仅占4%~5%。Aderka 等报道18岁以下的白血病患者出血的危险较高,急性非淋巴细胞白血病中血小板数 $< 10 \times 10^9$/L 者出血危险比介于 $(10 \sim 20) \times 10^9$/L 之间者明显增高。许多学者发现在一定的血小板水平下,当有并发症如败血症、DIC、肝功能不良或抗凝药物的使用、解剖部位损伤、血小板下降及高热时,出血的危险增高。目前世界上的情况是70%的医院血小板输注用于预防出血,其中60%的医院定的输注血小板阈值为 20×10^9/L。有20%的医院定的阈值高于或低于此。例如,Aderka 等定为 $< 10 \times 10^9$/L。他回顾性研究64例急性白血病的血小板输注的结论是,在无发热的18岁以上的急性非淋巴细胞白血病患者伴有化疗引起的血小板减少时,预防性血小板输注可安全地延迟至血小板 $< 10 \times 10^9$/L。Gmur 等则前瞻性研究了102例急性白血病患者的血小板输注,结论是预防性输注阈值,在无发热或明显出血者为 5×10^9/L,而在有发热或明显出血者为 10×10^9/L。有凝血障碍,损伤或用肝素者至少为 20×10^9/L。Lawrence 认为应当每天检查评估一下患者以确定治疗策略,如果患者病情稳定,则血小板预防性输注应当在血小板 $< 10 \times 10^9$/L 时进行,但当患者出血危险明显增加时,则血小板 $< 20 \times 10^9$/L 就应进行预防性输注。剂量为2单位/10kg体重,除非发现患者对血小板输注有抵抗性,否则每周输注次数不应超过2~3次。多数学者认为在化疗过程中引起的血小板减少,如果患者没有明显出血及其他并发症,则当血小板 $< 10 \times 10^9$/L 时,应当进行预防性血小板输注。但当患者有其他并发症,如发热、感染、鼻出血、牙龈出血局部处理无效、咯血、呕血、黑便、肉眼血尿、大量阴道出血、头痛、视网膜或中枢神经系统出血及其他较明显出血时,则血小板 $< 20 \times 10^9$/L 时就应当进行治疗性血小板输注。剂量为2单位/10kg体重,一般用8~16单位血小板,每周2~3次。

(4) 外科手术时的血小板输注:有人报道了95例伴血小板减少($< 100 \times 10^9$/L)的血液学恶性肿瘤患者进行了167次手术,全部血小板 $< 50 \times 10^9$/L 者在术前及术中接受了血小板输注(中位数6单位),但血小板数 $> 50 \times 10^9$/L 者则未作预防性输注。大手术术后使血小板维持在 $> 50 \times 10^9$/L 以上达3天,而小手术(如拔牙等)术后使血小板维持在 $> 30 \times 10^9$/L 以上达3天。术中失血,62% < 20ml,76% < 50ml,17%为50~500ml,> 500ml 者仅7%。手术前后出血情况与术前血小板计数无关。普遍认为血小板 $> 50 \times 10^9$/L 时进行手术不需要进行预防性血小板输注。但中枢神经系统手术、视网膜手术,以及解剖结构上小血栓或血块可能引起严重损害或阻塞的部位的手术,如输尿管等手术中,有需要保持血小板在较高一些的水平,如果血小板数量低于正常,则术前需要进行预防性血小板输注。

(5) 腰穿时出血的预防:腰穿引起出血并发症的报道很少。Lawrence 进行了咨询研究,被咨询的40个医生中只有5个见到过血小板减少的患者有过腰穿并发症。35例有并发症者中有6例血小板 $< 20 \times 10^9$/L,另有1例慢粒患者估计是白血病细胞浸润引起脊髓受压(血

小板 85×10^9/L)。其余28例患者的血小板均在正常范围，其中1例为血小板功能异常，9例为血友病，14例是用抗凝药物治疗者，另4例诊断不明但血小板正常。3个医生指出除非有其他易引起出血的情况，否则不管血小板多低，在腰穿时也不给预防性输注血小板。另有37个医生则指出在血小板特定水平下，他们会在腰穿时作血小板预防性输注，其中3个医生定的阈值为 10×10^9/L，一个定为 15×10^9/L，16个定为 20×10^9/L，2个定为 30×10^9/L，13个定为 50×10^9/L，1个定为 75×10^9/L，还有一个定为 100×10^9/L。总的资料表明，血小板减少的患者进行腰穿时，除非血小板 $<20\times10^9$/L，否则危险性是很小的。

(二) 输血的注意事项

(1) 白血病患者可出现血型抗原的改变。所以在给白血病患者定血型时，应做正反定型。如两次定型不符，则要进一步做吸收放散试验，可以证实不凝集红细胞上有相应的血型抗原。正常的血型一经鉴定，即应输注同型血液，而不应当输 O 型血液。

(2) 强烈化疗后输血有可能引起输血相关移植物抗宿主病（TA-GVHD），原因是化疗后患者自身免疫功能极度低下，输入的血中如果含免疫活性的淋巴细胞，而宿主本身又不能将之灭活，这些淋巴细胞将会攻击宿主而产生 GVHD，最好用白细胞过滤器输注以去除白细胞或预先用 γ 射线照射后输入。新型过滤器可滤除将近6个对数级的白细胞，不但可预防 GVHD，还可预防传染巨细胞病毒。不过，在遗传性免疫缺陷病患者或骨髓移植患者中，输血常致 TA-GVHD，而在白血病患者中则发病率不太清楚。因此，也不必输血时常规照射或用过滤器，但如果患者存在严重免疫功能低下时则要考虑采用。

(3) 经静脉输入的粒细胞，需要通过肺，可能有部分积聚在肺的毛细血管中，如果患者有肺部炎症或本身有明显白血病浸润时，有可能加重肺部的炎症或引起肺血管阻塞，产生肺气体交换不良、呼吸、困难，即成人呼吸窘迫综合征。故白血病并发肺炎者输浓缩粒细胞时要特别慎重，尽可能不输。

(4) 白血病病情恶化或强化疗后易引起感染，特别是发生二重感染，如果不及时用抗真菌药，则常易致死。过去常用两性霉素 B 治疗时，有人发现在用两性霉素 B 的同时如输注浓缩白（粒）细胞会加重肺部反应，易出现成人呼吸窘迫综合征，所以尽可能不要两者合用。幸而近年来有了强有力的不良反应小的抗真菌药氟康唑（大扶康），因此尽量避免使用两性霉素 B。

(5) 输注浓缩白（粒）细胞速度放慢可减少不良反应的发生率和严重程度。一般速度不要超过 1.0×10^{10}/h。

(6) 血小板输注除临床需要外，还要考虑患者经济问题，要权衡利弊再作决定。另外，需要考虑的因素有：①同种免疫反应的不良反应：有人研究表明免疫与输注血小板数量无关。急性白血病患者强化疗后常需要用 10~20 单位血小板，在此剂量或较高剂量的情况下，同种免疫的发生率无明显改变，因此，没有必要为预防同种免疫的可能发生而限制这些患者的血小板输注。不过，许多资料表明用少白细胞的血液制品可明显减少同种免疫的发生，必要时可考虑用白细胞过滤器输注血小板；②传播疾病，特别是艾滋病和肝炎。

二、其他白细胞疾病的输血

急性粒细胞缺乏症的输血可参照白血病患者粒细胞严重减少时的输血进行处理。多发性骨髓瘤、恶性组织细胞病、MDS 及原发性骨髓纤维化症的输血原则基本同白血病。多发性骨髓瘤的高黏滞综合征较严重时可进行血浆置换。原发性骨髓纤维化症需要长期输血者，如输血间隔时间明显缩短时，则需认真检查有无食管静脉曲张或痔瘘等并发少量持续出血，是否有长期输血后引起同种免疫反应而使输血效果不佳，有无并发脾功能亢进所致红细胞破坏过多，是否已转变成其他恶性血液病，并迅速针对病因给予积极治疗。此外，如果每2周输浓缩红细胞2个单位仍不能满足患者需要，而患者脾又较大时，很可能是巨大的脾已引起脾脏内溶血。这种患者切脾可取得较好效果。

（王甜甜）

第五节　出血性疾病的输血

出血性疾病是止血、凝血功能障碍引起出血的一类疾病。其中因血管或毛细血管壁本身的缺陷所致者，如过敏性紫癜、遗传性出血性毛细血管扩张症、单纯性紫癜等，除非并发凝血因子异常，否则输血不能取得止血效果。此类疾病只在有严重贫血时才考虑适当输红细胞。因血小板减少或功能障碍以及凝血因子缺乏所致者，输血和（或）血液制品可取得显著止血效果，如特发性血小板减少性紫癜（ITP）或各种继发性血小板减少性紫癜、血友病、血管性血友病（vWD）、血小板无力症等。此外，某些出血性疾病，如血栓性血小板减少性紫癜（TTP），近年来应用血浆输注或血浆置换的方法治疗取得了显著效果。

一、特发性血小板减少性紫癜的输血

（1）除非并发胃肠道等大出血，须考虑输血外，因继发贫血而需输血者较少。

（2）血小板明显减少（$<20\times10^9$/L），伴有明显出血倾向者，或疑有中枢神经系统出血者，可考虑输浓缩血小板。每次输注8~16U，一般隔2~3天一次即可，如出血不止，也可每天输注1~2次，直到出血停止或血小板上升至（30~40）$\times10^9$/L以上。效果不佳时，尚可连续滴注血小板（1~2U/h），有希望控制严重出血。必要时可在输血小板前先静脉滴注免疫球蛋白，可延长血小板寿命，止血效果更佳。

（3）脾切除术前及术中渗血不止，或患者血小板极低而又需作其他紧急手术者，可考虑适当输注浓缩血小板。但ITP患者手术前加用肾上腺皮质激素及免疫球蛋白，或应用免疫抑制剂则效果会更好。

（4）大剂量免疫球蛋白静脉滴注：每次静脉滴注0.4g/kg，连用5天，有显著提高血小板的效果，切脾治疗无效者用免疫球蛋白静脉滴注亦可奏效。其作用机制可能是：①单核-巨噬细胞系统的Fc受体受封闭；②免疫球蛋白静脉滴注后自身抗体的合成减少；③阻碍抗体与血小板或巨核细胞结合；④免疫球蛋白静脉滴注能控制病毒感染。常用作手术前准备，以及用于分娩和致命性出血时。但免疫球蛋白价格昂贵，只部分儿童用后可获得痊愈，而成人用后少数获得持久缓解，多数升血小板作用短暂，故一般成人不轻易作为治疗方法使用。

（5）血浆置换：在血细胞分离机上进行，一次至少清除患者血浆1/3以上，然后回输新鲜冰冻血浆及晶体液和胶体液（如明胶或羟乙基淀粉等）。血浆置换后，为防止反跳现象，激素照常应用。置换后血小板开始上升，虽置换了不少血浆，尚未见血小板比置换前减少的情况，置换过程比较安全。有时为避免血浆置换中意外颅内出血，在置换开始前如果血小板数过低可适当给予输注浓缩血小板。

(6) ITP患者血内有自身抗血小板抗体，研究表明输入的血小板寿命明显缩短，输注血小板虽能控制威胁生命的出血，但预防效果差，因此，除非患者血小板呈进行性下降，且到了极度低下水平，已有严重出血的预兆之外，一般不作预防性浓缩血小板输注。

(7) 经常输注血小板容易引起抗血小板同种抗体的产生，使以后真正需要输血小板抢救生命时输血小板变得无效。因此非必要时，不轻易给患者输浓缩血小板。

二、血友病的输血

(一) 输血的指征及输血的方法

输血指征为自发性出血及关节积血和外伤性出血或手术前后预防出血。

(1) 甲型血友病轻型患者一般不会有自发性出血，只在外伤时或手术时出血，可以应用新鲜冰冻血浆，其中含所有各种凝血因子。为避免大量输注引起心脏负荷过重，一次最大安全量为0~15ml/kg；中型患者因第Ⅷ因子活性（FⅧ：C）水平只有2.5%，常有皮下出血及肌肉出血，也有关节出血，出血常反复发作，可应用冷沉淀，所含FⅧ：C较新鲜血浆高5~1.0倍；轻型患者也可用冷沉淀；重型者FⅧ：C<1%，出血部位多且重，可应用中纯度FⅧ制剂，其FⅧ：C提高25倍以上，保存在4℃冷藏箱中，用时加注射用水溶解后静脉滴注。现在已有高纯度FⅧ制剂，其活性更高；FⅧ：C以国际单位（U）表示，1U相当于正常人1ml新鲜血浆的FⅧ：C。一般输入FⅧ浓缩制剂1U/kg体重可提高血浆FⅧ活性2%。简单的剂量计算公式为：所需剂量（U）= 体重（kg）× 所需提高的水平（%）× 0.5。剂量根据FⅧ缺乏的程度和病情及有无并发症而定。自发性出血每日用量20~30U/kg；危险性较大的血肿或为了拔牙，剂量为每日30U/kg；严重创伤或大手术每日用50~100U/kg，分2~3次注射，每8~12h一次。FⅧ活性水平保持在25%左右即可防止术中出血，大手术时少数需达50%以上。维持剂量常用于重型患者。一般无慢性关节病变的轻型出血患者，剂量只要7U/kg足以有效地止血。若有关节强直等慢性关节病变的出血，剂量往往需增加2~4倍才能有效。根据不同情况应用FⅧ。

(2) 有时患者需要进行预防性输注，一般20U/kg静脉输注，每2天一次，可使FⅧ：C上升2%~4%以上。现已公认在参加剧烈体育活动前给予预防性注射有显著效果。

(3) 乙型血友病一般用血浆或凝血酶原复合物均有效。可用新鲜冰冻血浆。1ml血浆中含第Ⅸ因子（FⅨ）1U。血浆15~20ml/kg可使FⅨ提高5%~10%。由于FⅨ的分布在血管外约为血管内的1倍，输血浆后FⅨ回收率只有30%~50%。开始生物半存活期仅2~3h，以后为20~30h，故在第一次输注血浆或凝血酶原复合物后2~4h就应作第二次输注，以后每24h输注一次。关节出血、单纯肌肉血肿、血尿时，首剂10U/kg，以后5U/kg，每天一次。大手术、大出血时，首剂40~60U/kg，2~4h输第二次，剂量20~30U/kg，以后5~10U/kg，24h一次，维持10~14天，直至伤口愈合。有的专家认为用FⅨ时，开始3~4天持续输注，达到70%~100%水平后逐渐减量，比一次注射好，其优点是避免一次冲击高峰，可按血中水平随时减量，还可减少浓缩剂的用量。

(4) 丙型血友病发病率较低，自发性出血少见，偶有鼻出血、血尿和女性月经过多，但在拔牙、创伤及手术时易出血，且出血倾向与第ⅩⅠ因子（FⅪ）含量减少不呈正相关。出血时可输新鲜冷冻血浆（含FⅪ 0.9U/ml），每次输注量不宜超过10~15ml/kg，以免心脏超负荷，可每12h输注一次。FⅨ很少弥散在血管外，生物半存活期为40~48h。在4℃下稳定，故替代疗法时可用贮存血浆，给予 7~20ml/kg 血浆，可使 FXI 水平提高到 25%~50%。新鲜冷冻血浆制备冷沉淀后的上层液中含 FXI 1 000IU/L。手术时可于手术前输血浆 30ml/kg，以后每天 5ml/kg，或隔日 10ml/kg，直至伤口愈合。

（二）血友病患者应用血浆制品须注意的两个问题

（1）感染传染病的问题：20 世纪 70 年代，大多数输凝血因子浓缩制剂的血友病患者均感染一种以上的肝炎病毒，以后由于筛查工作的进展，乙型肝炎病毒感染率大大下降，但丙型肝炎病毒的感染率仍很高，约 50% 血友病患者有丙型肝炎感染的证据，原因之一是筛查时只检测献血员的丙型肝炎抗体，而抗体的形成可迟至感染后 4 个月，所以有的新近感染的献血者就会被漏掉了。在未严格检查 HIV 之前，估计每年美国公民的血友病患者有 800~1 000 人感染 HIV，1993 年 6 月估计有 1 926 名血友病患者成为艾滋病患者。现在这些问题基本解决了，因为已有灭活病毒及基因重组的 FⅧ 浓缩剂可以使用。

（2）伴发抑制因子的问题，有学者发现在 1975—1980 年期间，曾用中纯度 FⅧ 浓缩剂的严重甲型血友病儿童患者有 25% 产生 FⅧ 抑制物。现已发现在注射高纯度或低纯度的血浆提取或重组的 FⅧ 后的头几天产生抑制物的百分率较高。甲型血友病在治疗过程中，一般有 10%~15% 的患者会产生 FⅧ 抗体。长期注射，特别是作预防性注射 FⅧ 制剂时要注意 FⅧ 抗体产生的问题。当临床上在输入足量 FⅧ 后出血仍持续，甚至加剧，就应考虑 FⅧ 抗体的存在，应及时作白陶土部分凝血活酶时间测定，如仍延长，提示有 FⅧ 抑制物。此时为止血，可采用下述方法：①持续输注大剂量 FⅧ 浓缩制剂，剂量视抗体滴度而定，每天剂量可达 100U/kg，每日 2 次；②注猪Ⅷ因子浓缩剂，此制剂专用于有第Ⅷ因子抑制物的患者，因为第Ⅷ因子抑制物具有物种特异性，所以患者的第Ⅷ因子抑制物不与猪的第Ⅷ因子产生明显的交叉反应，该制品能有效地控制甲型血友病患者的出血，初次剂量为 50~100U/kg 体重，以后根据第Ⅷ因子水平决定用量。缺点是可能出现变态反应，所以应用前最好先滴注氢化可的松或地塞米松；③活化的凝血酶原复合物，其中含有活化的第Ⅹ因子、第Ⅶ因子和第Ⅸ因子，其治疗机制不同于"替代疗法"，因为它不是通过第Ⅷ因子活化的途径，所以有人称之为"旁路疗法"。这种制剂对于控制有较高抑制物的甲型或乙型血友病患者的大出血有显著疗效，缺点是价格昂贵；④血浆置换去除抗体后再用 FⅧ 浓缩剂。

三、血管性血友病（vWD）的输血

（1）Ⅰ型的中型及ⅡA 型可用 1-去氨基-8-右旋精氨酸-加压素治疗，但如效果不佳或在拔牙、胃肠出血、分娩或大手术时，需用冷沉淀。

（2）输血可选用新鲜冷冻血浆、冷沉淀或 FⅧ 浓缩剂。新鲜血浆用 10ml/kg 体重，每日一次，可使 FⅧ：C 保持在 30% 以上，可改善出血倾向。冷沉淀的优点是含丰富的 vWF 及 FⅧ：C，能同时纠正出血时间和 FⅧ：C 的减低，而 FⅧ 浓缩剂可有效升高 FⅧ 活性，但缺点是不能纠正出血时间的延长，使 vWD 患者达到止血的目的，则须同时纠正出血时间及凝血异常。冷沉淀常用剂量是在重型出血时应达 10IU/kg 体重，或每天 FⅧ：C 15~20IU/kg 体重，若进行大手术，则重型者给 FⅧ：C 20~40IU/kg 体重，2d 后 10~20IU/kg 体重，3~8d 后 5~10IU/kg，轻型者可适当减量，小手术也可适当减量。术前输注冷沉淀应在 24h 前进行。此外，对血小板型 vWD，输浓缩血小板有效。

四、弥散性血管内凝血的输血

（1）失血过多引起显著贫血者，可输浓缩红细胞。

（2）继续出血，而血小板及凝血因子水平很低，可输新鲜冰冻血浆和（或）浓缩血小板。也可输冷沉淀及纤维蛋白原。亦可适当用凝血酶原复合物及FⅦ浓缩剂等。

（3）肝素抗凝是治疗DIC的主要方法之一。而肝素的抗凝作用主要是增强抗凝血酶Ⅲ的生物活性，DIC时抗凝血酶Ⅲ均显著降低，因此使用肝素抗凝治疗时，应使用抗凝血酶Ⅲ浓缩剂，不但能缩短DIC的病程，还可以使生存率得到提高。

（4）蛋白C有抗凝作用，主要是对活化的Fv及活化的FⅧ的灭活。实验表明其对内毒素引起的DIC具有良好效果，已可用基因重组技术生产。

（5）凝血因子的补充，在使用前必须准确检查确定DIC过程已得到控制，否则必须在应用肝素抗凝的基础上使用。

（6）纤维蛋白原的使用，每次2~4g，使血中纤维蛋白原含量达到1~2g/L为度（每输入1g可使血浆浓度升高0.5g/L）。因其半存活期较长，故达到要求后不必再用维持输注。

（7）抗凝血酶Ⅲ水平降至50%以下时就应使用抗凝血酶Ⅲ制剂，平均1IU/kg的抗凝血酶Ⅲ可使血中抗凝血酶Ⅲ活性升高1%，成人第一天给1 000IU，以后每天100IU，连续用2~3天。

（8）冷沉淀15单位可使成年患者FⅧ水平从20%升至100%，并能提供纤维蛋白原约3g，一举两得。

五、血栓性血小板减少性紫癜的输血

（1）血浆置换：此为首选治疗方法。最近观点认为本病的发病机制是血小板聚集能力过强，形成血小板栓子黏附于血管内皮上。导致血小板聚集的因素有血小板聚集因子、钙激活胱氨酸蛋白酶、大分子vWF因子多聚体等；血小板聚集也可因血小板聚集天然抑制物如前列环素、正常分子vWF多聚体、某些保护性IgG分子等的减少。血浆置换能去除患者体内促血小板聚集物，补充正常抗聚集物，从而抑制血小板栓子的形成。一旦确诊，应及早进行。每天血浆置换量3~4L，至少用5~7天，有效率可达50%以上。部分病例治疗缓解后不再复发，也有的病例会反复发作，但复发时用血浆置换仍可有效。由于配合肾上腺皮质激素、免疫抑制药物（如长春新碱2mg/周×4~6次）及脾切除等治疗，病死率已由30年前的90%下降至20%以下。

（2）如果未进行血浆置换，则可输注新鲜冰冻血浆，用量为30ml/（kg·d），效果也较好，复发者用之仍可有效。

（3）有人试用冷冻血浆上清液代替血浆作血浆置换亦有效。

（4）静脉滴注大剂量免疫球蛋白亦有效。

（5）肾衰竭严重时，血浆输注可同时联合应用血液透析。

（6）血浆置换时注意其不良反应，包括枸橼酸盐中毒、血容量失衡、变态反应、出血异常等，并及时处理。

六、其他内科疾病并发出血的输血

（一）循环系统疾病并发出血

（1）左房室瓣（二尖瓣）狭窄引起大咯血，主要治疗措施是降低肺静脉压，不宜用输血来止血。

（2）左房室瓣（二尖瓣）狭窄或左心衰竭所致急性肺水肿时可见口鼻涌出粉红色泡沫血痰，也不宜输血。

（3）体外循环异常出血时，血小板异常者输浓缩血小板，凝血因子减少者可输新鲜冰冻血浆、冷沉淀、凝血酶原复合物及纤维蛋白原制剂等。

（二）呼吸系统疾病并发出血

（1）肺结核、支气管扩张、肺癌、肺栓塞引起的大咯血，如果并发血小板显著减少或凝血因子缺乏者，可考虑输浓缩血小板或输新鲜冷冻血浆、凝血酶原复合物等补充凝血因子。如果反复出血导致显著贫血（血红蛋白<40g/L）伴有明显贫血症状者，可考虑输浓缩红细胞。

（2）肺源性心脏病并发消化道出血者按消化道出血处理。

（三）消化系统疾病并发出血

（1）严重出血按急性失血性贫血处理。

（2）纠正血容量不足时，输液输血的量要大，速度要快。但肝病患者，特别是肝硬化晚期的患者，其循环血量较低，一旦输血超过其原有血容量，可使门脉压升高而再次出血。故用量应以量出为入或按测定循环血量准确补充。

（3）其他内科疾病并发严重出血要用输血采止血者少见，可根据病因、血小板减少及功能缺陷程度、凝血因子缺乏情况进行输血处理。

（王甜甜）

第八章
外科输血

第一节 失血性休克

一、失血性休克的病理生理

急性失血导致失血性休克在急性创伤及外科疾患中甚为常见。导致血容量减少最常见的原因是：①各种原因引起的大量失血；②广泛的创面或大面积烧伤引起的血浆外渗；③心脏或大血管以及实质脏器的出血未能迅速制止；④心脏损伤（或受压）导致回心血量下降及搏血障碍。

急性失血或血容量急剧下降时首先刺激主动脉弓及颈动脉窦的压力感受器，神经中枢及自主神经受到上述神经冲动刺激即可导致各种激素的释出。失血后即刻就可见交感和肾上腺激活，血中5-羟色胺、肾上腺皮质激素及垂体激素迅速明显增多，引起强烈的选择性小动脉收缩以维持静脉和动脉压，外周血管阻力明显增高，血液重新分配以保证重要生命脏器的血流灌注。在正常情况下，供应心脏的血流量仅为心输出量的5%~8%，失血性休克时可多达心输出量的25%。而供应胰腺、脾脏、皮肤、肌肉及骨骼的血流量仅为正常值的16%~20%，胃肠道的血流量也降为正常值的30%~38%。另一方面尽管总的心输出量由于血容量剧降而心输出量仅为正常值的50%，而供应心、脑和肾上腺的血流量仍为正常值的85%~95%。其中心肌收缩力及心率的增高也起着重要的作用。

血压呈中等度下降时，肾血流量和肾小球过滤率由于微动脉的反射性松弛而仍保持正常。

血压降至8kPa（60mmHg）以下时，由于失代偿而肾血管阻力增高，肾血流量及肾小球过滤率均下降，同时由于血管升压素（抗利尿激素）及肾素-血管加压素-醛固酮活性的作用导致钠和水的潴留明显地增多。

失血性休克的早期或失血量为正常血容量的20%以下时，组织液可从组织间隙进入血管腔内以补充血容量的不足。但失血量超过总血容量的25%以上时，体内的细胞外液总量就无法弥补因失血所丢失的液量。这不仅由于细胞内离子浓度增高而妨碍了液体从细胞内进入间质间隙，而且也反映了细胞膜的通透性也直接受损伤，同时细胞内外的转运功能及能量供应均受到干扰或损伤。当失血量超过机体所能代偿的程度时，机体呈现恶性循环的反应。持久的小动、静脉收缩必然有碍氧的释出以及营养基质的供应，从而导致缺血性损害，甚至器官功能不全。

值得注意的是，持久的毛细血管瘀滞促使乏氧代谢的酸性产物的积聚，pH 值下降，由于毛细血管前微动脉扩张而毛细血管后微静脉仍保持收缩，导致血液瘀滞，毛细血管静水压升高，反而使血管间隙内的液体逸至血管外，从而进一步加重了血细胞成分的积聚和微栓塞的形成、血小板的黏附和聚集增加。随着血小板因子Ⅲ及肝素中和因子的释出促进了凝血活酶的产生，使凝血酶原转变为凝血酶以及纤维蛋白沉积。凝血因子的大量消耗可导致弥散性血管内凝血的发生。

当失血性休克发展为不可逆性休克时，由于细胞膜的损伤，离子转运障碍，乳酸大量堆积，细胞膜结构破坏，线粒体发生肿胀，溶酶体膜破裂，从而使细胞完全酶解而死亡。

二、失血性休克的处理

Schoemaker 等比较了失血性休克死亡和活存者有关心功能和呼吸功能指标，发现直接和间接与氧运输有关的一些参数（如心输出量、血流量等）差别最为显著。失血性休克的存活患者，其氧运输远较死亡者为高。在死亡患者中，虽然全身血管阻力明显增高，但心输出量和氧运输仍无法满足基本的需要。因此失血性休克患者的复苏能否成功似取决于早期的血容量恢复以及血流量、氧运输的恢复情况。

一般情况下，失血性休克的复苏目的在于恢复循环血量，保证血容量的合理分布，保证足够的气体交换，同时保护肺功能以免负荷过重，保证肾灌流量以维持尿量。

根据病程，失血性休克的液体复苏可分为 3 期：血容量复苏、补充红细胞和纠正凝血障碍。

（一）容量扩充

一般情况下，失血性休克的治疗最理想的是首先输液而不是输血。容量扩充剂常用的有平衡盐液及血浆代用品，如低或中分子右旋糖酐和羟乙基淀粉，生物制品则有清蛋白溶液。前两种血浆代用品国内外均甚常用。初期输液时究竟以输入晶体液或平衡盐液为好还是输注胶体液为好仍存在着争论。国外 20 世纪 70 年代前后提倡使用清蛋白胶体液，认为可防止肺间质性水肿的发生。然而赞成输注晶体液或平衡盐液者认为复苏液内加入清蛋白可增加肺间质间隙的清蛋白池，这样反而增加肺间质性水肿的可能。

大量的实验和临床研究表明先给予胶体液并无好处。复苏时应先输注晶体液，如平衡盐液，它不仅可有效地扩充血容量，也可补充细胞外液的缺失，保证有效的组织灌流，维持血液循环的稳定。

一般静脉快速输注 1 000～2 000ml 晶体液（如平衡盐液）可使血压回升，减轻失血性休克的症状。输液过程中应严密观察毛细血管充盈时间、肢体温度、尿量、中心静脉压以及肺动脉压等以便结合动脉血压综合考虑输液的速度和输液量。

除平衡盐液外，近几年来对高渗盐液（7.5% NaCl）及高渗氯化钠右旋糖酐液（7.5% NaCl/6% 右旋糖酐 70）的抗休克效果进行了系统的研究和临床观察，发现输入量仅为 4ml/kg 时可保持血压稳定约 2h 左右。其效果可令人满意，但并不能认为复苏时只输注高渗盐液即可，也不能完全代替平衡盐液的输注。

（二）补充红细胞，增强携氧能力

显著的失血加剧，心输出量及血红蛋白浓度的下降。循环血液中的红细胞数及血红蛋白浓度是至关重要的。输血的适应证是低血红蛋白血症，目的在于恢复机体的携氧能力。

大量失血时输注全血显然是合理的，这是补充红细胞和血浆的最简便的方法。然而"储存的全血和已经丢失的全血最为近似，因而应选择全血"这种观点是危险的。因为血液在体外储存过程中血液的生化和代谢发生了显著的改变，而且改变的程度与储存的时间呈正比。虽然血浆可作为血容量扩充剂，但其中含有相当量的细胞碎屑、腺嘌呤、枸橼酸盐以及钠、钾、氨离子等对失血性休克患者来说是一种沉重的代谢负担，因这些患者往往需输入大量的全血。避免输入大量的血浆可明显地减少由大量输注全血所引起的代谢负担。为此有人提出输注浓缩红细胞（packed red blood cells），既能满足循环血液中血红蛋白浓度恢复的需要，又可减少代谢并发症的危险。500ml全血经离心后可获得300ml浓缩红细胞，其中腺嘌呤、枸橼酸盐、钾、钠、氨离子、血浆蛋白抗原及抗体仅为原先全血含量的1/2~1/3。

浓缩红细胞输注时最大的问题是输注速度较慢，因其黏度明显地高于全血，因此明显减慢的输注速度不利于失血性休克患者的快速复苏。使用生理盐水可使红细胞再悬浮而且可使血细胞比容恢复到60%左右时就可顺利地解决输注速度的问题。

（徐腾飞）

第二节 神经外科输血

神经外科患者输血是神经外科治疗的重要组成部分。输血可防治患者的低氧血症，纠正休克，挽救患者的生命，提高患者对手术的耐受性。神经外科患者输血最常用于神经外科手术中，但术前及术后也使用。

一、术前

（1）神经外科患者如果营养状况差，或有贫血，术前应给予少量多次输血，以改善患者的营养状况，提高患者对手术的耐受能力。

（2）一般颅脑损伤患者很少发生休克，但较大面积的头皮撕脱伤或伤及大的颅内静脉窦可引起大量失血；并发内脏损伤或其他部位损伤时，往往可出现失血性休克。对上述情况往往需迅速输血、输液。对外出血部位应立即采取措施止血。经抗休克后，血压回升，其他生命体征趋于稳定后，才适于开颅手术或同时进行其他手术。

（3）配血是神经外科手术前的常规准备，一般开颅手术前需配血300~900ml。如果确诊为颅内动脉瘤或血运极为丰富的脑膜瘤等，术中出血常较多，术前应配血3 000~4 000ml或更多，以应付术中的大出血。伴有高血压、动脉硬化的患者，颅脑手术过程中出血也较多，而且常出现止血困难和不能耐受血压下降等特点，故术前配血量应相应增加为宜。

二、术中

（1）术中失血往往为全血，因此有必要输注全血补充。麻醉医师应根据手术中患者的全身情况，按失血量进行输血。如出现大出血或失血性休克时应快速输血和输液。如需大量输血时，应按比例适量输注新鲜血液以维护凝血功能和防止由大量输血所致的不良反应。

（2）严重颅脑损伤患者往往出现颅内压增高，且常伴有代偿性血压升高，脉压增宽。然而一旦掀开颅骨瓣时，代偿性血压增高的机制即解除，血压有可能骤降到甚至测不到的程度。因此必须事先做好快速输血、输液的准备，以防止加重缺血、缺氧。小儿和老年患者进行手术时尤其需要充分的输血保证。

（3）近年来，对血管极为丰富的脑膜瘤手术，术前常采用经皮股动脉插管行颈外动脉栓塞术，以减少术中大量出血，从而有可能减少手术中的输血量。这种措施已取得良好的效果。其他可供采用的方法包括氟碳代血液输注或血液稀释法等以减少术中的输血量。

三、术后

由于术中难于估计患者的失血量，因此术后必须及时检查血常规，包括红细胞数、血红蛋白及血细胞比容等。一旦存在贫血，应及时给予输血或浓缩红细胞。一般认为血细胞比容降低2%时，应予输血200ml，但输血速度不宜过快，以防止加重脑水肿。输血量可按下列公式补充：

（1）（85 - Hb%）×体重（kg）。

（2）（40 - Hct%）×2.2×体重（kg）。

（3）$15 \times \frac{450（万）- RBC（万）}{100} \times$ 体重（kg）。

（徐腾飞）

第三节　烧伤输血

大面积深度烧伤后常出现严重烧伤休克。输液和输血是抗休克的主要措施。但是，在补充何种液体及其剂量方面，各家看法不一。有人认为，烧伤后主要是细胞外液中缺钠和缺水，因此主张要以补充足够的电解质为主。又有人认为烧伤创面外渗液中不仅有电解质，而且其主要成分是血浆，因此主张应输注胶体、电解质和水分，三者兼顾，胶体中应以血浆为主。又有一种观点认为烧伤后不但有血浆外渗，还有红细胞的大量破坏，因此主张应补充一定量的全血。不同意早期输血的依据是：休克期有明显的血液浓缩和黏度增加，再输血势必加重血液浓缩，血液黏度也更高，必然会导致微循环瘀滞，影响组织和器官的灌流。因此，不主张在烧伤后24h内输注全血。然而烧伤早期流经烧伤区的红细胞被大量破坏，红细胞脆性明显增加，常导致溶血和血红蛋白尿。据报道大面积烧伤后8～10h红细胞破坏可占红细胞总量的12%；48h可达40%。因此可以认为烧伤休克期输注一定量全血是完全必要的。深度烧伤面积>10%的患者，在休克期都需要补充一定量的血液。

根据我国的烧伤治疗经验认为：严重烧伤休克期要输注胶体，而全血应占胶体总量的1/3左右。大量的临床病例和实验证明输注全血的烧伤患者的并发症少，病死率低；输注全血对纠正贫血、改善组织供氧、保护内脏器官、改善免疫功能和维持血液胶体渗透压等方面均有积极作用。而且实践证实烧伤休克输血后血液黏度并不增加；相反，低蛋白血症的发生率明显减少。

至于其他血液容量扩充剂在血浆和全血供应不足的情况下仍较常用。如中分子右旋糖酐（平均相对分子质量75 000）在烧伤面积不大而较浅者可代替血浆。但在面积较大而较深的烧伤患者需与血浆混合应用。用量一般不超过1 500ml。临床有用右旋糖酐后出现出血倾向和急性肾衰竭的报告，因此需密切观察。近来也有人在烧伤休克期用低分子右旋糖酐（相对分子质量为 20 000~40 000），发现在降低血液黏度和利尿方面的作用较为明显。

烧伤后期由于红细胞半存活期缩短以及侵袭性感染等因素所致的骨髓造血功能受抑制，常可出现不同程度的贫血。因此应及时输注全血或浓缩红细胞，使患者的血红蛋白含量保持在正常范围的高界，这将有利于病情的好转和上皮的生长。

大面积深度烧伤患者常需分期分批地进行切痂植皮或剥痂、脱痂植皮。手术时常可使血液大量流失，因此手术过程中必须输注足量的新鲜全血。

对小儿和老年烧伤患者，应多次少量输注新鲜全血。电烧伤患者后期常存在较严重的贫血，也应及时输注全血或浓缩红细胞。

烧伤患者输血时不要将氢化可的松加入全血中，以免导致肾功能衰竭。

（徐腾飞）

第四节 骨科输血

骨科创伤处理时常需输血，输血量应根据骨折部位的出血量以及骨折部位出血后的病理改变而定。骨折部位常伴有骨质的骨营养血管、哈佛管中毛细血管断裂，此类血管的断裂情况与软组织迥然不同点是断裂的血管不能回缩，难以形成血栓，因此骨折端出血较为猛烈。

只有当血肿的压力超过了断裂血管内的压力时方可逐渐止血。

一般成人常见的闭合性骨折的失血量为：肱骨骨折 100~800ml，尺桡骨骨折 50~400ml，股骨骨折 200~2 000ml，骨盆骨折 500~5 000ml。若创伤严重，为粉碎性骨折，软组织损伤过重者出血估计量还会增加。以骨盆骨折为例，若全骨盆环骨折脱位伴有骨盆壁小血管，盆腔静脉丛、盆壁肌肉撕裂甚至髂内、外动脉损伤时，出血量应当在 4 000ml 以上，可超出腹膜后间隙 2 000~4 000ml 的容量而发生腹膜前血肿，因此对失血量的估计要充分而留有余地，否则将增加病死率。此外，股骨中段 1/3 骨折中，粉碎骨折占 12%~13%。此类不稳定性骨折多数由于强大暴力所致，所伴有的软组织损伤也较严重，其出血量估计多在 800~1 000ml 或其以上。若处理不当，也有一定的病死率。

严重挤压伤所致肌肉丰富部位的骨盆、股骨骨折可造成局部组织缺血、破坏，一旦解除压力，伤部毛细血管破裂，血管通透性增高，从而可发生大量隐性出血、血浆渗出等，所以在估计出血量时也应估计在内。

骨科创伤处理需输血时尚需注意下述各点：

（1）失血量的估计：闭合性骨折出血量的估计，除参考上述数据外，还应结合伤情的轻重、骨折类型和肌肉丰厚部位的松质骨等适当追加估计量。若为开放性骨折则应根据伤情、伤后失血量等追加输血量。

（2）建立输血通道的部位：伤部同侧以远的部位不宜作为输血通道的部位，如骨盆骨折不应在下肢；肱骨、股骨骨折不宜在同侧相应的上、下肢建立输血通道，否则输入的血液将从骨折断端丢失，且可加剧骨折部位的肿胀，压力升高，重者可能造成筋膜间隔综合征的恶果。

（3）在输血的同时应及时进行骨折的整复：只有在骨折整复良好的前提下，才能防止骨折断端继续出血，真正达到输血的预期效果，纠正休克。

（4）骨科输血的适应证：一般指一次失血量超过 1 000ml。因此对重度骨盆、股骨中

1/3粉碎性骨折的失血量多在800~1 000ml以上，在参照伤情与有关辅助检查指标后应列个常规输血的范围。

（5）上止血带超过4~8h的肢体骨折，应视为严重挤压伤造成的继发性损伤，输血量和建立输血通道的部位均可参照（1）、（2）实施。

（6）脊柱骨折并发脊髓损伤时在输血补充血容量不足的同时，应在输血、输液总量和速度方面予以适当控制，这样既可达到抗休克的目的，又可防止脊髓水肿，从而避免加重脊髓损害。

（辛晓文）

第五节　普通外科手术的输血

普通外科多为腹腔内脏器质性疾病，常需手术治疗。手术前及手术中的失血量差别很大，失血速度也各有不同，少则仅几十毫升，多则可于数分钟内失血达数千毫升以上，甚至总量可达上万毫升。因此普通外科的输血有其本身的特点。本节将从输血适应证、方法和特殊并发症等方面进行阐述。

一、输血的适应证

（1）消化道出血：它包括胃肠道肿瘤或溃疡、胆管出血、食管-胃底静脉曲张及出血性胃炎等。术前患者常有呕吐、便血或胃肠道内滞留大量血液也为其特点；这些患者多有不同程度的休克、严重贫血及低蛋白血症等。如经内科治疗48h仍不能控制出血时即可作为急诊手术的指征。此类患者在术前、术中均需输血。

（2）脾脏手术：原发性或继发性脾功能亢进需手术切除脾脏者，多有脾脏明显肿大，红细胞、白细胞、血小板数减少和骨髓造血细胞增生，同时多有不同程度的贫血及肝功能损害、低蛋白血症及凝血障碍。因此术前应给予输血以纠正或改善贫血。手术过程中也可因脾周围粘连严重，游离脾脏或搬动脾脏过程中及处理脾蒂时可能发生意外的大出血，因此术前必须大量配血，做好快速大量输血的准备。

（3）门静脉高压症手术：这类患者多有肝硬化及肝功能损害，存在出血倾向及凝血障碍。这是因为肝合成凝血因子减少，导致复合性凝血因子的缺乏或不足（如纤维蛋白原、血小板数减少，凝血酶原时间延长，第Ⅴ因子缺乏，血浆纤溶活性增强等），并发低蛋白血症。当血浆蛋白<25g/L或血浆胶体渗透压<40kPa（300mmHg）时，常有严重的腹腔积液和水肿。并且常同时存在脾功能亢进，因此术中一般出血较多，需及时输血及输入新鲜血。也可根据患者的具体情况输入浓缩红细胞、冰冻新鲜血浆及清蛋白等。

（4）肝脏手术中出血：肝外伤、肝巨大海绵状血管瘤、肝内胆管结石、肝癌、肝移植手术时，出血是个严重的问题。肝门区组织较脆弱，瘤体解剖分离时出血多，手术难度大，手术中常可发生难以控制的大出血。即使没有大血管撕裂出血，创面渗血也较严重。如术前患者即存在肝功能严重减退者，则术中发生大出血的可能性更大。

（5）腹腔实质脏器及血管创伤出血：腹腔实质脏器损伤以肝、脾破裂较多。严重的肝脾破裂一般出血都在3 000ml以上。肠系膜血管破裂出血也较多见。下腔静脉破裂出血往往来不及抢救即死亡。腹部创伤引起的腹内出血常导致较严重的失血性休克，必须及时急救、复苏,大量输血、输液。而且绝大部分病例需行剖腹探查和止血,因此必须作好术中大量输血的准备。

(6)其他:如直肠癌手术导致骶前静脉破裂,因血管回缩入骶骨内,止血甚为困难,术中常需大量输血。

二、输血的方法和注意事项

(1)对腹腔实质脏器手术及血管损伤手术,宜常规用粗针头开放两条静脉通道,确保输血速度。静脉穿刺部可选择前臂、肘前及头静脉,以利于所补充的血液从上腔静脉回至右心,防止下肢输血而从腹腔内血管破裂处进入腹腔。

(2)普外科大出血患者输血时原则上应量出为入,丢多少、补多少,输注速度宜快不宜慢。要根据失血量、血红蛋白、血细胞比容、尿量、血压、脉压、中心静脉压等指标予以补充。

(3)大量输血(>3 000ml)时,库存血与新鲜血(贮存在血库内不超过24h)的比例应为3:1,比例为2:1则更佳。

(4)严重肝功能损害者如总蛋白量低于45g/L,清蛋白<25g/L或清、球蛋白比例倒置者应适当补充血浆或清蛋白、全血。术前应争取血红蛋白>100g/L、红细胞在3×10^{12}/L以上,血清总蛋白在60g/L、清蛋白30g/L以上。

(5)因血小板减少引起出血者,也应输入浓缩血小板。400~800ml新鲜血或浓缩血小板即可提供丰富的血小板。一单位浓缩血小板其容积为20~25ml,内含相当于450ml新鲜血的血小板含量。

(6)腹腔内实质脏器及血管创伤时,腹腔可存留大量血液。脾切除后也可回收部分脾内血液。若上述情况并无明显污染时可经适当抗凝、过滤后再回输给患者,尤其在血源困难时。

三、输血的并发症

腹部手术及腹部损伤时出血量较大,除大量输血引起的枸橼酸中毒、凝血障碍、高血钾、低温等并发症外,下列问题亦应重视和观察:

(1)快速输血时应密切注意防止气栓的发生。随时监听心音,当大量气泡进入右心时,心前区可听到"水沸音",应及时抢救处理。

(2)脾切除后因存在一过性的血小板增高,通常术后2~3天即开始出现,7~10天达高峰,在术后1~2个月始恢复正常。术后血小板数可高达(400~700)$\times10^9$/L,甚至可超过$1\,000\times10^9$/L,在这种情况下极易并发深静脉血栓形成,因此脾切除时可对患者进行一定的血液稀释,稀释度以血细胞比容25%~30%为宜。少用新鲜血和血小板制剂。术后尽可能早期活动。必要时可使用抑制血小板功能的药物,直至血小板数恢复到500×10^9/L以下。

(3)肝脏手术时间长,体腔暴露面大,输入库存血时易导致低体温,从而发生心律失常,在肝叶切除前若体温低于34℃,应先复温。可在腹腔内灌注热生理盐水,同时采用加温输血(血液在40℃水中加温15~30min),血液温度在20℃左右即可,过高时有溶血的危险。

(辛晓文)

第六节 胸心血管外科的输血

我国胸心血管外科起步较晚,但发展迅速。一些基层医院已开展了普胸外科,心血管外科也在许多中等城市医院建立。新型高难度手术不断开展。麻醉和输血是开展胸心血管外科的基本条件。

一、胸心血管外科的特点

胸心血管外科是以手术为主要手段治疗胸心血管疾病的学科。其特点是:

(1) 手术范围较大,剥离面较广,易出血和渗血。

(2) 许多胸科手术需解剖血管(如肺切除)或对邻近肺门或纵隔内大血管进行解剖(如纵隔肿瘤),这些手术易误伤血管,需紧急大量输血。

(3) 正常胸腔内呈负压,出血不易自然停止,而且术后均有一定量血性渗出,总量达600ml左右,应作为失血部分计算。

(4) 心内直视手术多需在体外循环下施行,体外循坏机内需预充一定量血液。体外循环运转时可使红细胞破坏,血浆中凝血因子消耗,血小板减少,各种凝血因子如纤维蛋白原、凝血酶原、血浆易变因子、抗血友病球蛋白、血浆凝血活酶等均有所减少;体外循环机运转时,如肝素用量不足可发生机器或血管内凝血,并消耗大量凝血因子。在循环系统内凝血增高的情况下,血细胞及组织损伤,释出激活酶进入血循环,使纤维蛋白溶酶原转换为纤维蛋白溶酶,从而溶解纤维蛋白及许多凝血因子,使凝血功能失调,导致术中或术后严重渗血。

(5) 自发性血胸或胸部创伤所致的血胸,血液积聚在胸腔内,可回收并用于自身血回输。

二、胸心血管外科输血的原则

(1) 术前准备:对贫血及低蛋白血症患者术前应多次小量输注浓缩红细胞及血浆蛋白以纠正贫血和改善营养状态,增加手术的安全性和术后吻合口以及伤口的愈合。

(2) 术前应根据手术的大小备血:如术前难以估计用血量时,应与血库联系及了解库存血情况,以便紧急情况时保证用血。

(3) 术中输血量应按失血量确定。简易而较准确的测定失血量方法是:

失血量(按 g = ml 计算)= 吸血后纱布重量(g)- 吸血前纱布重量(g)+ 吸引器内吸出的血量(ml)。

(4) 胸部手术创伤较大,对呼吸、循环功能有显著影响,尤其对全肺切除及心血管手术患者,应特别注意输血量及速度,以免发生肺水肿。

(5) 体外循环手术应根据人工心肺机的类型及患者体重计算出预充血量。在体外循环开始前,体内和心肺机内的预充均需用肝素抗凝。在体外循环的全过程,应对肝素的抗凝效果及停止灌注后用鱼精蛋白拮抗肝素的效果进行监测。术后应根据患者的全身情况、血细胞比容及渗血量适当输血。

(6) 对术中大失血而供血暂时有困难者,应及时输注平衡盐液、血浆代用品扩容,然后再输全血，同时注意利尿以排出过多的水分，根据血红蛋白浓度及血细胞比容继续补充全血或浓缩红细胞。

三、血胸血回输

胸血自身回输已广泛用于创伤性血胸，在胸、心等出血量大的手术中也可应用。实验和临床研究发现血胸血的血细胞比容、血红蛋白、红细胞数、纤维蛋白原、血小板等均较血循环内血液明显减少，这可能由于肺和心脏活动的去纤维蛋白原作用及胸腔内小凝血块形成以及胸膜渗出液的稀释作用所致。血胸血液多不凝固，因而收集积血时一般不需另加抗凝剂。

胸血自身回输的适应证为自发性血胸或创伤性血胸，无严重肺损伤，胸部伤口无明显污染，引流出的血液色泽正常，时间一般应在 6h 以内，特殊情况可适当延长，但以不超过 12h 为宜。收集胸血时，应加以过滤，注意无菌操作，适量加入庆大霉素及地塞米松。输注过程中及输注后应严密观察患者有无不良反应。

（辛晓文）

第七节 严重创伤急救时的大量输血

严重创伤大出血在急救时往往需在短时间内输入接近或超过全部血容量的血液。快速大量输血将带来与常规输血不同的一些特殊问题。

一、大量输血的监测

严重创伤大量输血时除监测中心静脉压、肺动脉楔压外，还需监测心泵功能。尤其是伴有胸部外伤的多发伤，除低血容量性休克外，也要考虑心源性休克。由于张力性气胸、心肌挫伤、心包压塞、心肌梗死或冠状动脉气栓可导致心泵功能衰竭。如伤员存在休克，但颈静脉怒张，中心静脉压正常或高于正常，血压不升，则可能为心源性休克。对此应迅速查明原因，针对病因做胸腔闭式引流，心包穿刺引流，控制输液量，使用血管活性药物。对心肌挫伤可选用多巴胺或多巴酚丁胺。此外，在达到快速有效的输血的同时，不可忽视手术制止继续出血的重要性。

二、合理应用输液疗法减少输血量

严重创伤，尤其是严重多发伤，约有半数以上的患者并发中度或重度创伤性失血性休克。其特点是除失血外，还伴有严重创伤及微循环瘀滞，使有效循环血量的减少大大超过失血量。往往血容量的补充要达到失血量的 3 倍。目前，较一致的认识认为输全血只能补充失血量，而不能补充功能性细胞外液，微循环得不到改善，因而无法迅速改善细胞的灌流。再者，严重创伤以青、壮年居多，其内环境稳定反应能力较强，没有必要只输注全血来复苏，且可减少大量输注库存血引起的并发症。当前严重创伤性休克时，主张采用晶体液和胶体液以及适当输注全血及血液成分进行复苏。一般晶胶体液的比例为 2∶1 或 3∶1。晶体液以平衡盐液为好，因其电解质组分与血浆相似，不易导致电解质紊乱，同时可补充血管外间隙的细胞外液丢失。适度的血液稀释可降低血液的黏度和外周阻力、疏通微循环，适度血液稀释也可使血红蛋白氧解离曲线右移，有利于红细胞的释氧。此外，含有碳酸氢钠的平衡盐液有利于纠正酸中毒。轻度失血性休克于1h内输注平衡盐液、1 200~2 500ml，重者半小时内输入3 000ml，一般多能见效。这种试验性治疗对监测失血情况有较大的临床指导意义。若上述措施效果不明显，且未能止血，而血压仍处于很低或测不到时，应在快速输液、输血的同时，迅速手术探查止血。然后根据患者的需要有针对性地输注全血或红细胞以提高血细胞比容。输入血浆或清蛋白等以维持患者的胶体渗透压。

在输液过程中要防止输液过多，因血液过度稀释，易于导致脑水肿、肺水肿及心力衰竭。当血液过度稀释，血红蛋白<40~50g/L，血细胞比容低于20%时，不仅会影响创伤愈合，而且易发生感染。因此应监测血压、脉搏、血细胞比容、尿量、毛细血管充盈时间等，有条件时应监测中心静脉压、肺动脉楔压、心输出量等。

近年来使用高渗盐液治疗失血性休克在临床上取得较满意的效果。输入失血量的10%~12%即能收到明显的升压效果。目前常用的高渗盐液有7.5%氯化钠及7.5% NaCl/6%右旋糖酐70（右旋糖酐相对分子质量为7万），输注量为100~200ml（2~4ml/kg），在3~5min内快速输入。15min后可重复输注，总量一般不超过400ml。一般15min内血压即明显上升，然后可迅速输血。最近也有人提出在出血未控制之前要慎用，以免加重出血。

三、大量输血的注意事项

根据创伤急救时大量输血的特点，需注意的问题：

（1）为保证大量快速输血，必须及早迅速建立两条以上大口径的静脉通道。在腹腔脏器外伤出血时，应在上肢或颈部静脉建立输液通道而不用下肢静脉。反之，上肢、头颈部损伤时，应选用下肢静脉。

（2）在非常紧急的情况下，为了抢救患者生命，可先输注未经交叉配血的"O"型全血400~600ml，及时有效地恢复循环血量，使细胞及器官功能免受灌流不良的严重损害，以防止多脏器官功能衰竭。

（3）除测定中心静脉压外，应留置导尿管观察尿量及血细胞比容。如尿量接近正常（40~50ml/h），常提示输血、输液已足量；如血细胞比容高于45%，应输入血浆、代血浆或平衡盐液，如血细胞比容<30%，应输注浓缩红细胞或全血。

（4）大量输血过程中发生出血倾向时，应及时鉴别原因，分别情况输入新鲜血、冷冻新鲜血浆、浓缩血小板、纤维蛋白原或抗纤维蛋白原的溶酶等。在有条件的情况下，输血4~5L后，可输注冷冻新鲜血浆500ml，以预防出血倾向。

（辛晓文）

第八节　妊娠期输血

妊娠期血液循环系统的生理变化，虽然有利于防御子宫出血所造成的低血容量状态，但目前产科出血仍然是孕产妇死亡的主要原因之一。全国孕产妇死亡监测协作组（1989）统计产科出血致死者占49.1%，居首位。Kaunitz等（1985）复习1974—1978年发生于美国的2 475例母体死亡中，有331例（13%）死于产科出血。妊娠期的某些并发症，由于血细胞和血浆成分的病理改变，对母体健康和胎儿发育亦会带来严重威胁。因此，对产科出血患者或者患有血液病的孕妇及时采取适当措施，特别是正确合理地输血和输注血液成分，积极纠正病理状态，这是抢救危重患者、保证母婴安全、降低孕产妇和围产儿的病死率的重要环节。

一、产科出血

产科出血是指妊娠、分娩或产褥期女性生殖器官的出血，可以发生于生殖道的任何部位，如子宫、输卵管、阴道和外阴等。大量出血者如抢救不力，可发生失血性休克、脏器衰竭甚至危及患者生命。

（一）临床特点

产科出血均与妊娠有关，其出血过程具有以下特点：①在妊娠的不同阶段可由不同的原因引起出血，如自然流产、异位妊娠、葡萄胎可引起妊娠早期出血；前置胎盘、胎盘早期剥离、子宫破裂和子宫翻出等疾患都是引起妊娠晚期和分娩期出血原因；分娩后由于宫缩乏力、软产道裂伤、胎盘潴留或残留以及凝血机制障碍往往引起产后出血，或是由于子宫胎盘附着处复旧不良，剖宫产术后创口裂开等原因引起产褥期出血；②产科出血的形式多数为大量急骤的出血，亦有少数为少量持续的出血或隐性宫腔积血，出血可以由阴道排出，呈外出血，亦可以是腹腔内出血；③产科出血患者大多数年轻体健，出血、创伤多局限于子宫及邻近区域，如能及时去除病因，病情多能迅速好转；④由于孕产妇循环血量和血管外体液量显著增高，血液处于高凝状态，加之胎盘分泌多量类皮质激素，故孕产妇对出血的耐受性较强；⑤产科出血性休克多数为单纯失血引起全血容量减少所致，但有时亦可能伴有创伤因素如子宫破裂、产科手术或子宫翻出等，另外亦可发生于其他疾病基础上如妊娠高血压综合征、羊水栓塞、脏器衰竭等，使休克的病理生理变化和临床处理更加复杂；⑥由于孕产期血液处于高凝和低纤溶状态，失血性休克时易于并发DIC；⑦妊娠期由于肾素－血管紧张素Ⅱ－醛固酮系统活力增强并处于致敏状态，容易发生Ⅰ型变态反应（Schwartzman反应），因此休克时易于并发急性肾衰竭；⑧出血、休克使患者全身抵抗力下降，子宫胎盘创面有利于细菌繁殖，所以极易并发感染。

（二）诊断要点

产科出血的诊断除应考虑出血原因及时止血外，还应估计出血量的多少、休克的严重程度以及扩容输液量是否充分等，以便采取必要措施积极进行临床抢救工作。

出血量的估计：产科出血量通常采用目测法作出估计，这是很不准确的，经常会低估实际失血量，而血容量和有效血流量的测定非常复杂，不适用于临床抢救工作。目前简单易行的估计失血量的方法有以下几种：

（1）测量法：即测量收集到的血液和血块的容量；称量拭血敷料、外阴纸垫的重量或计算血染敷料的面积来估计失血量。

（2）休克指数：休克指数为脉率/收缩压的比值，当血容量正常时休克指数为0.5。如指数为1，有20%~30%血容量丧失，即失血量为1 000~1 200ml。如指数>1，则有30%~50%血容量丧失，即失血量为1 800~2 000ml。有人观察了宫外孕患者失血与休克指数和平均动脉压的关系，发现休克指数每增加0.5，平均动脉压每降低1.33kPa（10mmHg）左右，其出血量增加500~1 000ml。

（3）临床表现：即根据患者症状和体征估计失血量。Lucas将产后出血引起的可逆性休克分为四度。第一度出血，血容量降低15%（相当于500~750ml），患者出现中度心率增快，坐起时出现眩晕和血压下降。第二度出血，血容量降低20%~25%（700~1 200ml），患者收缩压明显下降。脉压降低<3.99kPa（30mmHg），呼吸和心跳加快，毛细血管充盈速度明显减慢。第三度出血，血容量降低30%~35%（1 000~1 500ml）患者出现苍白、冷汗、烦躁或淡漠，严重低血压和少尿。第四度出血，血容量降低40%~45%（1 400~2 000ml），患者血压极低或测不到，脉搏触不清，心率明显增快，代谢性酸中毒明显。Hagashi提出严重产后出血的指标为：①血压降低（收缩压或舒张压下降3.99kPa或以上）；②在未输血患者血红蛋白浓度下降30g/L或以上；③在输血500ml的患者，血红蛋白浓度下降达20g/L或以上；④估计失血量在1 000ml或以上。

（4）血容量测定：利用染料T-1824和放射性核素^{51}Cr标记的红细胞测定血容量，方法繁琐，临床极少采用。

（三）输注方法

目前主张对低容量休克患者，首先应输注平衡盐液及血浆代用品以恢复和维持患者的循环血容量，然后再根据患者红细胞损失的程度、氧的需要和呼吸系统的反应输注适当数量的浓缩红细胞。出血患者采用成分输血的方法可根据失血量选择。

（1）失血量<20%：一般应输注晶体盐溶液及新鲜冷冻血浆。如果在出血前患有贫血，可适当加输浓缩红细胞。

（2）失血量等于血容量20%~40%：应迅速输注晶体盐溶液，新鲜冰冻血浆，然后输注浓缩红细胞或半浆血以补充丧失的红细胞。一般每失血1 000ml，可输注4~6U浓缩红细胞。

（3）出血量等于血容量40%~80%：除输注晶体溶液，新鲜冷冻血浆和浓缩红细胞外，还应补充清蛋白或全血。

（4）出血量>80%：除输注上述晶体液、胶体液、全血外，还应酌情加输凝血因子，如浓缩血小板、冷沉淀等。

在我国目前的条件下，如确需大量输血，应1/3鲜血的原则，大量输注库血可能引起高钾而缺乏凝血因子和血小板，因此应及时补充钙、凝血因子和血小板，以防止医源性止血障碍的发生。

总之，在扩容治疗过程中，应密切注意血容量、血细胞比容、胶体渗透压、血小板和凝血因子的变化，并适当输注相应的血液成分，使其调整至正常水平。

二、妊娠并发血液病

妊娠并发的血液病主要有贫血、血小板减少性紫癜和白血病，其中以妊娠并发缺铁性贫血最常见，其次为妊娠并发巨幼细胞贫血、妊娠并发血小板减少性紫癜，并发白血病比较少见。鉴于血液病和妊娠间的相互影响，在妊娠期根据其病理特点，采取综合措施，特别是正确运用输血和输注血液成分进行妥善处理，协助孕产妇安全渡过妊娠和分娩期具有重要意义。

（一）缺铁性贫血

据世界卫生组织1970年在亚洲的调查报告，患有缺铁性贫血的孕妇在40%以上。在我国上海的纺织女工中，妊娠期缺铁性贫血的患病率为66.3%。铁是合成血红蛋白的重要元素，妊娠期缺铁性贫血主要由于铁摄入量不足和需要量增加的缘故。

缺铁性贫血对母婴的影响，主要是由于血红蛋白低、携氧量下降所致。另外，铁还可以与多种不同蛋白结合形成肌红蛋白和许多重要的酶。例如，过氧化物酶、过氧化氢酶、细胞色素氧化酶等，与能量的释放和细胞线粒体聚集均有关系。因此，当孕妇缺铁时对自身以及胎儿发育均有不良影响。对孕妇的影响有：①为了代偿组织的缺氧，母体心搏出量、血流速度相应增加，周围阻力下降，血红蛋白氧离曲线右移，心脏负担加重，易于发生心力衰竭，尤其血红蛋白在40~50g/L，并发感染和妊娠高血压综合征更易发生；②贫血造成组织缺氧，降低了抗御细菌侵入的能力，严重蛋白缺乏亦影响了体内抗体形成与巨噬细胞的活力。因此，贫血患者易于发生感染；③贫血孕妇对出血的耐受性降低易于发生休克，因贫血出血致死者占孕产妇死亡的20%~30%；④易于并发妊娠高血压综合征。

当血红蛋白<70g/L时往往对胎婴儿造成不良影响，如胎儿宫内发育迟缓、早产、死胎和新生儿窒息，分娩期胎儿宫内窘迫率可高达35.6%。因此，围产儿病死率增高。由于孕妇铁蛋白含量降低，贮存铁减少，严重者亦可能造成婴儿贫血。

输血治疗：正常孕妇在妊娠晚期阶段应适当补充铁剂，在妊娠24周前不需常规补铁，如有缺铁者应及时补铁治疗，通常不需要输血。

严重贫血或即将分娩未及时治疗者应及时输血，以防止贫血性心脏病、心力衰竭的发生。一般认为孕妇血红蛋白<60g/L时，即应少量多次输注浓缩红细胞以纠正贫血。妊娠期贫血属高血容量的贫血，血液相对稀释，输注浓缩红细胞一方面可以提高血液的携氧能力，另一方面其容积只有全血的一半，可以减轻或避免输注后循环超负荷而发生充血性心力衰竭的可能性。即使如此，严重贫血的孕产妇输注浓缩红细胞时，速度亦应控制，一般以1ml/(kg·h)为宜，同时严密观察输注反应。

少白细胞的红细胞是由全血或红细胞内移去白细胞而制成，这种制剂可以防止患者白细胞抗体所引起的输血反应。多次输血或妊娠均可形成白细胞抗体，妊娠两次的妇女约有19%形成白细胞抗体，妊娠4次以上则有24%妇女形成抗体。这种制剂适用于输血或妊娠致敏已产生白细胞抗体的患者。

洗涤红细胞是用盐水反复洗涤3~6次，再以生理盐水稀释的红细胞悬液，血细胞比容为70%。这种制剂适用于因妊娠或输血致敏产生血浆蛋白抗体的患者。

此外，妊娠期贫血亦可采用换血疗法，即单采出孕妇的血浆，输回红细胞，再输入和血浆等量的浓缩红细胞，这样不致增加孕妇的总血容量。

(二) 巨幼细胞贫血

患巨幼细胞贫血占孕产妇的0.5%~10%，双胎比单胎发生率高。主要由于叶酸或维生素B_{12}缺乏所致。叶酸和维生素B_{12}都是脱氧核糖核酸合成过程中的主要辅酶，缺乏时脱氧核糖核酸合成障碍使得细胞成熟延迟，核分裂受阻，而对胞质内成分影响较小，造成核与细胞质发育不一致，成为巨幼红细胞，这种红细胞存活期缩短故产生贫血。

对母婴的影响：对孕妇的影响，除严重贫血易导致贫血性心脏病，对出血耐受性降低，易于并发休克和感染外，还有叶酸缺乏时胎盘早期剥离的发生率增高。对胎儿的影响主要是引起畸胎、胎儿宫内发育迟缓、早产和新生儿死亡。因此围产儿病死率增加。

输血治疗：除治疗原发病去除病因外，应补充叶酸或维生素 B_{12}，叶酸缺乏者可用叶酸 10～20mg/d；维生素 B_{12} 缺乏者应给予维生素 B_{12} 100～200μg/d。同时还应补充维生素 C 和铁剂，加强营养，多食绿色蔬菜、动物肝脏、花生、豆类等食物。妊娠期血红蛋白 <60g/L 应输注浓缩红细胞以矫正贫血。

（三）再生障碍性贫血

再生障碍性贫血系骨髓多能干细胞增殖与分化障碍导致的造血功能衰竭，在临床上是一种以全血细胞减少为主要特征的综合征，北京医科大学人民医院报道妊娠并发再生障碍性贫血患者占住院孕妇的 0.04%。

再生障碍性贫血与妊娠间的相互影响：有人认为妊娠是再生障碍性贫血的诱发因素，患者在妊娠期发病，分娩后骨髓造血功能明显改善或恢复，说明妊娠所产生的某种物质对骨髓有毒性作用。但是 Knispel 通过文献复习认为妊娠不是再生障碍性贫血的病因，而是两者并存，或是潜在的再生障碍性贫血因妊娠而恶化。因此，再生障碍性贫血与妊娠的关系可以分为：①再生障碍性贫血时妊娠。②因妊娠而发生再生障碍性贫血，终止妊娠后疾病好转。③妊娠与再生障碍性贫血同时存在，与妊娠无关。

再生障碍性贫血对妊娠的影响主要是贫血、出血和感染。分娩后宫腔内胎盘剥离的创面，容易发生出血和感染，这是患者致死的主要原因。严重贫血影响胎盘对氧的输送，导致流产、早产、死胎、胎儿宫内发育迟缓和低体重儿，故围产儿病死率增加。

输血治疗：输血治疗的目的是矫正贫血、预防感染和防止出血。因此，是再生障碍性贫血孕妇支持治疗的重要组成部分。为了减少输血的不良反应，其指征应从严掌握。妊娠期血容量增加，需要输血者无须输注全血，应根据患者情况输注所需的血液成分，这样既有利于妊娠的进展，又能减少输血的不良反应。①输注浓缩红细胞：当贫血明显，血红蛋白 <60g/L，并伴有心功能代偿不全时，应输注浓缩红细胞，使血红蛋白 >70～90g/L，以恢复携氧功能，但应缓慢滴注，以防心力衰竭。中山志郎等曾报道血红蛋白在 70～90g/L 的情况下安全地施行了剖宫产术，术后血常规缓解；②输注浓缩血小板：因血小板数量过低而有严重出血倾向，特别是有颅内出血危险或接近分娩期时，应酌情输注浓缩血小板。但是再生障碍性贫血的出血除了考虑血小板的数量外，还应考虑血小板的功能、血中抗凝物质等因素，因此，难以掌握其指征和时机。一般说来，如果血小板计数 $>20\times10^9$/L，多数患者不致发生明显出血，故不必输注血小板。如妊娠晚期已有出血征象，出现迅速发展的紫癜，口鼻黏膜、眼底或胃肠道出血；血小板计数明显 $<20\times10^9$/L 应及时输注浓缩血小板，以防分娩过程的大量出血；③输注粒细胞：输注粒细胞目前已日益减少，临床上控制感染主要是应用抗生素。只有当粒细胞计数 $<0.5\times10^9$/L 并发严重感染，应用抗生素或其他方法无效时才考虑输注粒细胞。输注剂量要充足，每日输 1 次，连续 4 天以上，直到感染控制。

近年，国内外有试用胎肝细胞悬液输注以治疗再生障碍性贫血患者的报道。妊娠中期胎肝成为胎儿造血的主要器官。此时胎儿的免疫机制尚未成熟，输注后不易发生 GVHR，特别是自身胎肝输注，即再生障碍性贫血的孕妇在孕 4～6 个月时，人工流产后，将自己怀的胎儿的肝做成悬液输注，有报道获得了血常规和骨髓象缓解的良好效果。

再生障碍性贫血孕妇妊娠早期如血红蛋白 <40g/L 以终止妊娠为宜，血红蛋白 >60g/L 者在妊娠期间应适当给予支持治疗，但不宜在妊娠早期应用雄性激素和同化激素康力龙。在分娩期应使血红蛋白维持在80g/L，血小板计数在30×10^9/L以上，并应采取适当措施严密监护，缩短产程，减少出血和预防感染。

（四）血小板减少性紫癜

血小板减少性紫癜按病情缓急分为急性和慢性两种；按病因又可分为原发和继发两类。其并发妊娠者多为慢性和原发性，即特发性血小板减少性紫癜（ITP）。妊娠并发血小板减少性紫癜的发生率为0.01%~0.07%。

（1）临床特点：本病是一种自身免疫性疾病，60%~80%患者的血清中有抗血小板抗体，由于正常免疫的自我识别功能受到破坏，其正常的血小板可被自身所产生的抗血小板抗体所破坏，现已证明孕妇血清中的这种抗血小板抗体属于IgG中沉淀系数为7S的免疫球蛋白部分，由于人类胎盘中含有IgG的Fc受体，故可通过胎盘进入胎儿血液循环，破坏胎儿血小板，从而产生暂时的血小板减少症。在分娩以后，新生儿可以出现皮肤紫癜，严重时可发生颅内出血。随着出生后婴儿体内这些抗体的逐渐消失，症状逐渐好转。影响新生儿血小板计数恢复的因素有：①母体抗血小板抗体在新生儿血液中消失的速度；②婴儿从母乳中吸取抗血小板抗体的量；③婴儿血小板生成素产生的速度。通常新生儿血小板计数在产后4~6周恢复正常。

ITP患者在妊娠期可发生流产、胎盘早期剥离和死胎，其自然流产率为7%~30%，先兆子痫发生率为活产例数的13%。患者在分娩期易产生产道损伤出血和血肿，产后出血率较正常产妇高5倍左右，严重者可有内脏出血。

（2）输血治疗：Kelton研究血小板表面相关IgG（PAIgG）表明，ITP患者PAIgG水平与血小板计数，血小板生存时间密切相关。但Cines等的研究证明ITP孕妇PAIgG水平与新生儿血小板减少症却无相关关系。母体PAIgG不能预测新生儿能否发生血小板减少症，而新生儿脐静脉血中PAIgG的水平和其血小板计数明显相关。Ayromlo01主张在分娩时应用胎儿头皮血标本测定胎儿血小板数，决定分娩方式和出生后的治疗。然而胎儿头皮血只能在宫颈口扩张，胎膜破裂后采取，在时间上有很大的限制。Moise等认为经腹脐血管穿刺术所采取的胎血标本，测定的血小板数值和5日内分娩的新生儿血小板数明显相关，故主张ITP孕妇可在孕38周后行经腹脐血管穿刺术采取胎血，进行血小板计数，然后决定产科分娩方式和新生儿的处理。

ITP孕妇伴有显著出血倾向时，应考虑给予糖皮质激素、脾切除或静注免疫球蛋白及浓缩血小板治疗。糖皮质激素有降低血管壁通透性及抑制抗体形成的作用，故有利于症状的控制。脾脏是产生抗血小板抗体和破坏血小板的场所，故脾切除有治疗效果。但糖皮质激素在孕晚期可产生妊娠高血压综合征，脾切除亦易引起流产和早产，故应慎重考虑。输注血小板及大剂量静脉注射免疫球蛋白，对严重出血或需行手术治疗的患者短期内有良好效果。

目前由于HLA配型及细胞分离器的发展，有可能长期多次输注血小板以维持一定水平为分娩创造有利条件。如果血小板计数明显减少而已进入分娩期或急需施行剖宫产术时，Wood主张采取联合措施应急处理。术前首先给予单次冲击量泼尼松500mg/m^2，接着进行新鲜冷冻血浆交换，而后再给予免疫球蛋白400mg/kg，并输注适量同种血小板，这种联合方案可以减少抗体的生成，去除已形成的抗体，改变细胞免疫机制，吸附剩余游离的血小板抗体，使血液中血小板数量增加，减少出血，增加了分娩和剖宫产的安全性。

(五) 白血病

由于白血病对生殖器官能引起不同程度的浸润导致闭经,既往白血病并发妊娠者少见。随着化疗和支持疗法的进展,使白血病缓解率提高,生存期延长,因此并发妊娠者较已往增多。探讨白血病并发妊娠的合理治疗方案,保障孕妇平安分娩已日益得到临床工作者的重视。

输血治疗:白血病并发妊娠的治疗原则是增强孕妇全身抵抗力和缓解白血病的病情。可以采取综合疗法,即输血、化疗、抗生素等,争取孕妇与胎儿安全度过妊娠期。避免使用大剂量糖皮质激素,以免胎儿畸形、肾上腺皮质功能不全和免疫功能受到抑制。

细胞毒类药物能通过胎盘影响胚胎发育,甚至造成畸形,因此妊娠早期化疗尚有争议。多数学者认为妊娠中、晚期进行抗白血病化疗是安全的,化疗后病情改善,生存期延长,婴儿健康。

治疗期间加强支持疗法,适当输血是保证疗效的重要环节,如患者贫血严重可输注浓缩红细胞以纠正贫血。浓缩红细胞不仅可以避免血容量的过度增加,而且其抗原负荷亦最小。患者一般情况的改善有利于化疗的进行。慢性粒细胞白血病并发妊娠,症状不明显,常能正常度过妊娠期,分娩时应注意失血的可能性。急性白血病患者如病情未能控制则出血和感染的机会增加,病情较凶险。出血原因既要考虑产科因素,又存在着白血病本身的因素。有人认为主要是纤维蛋白原及血小板减少,也有人认为是由于纤维蛋白溶解亢进。因此分娩前后均应注意血小板和有关凝血因子的检测,并适当给予纠正。输注浓缩血小板最好应用单采分离术所得到的 HLA 相合供体的血小板,或自身贮存的血小板,以免发生对 HLA 抗原的致敏作用。除血小板外,纤维蛋白原、冷沉淀和新鲜冰冻血浆应根据具体情况输注。慢性粒细胞白血病患者亦可应用单采白细胞术(leucopheresis)治疗,使白细胞数量降低。Lowenthal(1977)应用单采白细胞术治疗慢性粒细胞白血病,认为此术能避免药物及辐射对孕妇和胎儿的不良影响。

三、妊娠高血压综合征

妊娠高血压综合征为血管痉挛性疾病,以全身的动脉压升高及循环血量减少为特征。重症患者血容量降低,血液浓缩,血细胞比容升高。

(一) 扩容疗法

重度妊娠高血压综合征的扩容治疗,虽然目前尚有争议,但多数认为重度妊娠高血压综合征,在出现临床症状前数周已有低血容量存在,是一种必须纠正的严重病理——慢性休克状态。Dieckmann首先使用扩容剂使血细胞比容下降,尿量增加,改善了临床症状。上海新华医院妇产科采用大剂量硫酸镁合并扩容治疗等综合措施,改善全身灌流量,提高了治疗效果。

为了恰当地选择扩容剂和观察疗效,在治疗过程中应动态观察血细胞比容、血液黏度、血浆蛋白和电解质等。清蛋白及血浆能提高血浆蛋白及胶体渗透压,适用于低血浆蛋白间质性水肿;浓缩红细胞可纠正贫血;低分子右旋糖酐具有疏通微循环,减少血小板黏附,预防DIC 和利尿作用,适用于血浆蛋白和电解质正常,尿比重≥1.020 尿少的患者;羟乙基淀粉或 706 代血浆效果不及右旋糖酐适用于血浆蛋白和电解质正常者;平衡液可促进排钠利尿,可用于低钠血症；有酸中毒者可选用碳酸氢钠溶液。

扩容是治疗重度妊娠高血压综合征出现低血容量——慢性休克的重要措施，根据其病理生理改变，在治疗时应遵循在解痉的基础上扩容，在扩容的基础上脱水，胶体液优于晶体液的原则。这样才能既调节血容量，改善组织灌流状况，又避免增加心脏负担，以防止肺水肿的发生。

（二）HELLP 综合征的血浆治疗

HELLP 综合征是重度妊娠高血压综合征先兆子痫或子痫的严重并发症，孕产妇病死率可高达 24%。自 1982 年 Weinstein 首次报道以来，至今其病因和病理生理尚不明确，本病综合征的发生常与妊娠高血压综合征、DIC、微血管病溶血性贫血（MHA）和肝、肾损害有关。临床表现有三大主征：溶血（H）、肝酶升高（EL）和血小板降低（LP）。

（1）病理生理：Sibai 认为 HELLP 综合征是由于某种侵袭导致血管内血小板激活和微血管内皮细胞损害所致，当红细胞通过内膜受损并有纤维蛋白网样沉积的微血管时，即可引起以 MHA 为特征的溶血。Cunningham 等电镜观察发现，红细胞膜结构的改变亦是产生 MHA 的原因。

（2）血浆治疗：鉴于有证据提示血管内皮损害，凝血和纤溶对先兆子痫的病理生理起着主导作用；前列环素（PGI_2）缺乏或功能受损可使毛细血管内皮的舒血管/缩血管因子失去平衡，从而成为血小板损耗、变形，并发 MHA 和多脏器功能障碍的主要病因；亦可能有某种免疫因素，如抗内皮细胞抗体、血小板抗体，促使血管收缩活力增强并导致血管内皮损伤。因此，对本病综合征的治疗文献上曾有采用抗血栓剂、免疫抑制剂、血浆扩容等保守疗法的报道。

Martin 等认为对轻度 HELLP 综合征患者可采用输注新鲜冷冻血浆治疗，对经保守治疗无效的重症患者可试用血浆置换疗法。Martin 采用细胞分离器，以连续的毫升对毫升进行血浆置换，治疗了 7 例持续性重度先兆子痫伴发重度血小板减少和 MHA，产后 72h 以上未能缓解，并有神经系统、肾、心、肺功能和（或）凝血系统恶化征象的患者，获得了病情缓解，痊愈出院的良好效果。Martin 等认为采用新鲜冷冻血浆置换，可能是通过清除患者血清内的激惹因子，或是补充某些血浆因子，以减少血小板聚集，并促使血管内皮恢复，以达病情缓解的。

四、产科弥散性血管内凝血综合征

产科 DIC 是由多种疾病引起的血凝亢进、弥散性微血栓形成、循环和脏器功能障碍以及明显出血的一系列病理生理过程。在妇产科临床上诱发 DIC 的原发病有：胎盘早期剥离、羊水栓塞、死胎滞留综合征、感染性流产、重度妊娠高血压综合征、产科出血（包括前置胎盘、子宫破裂、产后出血等）引起的产科休克、葡萄胎、异位妊娠、妊娠脂肪肝和严重肝病并发妊娠等。另外，妇科恶性肿瘤，特别是卵巢癌有 30% 以上并发慢性 DIC。

（一）病理生理

产科 DIC 主要发生于妊娠期和分娩期，多数呈急性发作。因为妊娠期多数凝血因子增加而纤溶抑制，提示血小板释放功能的 β-血栓球蛋白（β-thromboglobin）增多，血小板黏附性增高，反映纤维蛋白原转换亢进的纤维蛋白肽 A 以及可溶性纤维蛋白单体复合物增加，再加上妊娠晚期血浆黏度升高，这就提示已具备了Schwartzman反应的预激状态，如出现某种病理刺激时就容易激发DIC。妊娠子宫的压迫使下肢和盆腔血流缓慢；分娩过程的各种操作易造成血管损伤，使血管内皮下的激活第Ⅻ因子释放；胎盘、胎膜、羊水、胎粪均含有组织凝血活酶，一旦进入血液循环即可能触发DIC。但是产科DIC只要迅速解除病理因素，进行适当治疗，往往易于解除，获得治愈。

（二）处理原则

产科DIC的一般处理原则，应在去除病因、补充血容量、解除血管痉挛、纠正酸中毒等基础上，尽速采用肝素治疗。通常不急于应用抗纤溶药物和过早补充纤维蛋白原。在DIC的早期阶段导致出血的因素主要是血小板减少和纤维蛋白裂解产物的增加。肝素治疗有利于促进血小板回升，纤维蛋白裂解产物降低和凝血机制改善。但是肝素无直接对抗凝血作用，只有在血浆内含有抗凝血酶Ⅲ（ATⅢ）的情况下，才能催化并加速其对凝血过程的阻断作用，而ATⅢ在DIC中是抗凝血亢进首先被消耗的因子。因此，对ATⅢ明显减少者，应输注ATⅢ浓缩剂或新鲜血浆等以及时补充。亦有人主张ATⅢ浓缩剂与小剂量肝素合并应用治疗DIC，效果良好。

在继发纤溶亢进的DIC患者严重出血，单用肝素治疗效果不佳，可考虑和抗纤溶治疗同时进行。抑肽酶兼有抑制纤溶系统和血管内凝血的作用亦可以选用，同时输注鲜血，以补充被消耗的凝血因子、自然抗凝物质、血小板和纤溶酶原等。但是DIC时发生的纤溶是机体对抗损伤反应的防御功能，保护性的纤溶亢进对促使微循环通畅至关重要；抗纤溶药物应严格掌握，避免过度使用。因凝血物质的产生和消耗显著失去平衡而出现止血衰竭时，血小板<（20~30）×10^9/L，纤维蛋白原<0.5~1.0g/L，则使用肝素的价值明显降低，而危险性显著增加，有致死性出血的危险，应进行补充治疗，如输注新鲜血浆、浓缩血小板、纤维蛋白原等，可同时应用小剂量肝素以预防凝血的反跳。

（三）不同病因处理的侧重点

产科DIC的具体处理方案，在不同的诱发因素和不同病理阶段应有所区别和侧重。

（1）胎盘早期剥离：主要由于促凝物质进入母血循环促发DIC；在外周血循环内的微血栓和胎盘后血肿处都消耗了大量的凝血因子，故使凝血因子（Ⅰ、Ⅱ、Ⅴ、Ⅷ等）和血小板数明显降低，随着纤溶亢进的发生，血内FDP浓度升高。故在补液过程中应兼顾恢复血容量和防止凝血障碍两个方面。扩容量要充足，可输注血浆冷沉淀、富血小板新鲜血浆或浓缩血小板，并适当补充钙，及其他电解质和维生素C、维生素K。如大量输入库血，可进一步加重血小板减少和第Ⅴ、Ⅷ因子缺乏的程度。若能及时终止妊娠，一般不需应用肝素，如分娩前出现凝血障碍或分娩后有血栓形成的倾向，可适当应用肝素。

（2）重度妊娠高血压综合征：本病综合征并发DIC的问题比较复杂，某些机制尚待研究，其发展过程包括高凝状态、微血栓形成和凝血障碍。但有些凝血和抗凝因子，如第Ⅷ因子（Ⅷ：C），ATⅢ和血小板等，可在妊娠高血压综合征症状出现之前已下降，而预防性肝素的应用并无确切效果。一般来说，妊娠高血压综合征病情越重，并发凝血障碍和血小板减少者越多、越明显。这常常是严重并发症——重要脏器出血、微血管病溶血性贫血和成人呼吸窘迫综合征发生的预兆。因此，目前认为重度妊娠高血压综合征应加强血液学和血液流变学的监护。在诊断上将注意重点转向高凝状态，多数易耗凝血因子虽然可以代偿性升高，但

Ⅷ：C则进行性降低，使ⅧVWF：Ag/Ⅷ：C增高。血纤维蛋白肽A含量和可溶性纤维蛋白单体复合物含量升高，血小板数和纤维蛋白原进行性降低，病情将出现危险。在治疗上注意调整凝血、纤溶和抗凝三系统之间的平衡状态。重度妊娠高血压综合征患者常先出现纤溶活力和抗凝功能的下降，而后出现低凝血状态，因此主张给予新鲜冰冻血浆而不主张首先补充纤维蛋白原和应用抗纤溶药物，以保护血浆自然阻抑系统（如ATⅢ和纤溶酶原等）防止微循环阻塞和脏器的损害，此时如能尽早终止妊娠将能避免严重并发症的发生。Schwartz（1978）认为当重度妊娠高血压综合征子痫患者并发血小板减少、凝血障碍和微血管病溶血性贫血而难以和血栓性血小板减少性紫癜鉴别时，宁可采用硫酸镁、新鲜血、新鲜血浆和血小板的支持疗法而不需要盲目地使用肝素或皮质激素。肝素虽能阻断被激活的血管内凝血过程，减少纤维蛋白原的消耗，但不能抑制激活反应，以及血小板和第Ⅷ因子的消耗，特别是加速ATⅢ的消耗。肝素仅能阻抑DIC进展，但不能改善妊娠高血压综合征的病情，而且有增加脑出血的危险性。

（3）羊水栓塞：本症是分娩过程中，羊水进入母血循环引起的肺栓塞、休克等一系列严重症状的综合征，主要临床表现除呼吸循环衰竭外，其中50%并发DIC。所以在抢救呼吸、循环衰竭同时，有人主张早期应用肝素，既有利于缓解肺部栓塞的症状，又对DIC高凝阶段起阻断作用。但如果失去时机，患者出现止血衰竭，则肝素应用的价值亦大大降低，同时加重出血的危险性亦相应增加。一般肝素用量为1mg/kg，24h总重为150~200mg，首次剂量50mg静注或置生理盐水100ml中静脉滴注，可用间歇法给药，每6h1次。在肝素化下再输入新鲜血、血浆或其他凝血因子制剂，如在加强宫缩后出血仍难以制止可静脉注射抑肽酶。在促凝因素解除后，肝素用量应迅速减少。呼吸衰竭时应行气管内插管，呼吸机行呼气终末正压给氧。抢救休克应迅速置入中心静脉导管以供输血和监护中心静脉压之用，以输入新鲜血浆、浓缩红细胞、血小板和晶体溶液为宜。

（4）死胎综合征：本综合征是指死胎滞留造成母体纤维蛋白原含量降低（<1.58/L）所引起的出血倾向。其主要原因是由于退变胎盘组织含有的凝血活酶物质进入母体血流，导致血液内纤维蛋白原含量降低，FDP增加，有时第Ⅷ因子和血小板减少。其过程缓慢，介于亚急性和慢性进展型DIC之间，伴纤溶亢进，但未有血管内纤维蛋白沉积和双侧肾皮质坏死。

凡死胎稽留时间较长的患者均应行血液学监护，应反复检查纤维蛋白原定量、副凝试验、FDP和血小板计数，如在分娩前出现凝血障碍，应早期使用肝素，血浆纤维蛋白原和其他易耗凝血因子常能恢复到有效水平。在使用肝素期间可适当输注鲜血或富血小板的新鲜血浆。死胎综合征亦可选用抑肽酶预防其产后出血倾向。

（5）妊娠脂肪肝或严重肝病并发妊娠：本病的凝血障碍过程既有ATⅢ产生减少，又有消耗性凝血障碍，Liebman等认为这种情况宜用ATⅢ制剂和新鲜冰冻血浆治疗，以控制DIC的发展。

五、习惯性流产

连续自然流产3次以上称为习惯性流产．其病因可由多种因素造成，其中免疫因素占有重要位置。Takano等在一组流产病例中发现44.2%有母、胎ABO血型不合，Taylor等认为如夫妇间共有HLA抗原，可使胚胎与母体间共有滋养层淋巴细胞交叉反应（TLX）抗原，

TLX 相容的胚胎组织不能刺激母体产生保护性或封闭因子，故在胚胎植入后，母体可能产生排异现象造成流产。据此，有人在排除染色体异常、生殖器畸形和内分泌失调等因素之后，给习惯性流产患者输入同种白细胞，刺激保护因子的产生，以防止母体排斥具有特殊抗原性的胚胎。临床实践证明这是一种有效的方法，其成功率为 70%~100%。

Mueller – Eckhardt 采用静脉注射免疫球蛋白（IVIG）治疗原发和继发性习惯性流产亦获得了同样良好效果。IVIG 从妊娠 5 周开始，初次剂量为 0.5~0.6g/kg，根据半寿期需每 3 周重复注射 1 次，剂量为 0.3~0.4g/kg，直到妊娠 22~24 周。他们报道原发习惯性流产应用 IVIG 治疗成功率为 88%，继发者为 86%，两者成功率是相似的，说明 IVIG 对胚胎发育具有保护作用。

IVIG 和输注异体白细胞比较具有以下优点：①没有病毒感染的危险；②妊娠前不需治疗；③可用于对白细胞治疗"无反应"者；④可避免 HLA 异体免疫；⑤不良反应小，仅少数患者有恶心、心动过速和低血压等。

IVIG 治疗习惯性流产的机制尚不十分明确，可能是被动转移封闭抗体或抗个体基因型抗体，掩蔽胎儿抗原，封闭巨噬细胞 Fc 受体或增强抑制 T 细胞的功能。

（宋雪珍）

第九章
儿科输血

输血治疗是儿科最常应用的治疗手段之一，特别是成分输血用于临床后，极大地提高了儿科临床输血的疗效，避免了输注全血出现的多种并发症。由于新生儿、婴儿以及低龄儿童的造血系统、循环系统以及免疫系统等发育尚不成熟，与成人相比，对输血的需求较大，输血要求较高，儿科临床医师需根据这些特点，掌握输血指征，严格按输血程序输血，以保证输血安全。大龄儿童输血可参考成人的输血原则。

新生儿及婴儿期是生长发育最快的时期，造血器官发育不完善，这个时期处于红细胞及血红蛋白相对不足阶段，是贫血的高发年龄段，特别是早产儿，红细胞生成素对体内血红蛋白下降的反应性差，且机体对贫血的生理性代偿不足，发生贫血时缺氧症状明显，往往需要输注红细胞来维持机体的供氧需求。

新生儿溶血病是儿科最常见的急性溶血性疾病之一，输血疗法是有效的治疗措施，尽管光疗已被认为是降低胆红素的有效方法，但并不能阻止溶血并纠正贫血，无法替代输血疗法。换血疗法可以去除体内过高的未结合胆红素、抗体及致敏的红细胞，减轻溶血、防止胆红素脑病，通过输注红细胞可以纠正贫血。

先天性凝血因子缺乏的患儿，需要终身补充凝血因子来预防出血和止血。近年来重组凝血因子制剂的问世，避免了血浆来源的凝血因子制品传播疾病的风险，给先天性凝血因子缺乏症的患儿带来了福音。新生儿同种免疫性血小板减少症的患儿必要时需要补充血小板预防出血，尤其是出现严重的颅内出血时。

值得儿科临床医师注意的是，血制品易于传播疾病，长期、大量输注红细胞还可出现如铁超负荷、同种免疫反应等输血相关的不良反应，临床医师需根据患儿的病情，权衡利弊。

第一节 新生儿血液的生理学特征

新生儿经历了胎儿从宫内到宫外环境的转变，机体发生一系列生理性变化来适应这个过程。因此，在这个阶段新生儿各系统都发生较大变化，特别是血液学的变化，下面重点介绍血液学的变化及其特点。

（一）新生儿血容量的变化特点

正常足月新生儿血容量为50～100ml/kg，平均300ml，约占体重的10%；早产儿血容量为89～105ml/kg，最高可达108ml/kg。出生1个月后每千克体重血容量逐渐接近成人水平。

(二) 新生儿红细胞及血红蛋白的变化特点

正常足月新生儿红细胞数为 $(5.0～7.0) \times 10^{12}/L$，血红蛋白浓度为 150～220g/L，其中，血红蛋白 F 占 60%～80%。生后 12 小时内，由于新生儿进食少以及不显性失水，红细胞数和血红蛋白浓度往往比出生时高，但随着婴儿生长发育，循环血量迅速增加、肺的呼吸功能建立、红细胞生成素生成减少以及红细胞寿命缩短与破坏增加等因素，红细胞和血红蛋白量逐渐下降，约在生后 2～3 个月出现贫血，称为"生理性贫血"。对于早产儿，"生理性贫血"发生较早，血红蛋白浓度可低至 70～80g/L。"生理性贫血"呈自限性，3 个月后，红细胞和血红蛋白又缓慢增加，12 岁左右达到成人水平。

血红蛋白在构成上亦出现变化，在胚胎 4～8 周时主要是血红蛋白 Gower1、Gower2 和 Portland。胚胎第 8 周后至出生时主要是血红蛋白 F，生后血红蛋白 F 迅速下降，逐渐由成人血红蛋白 A 取代。

(三) 新生儿白细胞的变化特点

出生时白细胞总数为 $(15～20) \times 10^9/L$，生后两周左右降至 $12 \times 10^9/L$，至学龄后降至成人水平。在白细胞分类中，出生时中性粒细胞比例较淋巴细胞高，婴幼儿期淋巴细胞比例高于中性粒细胞，4～6 岁时两者水平相等，以后中性粒细胞比例增多，分类逐渐达成人水平。

(四) 新生儿血小板的变化特点

新生儿期血小板波动较大，初生时血小板计数约 $150 \times 10^9/L$，两周后约 $300 \times 10^9/L$，出生后 6 个月血小板计数与成人相同。

(五) 新生儿凝血系统的变化特点

孕母的凝血因子不能通过胎盘屏障。胎儿第 10 周即可开始合成凝血因子，但各种凝血因子的水平不相同。出生时因子 V（FV）、FⅧ和血管性血友病因子（vWF）已达成人水平。维生素 K 依赖性凝血因子（Ⅱ、Ⅶ、Ⅸ、Ⅹ）和接触因子（Ⅺ、Ⅻ、前激肽释放酶和高分子质量激肽原）水平分别约为成人的 50% 和 30%～50%，FⅧ为成人的 70%。纤维蛋白原水平在正常低限（1.5g/L）。足月新生儿较少发生出血性疾病，而早产儿较容易发生，应引起注意。

（邹艳亮）

第二节 儿科输血特点

(一) 红细胞输注

住院新生儿的输血比例较高，其中大部分为早产儿中的超低、极低出生体重儿。住院期间累计总输血量常可接近患儿血容量，一个患儿往往需要 4～5 个甚至更多的献血者提供的血液。新生儿血容量小，为避免循环超负荷，通常采取少量多次输注的方法。在准备全血及其成分时将血液分装到小包装袋和注射器中，手工制备的成分血需要打开无菌包装，由于这种分装出的血液已不适合再储存，因此备血时应计划好发放时间，避免过早准备。常用红细胞制品剂量为 10～15ml/kg。新生儿大量输血时，应使用新鲜血液（储存 <7 天），同时应

去除抗凝保存液。输注的红细胞必须是相容的,包括ABO、Rh血型及母体来源的红细胞不规则抗体。儿童输血特点与成人输血类似。

（二）血小板输注

早产儿的血小板功能发育不完善,同时伴随凝血因子缺乏,加之室管膜下间质毛细血管内皮基底膜发育不成熟,易发生颅内出血,因此对于高危的早产儿推荐维持血小板计数 $>100\times10^9/L$,病情较稳定的早产儿维持血小板计数 $>50\times10^9/L$。新生儿及婴儿循环血容量小,尤其是早产儿伴心、肝、肾功能不全时,输注血小板须控制容量,以避免循环超负荷的发生。准备行体外膜肺氧合的患儿,须维持血小板计数 $>100\times10^9/L$。较大月龄的婴儿及儿童血小板输注,可参考成人血小板输注原则。美国指南推荐使用小包装血小板,剂量为 $5\sim10ml/kg$。体重 $>10kg$ 者,给予1U血小板输注。选择ABO同型血小板或血浆相容的血小板输注,避免发生溶血。

（三）粒细胞输注

目前大多数采供血机构采用刺激献血者粒细胞的方法,即联合糖皮质激素和生长因子如粒细胞—巨噬细胞集落刺激因子（GM-CSF）和粒细胞集落刺激因子（G-CSF）,这种方法大约能够刺激产生约 $3\sim4$ 倍的粒细胞。新生儿易发生严重的细菌和病毒感染,但采用治疗性粒细胞输注治疗新生儿感染,其作用目前还不明确,而实际应用也非常少,在此不做进一步讨论。用于治疗骨髓衰竭和严重粒细胞缺乏的儿童时,采用的标准与成年人相同。一般推荐输注粒细胞的量为 $>1\times10^{10}$/次。输注前,粒细胞需进行辐照,另外,由于粒细胞制品中残留红细胞,需进一步完善ABO相容性试验和交叉配血试验,并且在24小时内收集获取。输注粒细胞的风险主要是输血传播疾病及产生HLA抗体。

（四）血浆输注

主要介绍新鲜冰冻血浆（FFP）的使用,冷沉淀的使用见本章第四节。FFP一般用于下列情况：①弥散性血管内凝血（DIC）的支持治疗；②纤维蛋白原和其他凝血因子缺乏而特殊凝血因子难获得时作为替代治疗；③紧急情况下（如行侵入性检查前有活动性出血）逆转华法林的作用；④用于新生儿出血症；⑤血浆置换。对于改善凝血功能方面,FFP优于病毒灭活血浆。

（五）其他特殊的血制品的使用

1. 辐照血液的使用 新生儿、婴儿以及进行造血干细胞移植或者化疗与放疗后严重免疫抑制的患儿,免疫系统发育尚未成熟或处于抑制状态,识别外源性的主要组织相容性复合物分子的能力较弱,血液输注后易发生输血相关性移植物抗宿主病,因此这类人群在输血时常需要对血液进行辐照。需要输注辐照血制品常见于下列情况：①需行宫内输血的胎儿及曾行宫内输血的新生儿；②出生时体重 $<1200g$ 的早产儿；③已知或者怀疑为先天性细胞免疫缺陷（如22q11.2缺陷综合征）,或化疗、放疗相关的严重的免疫抑制；④血液成分来自有血缘关系亲属,或HLA相合的血小板成分。

2. 去除白细胞血液成分的使用 去除白细胞的血液制品能够有效预防非溶血性发热性输血反应的发生,减少HLA同种免疫反应的风险,降低易感人群感染巨细胞病毒（CMV）的风险以及减少体外循环手术后的肺损伤。因此,对于儿科疾病中需长期输血治疗或将长期输血作为支持治疗的患儿,目前多主张输注去除白细胞的血液制品。如肿瘤、造血干细胞移植、慢性溶血性疾病如镰状细胞贫血和地中海贫血、骨髓衰竭综合征（marrow failure syndrome）、体外循环手术以及其他需要接受长期输血的患儿。但需要注意的是去除白细胞的血液制品并不能预防输血相关性移植物抗宿主病。

3. 巨细胞病毒低风险血制品的使用　CMV的易感人群主要是体重<1 200g的CMV血清阴性的婴儿及CMV血清阴性的免疫功能低下的患儿，如造血干细胞移植受者及接受高强度化疗的肿瘤患儿。Nichols等研究证实，这部分患儿使用去除白细胞的血液制品与CMV血清阴性的血液制品，效果相同，但目前仍缺乏大型的前瞻性对照临床试验证实去除白细胞的血制品能够完全避免CMV感染。

4. 白蛋白的使用　白蛋白主要用于扩容及作为人造胶体液的替代物。新生儿、婴儿及儿童白蛋白使用的适应证有：①急性低血压患儿伴有急性或慢性肝衰竭、腹水穿刺术、败血症的新生儿；②红细胞增多症进行治疗性放血术以及血浆置换术期间用以维持患儿血容量；③肠病、肾病所致蛋白丢失或者急慢性肝衰竭时；④总蛋白<52g/L和（或）白蛋白<25g/L（美国推荐<18g/L）的疾病，如烧伤后的第24小时、非失血性休克、急性呼吸窘迫综合征等，用以提高白蛋白水平；⑤继发于体外循环术后、休克及心动过速的血容量不足时；⑥重度新生儿高胆红素血症时，用于预防胆红素脑病（核黄疸）。但需要注意的是，新生儿使用白蛋白应慎重。

5. 静脉注射免疫球蛋白的使用　新生儿、婴儿及儿童在下列情况下可以考虑使用静脉注射免疫球蛋白（IVIG）：①患儿处于免疫缺陷状态，如艾滋病、造血干细胞移植受者等；②血液系统疾病如特发性血小板减少性紫癜、伊文思综合征、自身免疫性溶血性贫血（激素抵抗型）；③骨髓移植后的患儿预防性使用，避免机会感染；④新生儿败血症；⑤新生儿同种免疫性血小板减少性紫癜、继发于母源性同种免疫性疾病（如系统性红斑狼疮）；⑥输血后紫癜；⑦水痘带状疱疹病毒免疫球蛋白无法获得时，用以预防水痘；⑧其他，如川崎病、吉兰-巴雷综合征和手足口病等。

（六）小儿自体输血

1. 新生儿自体脐带血的使用　新生儿自体血是来自脐带或胎盘的无菌血液，抗凝后收集，可获得约75~125ml的自体血液。自体脐带血主要用于突发的低血容量性休克，在欧洲和日本，自体脐带血更多的是用于输血频率高的情况及急性手术输血。脐带血使用的禁忌证：①母亲感染，包括绒毛膜羊膜炎、败血症、肝炎等；②胎膜早破，超过24小时者；③能很快获得O型Rh阴性红细胞（即能马上获得O型Rh阴性红细胞供新生儿输注，这种红细胞被认为是通用血）。并发症包括过度抗凝、肝素化不足和来自污染血制品的细菌性败血症。

2. 较大年龄儿童自体输血　为减少与同种血液的接触，根据临床实际情况，可选择输注患儿自体血液。但自体输血存在血液被污染的风险，患儿同时作为献血者和受血者，应考虑其承受采血的能力。患儿体重超过25kg，无心血管系统及肺部疾病且血红蛋白浓度>110g/L时，方可进行自体输血。采血时使用儿科血袋，可包含35ml抗凝剂和250ml血液，一般最大采血量为估计的全身血量的12%。为避免血容量急剧减少和急性贫血的发生，在采集血量较大时，可将保存最长时间的血液回输后再采集，保证更合理的血液采集。

（七）影响新生儿输血的因素

1. 储存的影响　储存对输血的影响主要包括两方面，即血液在储存期间代谢的改变和抗凝保存液的影响，主要是影响红细胞和血小板。对于新生儿输血，无论是大量还是小量输血都应该考虑血液及其成分的储存时间。

(1) 钾离子：不同保存液储存的红细胞，血浆中钾离子浓度不同。用枸橼酸-磷酸盐葡萄糖（CPD）保存液储存的红细胞制品，冰箱储存35天，血浆中钾离子浓度可达到78.5mmol/L。美国采用新的AS抗凝保存液保存的红细胞，钾离子浓度相对较低，42天仅仅达到45.6~50mmol/L。辐照红细胞在冰箱储存28天，钾离子浓度可以达到很高水平。新生儿肾脏功能发育尚未完善，排钾、保钠及维持酸碱平衡的功能差，输入保存时间过久的全血或红细胞容易出现高钾血症、低钙血症及酸中毒。当按10~15ml/kg小量输血时，相对安全。此外，患儿在严重心律失常、肾衰竭、低心排和动脉内输血等情况下进行换血疗法或小儿围手术期短期快速输血时，应注意高钾血症。

(2) 2, 3-二磷酸甘油酸：红细胞内的2, 3-二磷酸甘油酸（2, 3-DPG）可影响红细胞释放氧的能力，受血pH调节。随着保存时间的延长，2, 3-DPG水平下降，导致红细胞向组织释放氧的能力减弱。用枸橼酸-磷酸盐-葡萄糖-腺嘌呤（CPDA-1）保存液储存的新鲜红细胞和AS-1保存液储存的红细胞输注给早产儿，可以有效维持2, 3-DPG在成人水平。

(3) 冷藏：红细胞保存在1~6℃。新生儿快速输注冷藏的红细胞可导致低体温和心律失常。婴儿输注冷藏的血液与呼吸暂停、低血压、低血糖有关。因此在输血前需要使用专用血液加温器，使血液接近体温温度。微波炉及其他无严格检测热度的加温装置温度不恒定，不应采用，以免发生溶血。

(4) 血袋：聚氯乙烯为生产输血袋、输液装置、体外泵装置、全肠外营养袋和新生儿通气使用的气管插管的原材料。增塑剂品种很多，用于医用塑料的是邻苯二甲酸二（2-乙基）己酯（DEHP），DEHP及其代谢产物是已知的内分泌破坏剂，可能导致远期的生殖系统及神经发育的危害。美国公共健康服务中心推荐使用其他的塑料制品来取代聚氯乙烯材料的医疗用品。国外一些机构已经开始使用其他塑料制品来代替聚氯乙烯。

2. **稀释性凝血功能障碍** 稀释性凝血功能障碍是由于输注了去除血小板和血浆的红细胞引起的，特征性表现为血小板减少症、低纤维蛋白原血症、凝血酶原时间延长和活化的部分凝血活酶时间延长；常可检测到纤维蛋白原降解产物，除FⅧ外（除非较严重，如伴有DIC），其余凝血因子的量出现不同程度的降低。新生儿肝脏尚不能纠正低纤维蛋白原血症，临床上表现为微血管出血，或者外伤部位、静脉穿刺部位、黏膜表面渗血。急性出血患儿可发生DIC。

3. **抗凝保存液** CPDA-Ⅰ、AS等抗凝保存液含有枸橼酸，能够与钙离子结合，阻止血液凝固；葡萄糖和腺嘌呤维持细胞内的三磷酸腺苷，从而保证红细胞的完整性；磷酸氢盐阻止保存期间pH的过度降低，后者可导致溶血并影响红细胞的体内生存时间。大量输血时，须考虑利尿效应、高血糖、高钠血症和低蛋白血症的存在。至今尚无临床研究证实不同的AS保存液在新生儿应用时的安全性。对于大量输血（如大于25ml/kg），习惯上不使用AS保存的红细胞或者在输血前去除保存液。

4. **脐带钳夹** 脐带钳夹的使用可以减少新生儿期对输血的需要。研究显示延迟夹脐带可以显著提高红细胞容量（数量）和血细胞比容。一项前瞻性对照研究显示，早期夹闭（30秒）与晚期夹闭（4分钟）相比较，后者可增加血细胞比容约0.08，而在1分钟内的短时间延迟夹闭可能对临床无明显影响。但是脐带夹闭明显的延迟（过度胎盘输血）可导致严重的后果，如红细胞增多症（高黏滞血症）、高胆红素血症、呼吸困难及可能影响新生儿的复苏。因而，仍需要进一步的随机对照研究来指导延迟夹闭脐带操作。

5. 新生儿使用血制品的阈值　目前关于低体重早产儿限制性输注红细胞的阈值（血红蛋白浓度<70g/L）和非限制性输注红细胞阈值（血红蛋白浓度<95g/L）的临床试验研究较多，但仍存在争议，限制性输血所允许的低血红蛋白浓度对低体重早产儿是有益的还是有害的，尚未明确。一项随机双盲多中心研究结果显示，对于极低出生体重儿，限制性输血和非限制性输血两组相比，患儿的生长发育、对氧的需求及所需的红细胞的量方面无差异。另一项对低体重早产儿的5年的随访研究显示，限制性输血和非限制性输血对小儿神经发育无影响。但研究显示，限制性输血虽可减少输血量，但并未减少接触献血者的数量，同时可增加颅内出血、呼吸暂停发生率。

血小板输注的阈值主要来自对成人的研究。来自英国的一项前瞻性研究显示，血小板计数<50×10^9/L 为血小板输注的阈值，研究认为大部分新生儿重症监护病房的血小板输注阈值是血小板计数<20×10^9/L，91%的患者采用此阈值无或者有轻微出血。决定血小板输注阈值的是所用的血小板的质量而不是数量。

（邹艳亮）

第十章
输血不良反应与输血传播疾病

第一节 输血不良反应

一、发热性非溶血性输血反应

发热性非溶血性输血反应（febrile non-hemolytic transfusion reaction, FNHTR），是指在输血期间或输血后1~2h内，体温升高1℃或1℃以上，不能用其他原因解释的发热反应。

FNHTR是比较常见的输血不良反应，其发生与血液制品的种类、输血及妊娠的次数等有关。输注红细胞制品发生FNHTR的概率为0.5%~1.0%，输注手工血小板时发生FNHTR的概率可高达20%~30%。在多次输血或多次妊娠患者中，FNHTR的发生率更高。

（一）病因与发病机制

FNHTR的病因包括免疫性因素和非免疫性因素两大类：前者主要包括细胞因子、白细胞、血小板、血浆蛋白及其抗体等因素，后者一般指致热原因素。

1. 细胞因子的作用 引起FNHTR的细胞因子主要包括白细胞介素-1（IL-1）、白细胞介素-6（IL-6）、白细胞介素-8（IL-8）、肿瘤坏死因子-α（TNF-α）及巨噬细胞炎性蛋白（MIP-1）等。这些细胞因子随着血液制品保存时间的延长而增多；血液制品中白细胞的含量越高这些细胞因子的浓度也越高。当血中这些细胞因子的浓度达到一定水平时即可引起FNHTR。这些细胞因子中，IL-1、TNF-α是内源性致热物质，可刺激下丘脑体温调节中枢，导致温度感受神经元调节上移从而引起发热；其他细胞因子引起FNHTR的机制比较复杂。

2. 白细胞、血小板、血浆蛋白及其抗体的作用 白细胞抗体包括HLA抗体和粒细胞抗体。HLA抗体引起FNHTR比较多见，粒细胞与粒细胞特异性抗体作用也可引起发热反应。白细胞抗体在多次输血以及妊娠或移植过程中由异体白细胞致敏产生，当体内已经产生白细胞抗体的患者再次输血时，输入的白细胞与体内白细胞抗体的抗原抗体反应激活补体可导致白细胞破坏和致热原释放从而引起FNHTR。血小板、血浆蛋白因个体差异同样可产生同种抗体并引起发热反应。

3. 致热原的作用 致热原一般是指引起发热反应的各种微量物质包括细胞、蛋白质、药物中的杂质以及其他有机或无机杂质等。在输血医学中，最重要的致热原是细菌性致热原如内毒素和外毒素。内毒素由革兰阴性菌产生，具有极强的致热作用；外毒素来源于革兰阳性菌，其致热作用较内毒素弱。

致热原的特点包括水溶性、耐热性、超滤性、不挥发性及被吸附性等，例如多数致热原在100℃30min条件下不分解。致热原的这些特点使其可以附着在输血器材上随输血进入人体从而引起FNHTR。既往由致热原引起的发热反应发生率曾高达30%，随着现代医学技术的不断发展，输血器材生产工艺及灭菌条件的改善，由致热原引起的FNHTR已经大大减少。

（二）临床表现

1. 发热　输血开始后短时间内出现发热，体温升高1~2℃以上，发热时间少则数分钟，多则1~2h，但很少超过8~10h。如发热持续18~24h或更长，应考虑其他原因引起患者发热。

2. 其他症状、体征　可以出现畏寒、寒战、抽搐以及恶心、呕吐等消化道症状。少数患者在发热反应数小时后可以出现口角疱疹。严重的发热还可以使基础疾病加重，并可出现其他新的并发症。

（三）诊断与鉴别诊断

1. 诊断　根据患者输血后短时间内出现发热，结合体温升高的程度、持续时间以及其他伴随症状、体征，FNHTR的诊断比较容易建立。

2. 鉴别诊断　FNHTR应与输血后出现发热的其他输血不良反应如急性溶血性输血反应和细菌性输血反应相鉴别。

FNHTR与急性溶血性输血反应的共同特点是二者均表现为输血后短时间内发热。但后者除发热表现外，还具有溶血及溶血并发症的临床表现及实验室检查：①溶血的症状、体征：腰背痛、心悸、呼吸困难、血压下降及酱酒样尿；②溶血并发症的症状、体征：严重患者可出现休克、急性肾功能衰竭及急性弥散性血管内溶血（DIC）；③溶血的实验室检查：血浆游离血红蛋白升高，并出现血红蛋白尿，血中出现高铁血红蛋白、血浆结合珠蛋白减少等。

FNHTR与输血后的细菌污染性输血反应的鉴别要点是：后者表现为高热、休克、皮肤充血三大特征，经停止输血及对症处理病情无好转。

（四）治疗原则

1. 一般治疗　包括暂停输血并保持静脉通路通畅等。

2. 药物治疗　肌内注射异丙嗪25~50mg或静脉注射地塞米松5mg，同时口服镇静药、解热镇痛药可减轻寒战后的发热。

3. 其他治疗　包括保暖处理、监测生命体征及支持对症治疗。

（五）预防

（1）使用无致热原、无菌、无毒的一次性采血袋及一次性输血器，使用无致热原技术配制的血液保存液。

（2）输注去除白细胞的血液制品，去除血液制品白细胞的方法包括用白细胞滤器以及用洗涤方法去除白细胞等。

（3）对既往有输血后发热及过敏反应的患者，输血前可适当口服解热镇痛药及抗组胺药有助于减轻非溶血性发热性输血反应。

二、过敏性输血反应

过敏性输血反应（anaphylactic reactions）是指由于输注血浆和含血浆的血液成分而引起的一种变态反应性输血反应。过敏性输血反应是比较常见的输血不良反应，其发生率高达1%~3%。

过敏性输血反应常常表现为单纯性荨麻疹、血管神经性水肿，严重者出现呼吸障碍、休克甚至死亡。

（一）病因与发病机制

1. IgA 同种免疫的作用　缺乏 IgA 抗原的患者如果多次输血或多次妊娠，其体内可产生特异性 IgA 抗体（抗-α），再次输血即可产生严重的过敏性休克。IgA 有 IgA1 和 IgA2 两种亚型，IgA2 又分为 A2m1 和 A2m2 两种亚型。一些患者血浆中 IgA 含量虽然正常，但缺乏某种 IgA 亚型，同种免疫作用可产生针对某-IgA 亚型的抗体，同样可以引起严重的过敏性输血反应。

2. 异型变异原的作用　有过敏体质的患者如对花粉、尘埃、牛奶及鸡蛋等过敏的患者，输入血浆尤其是含有变性蛋白的血浆时会引起过敏反应。对镍过敏的受血者使用镍钢针的输血器输血时也可能发生过敏反应。此外，有过敏体质的献血者其体内产生针对某种物质的抗体，这种抗体可通过输血转移给受血者，当受血者接触有关过敏原时亦可发生过敏反应。

3. 低丙种球蛋白血症与过敏性输血反应　低丙种球蛋白血症患者出现过敏性输血反应的机制尚不明确，除与患者缺乏组织结合的免疫球蛋白有关外，其他可能的机制有：①输入的血浆中含有较多的免疫球蛋白聚合体可激活补体并释放血管活性物质；②输入血浆中含有炎性介质直接引起血管活性物质的释放或通过激活补体引起血管活性物质的释放。

4. IgG 重链抗原性差异与同种免疫的作用　人类不同个体间 IgG 重链（γ链）抗原性存在差异，输血或多次妊娠产生的同种异型抗体也可能引起过敏性输血反应。

（二）临床表现

过敏性输血反应发生的时间较早，一般发生在输血数分钟后，也可在输血中或输血后立即发生。根据过敏性输血反应临床表现的严重程度，过敏性输血反应可分为轻度过敏反应和重度过敏反应两种类型。

1. 轻度过敏反应的表现　全身皮肤瘙痒、红斑、荨麻疹，血管神经性水肿及关节痛等。
2. 重度过敏反应的表现　支气管痉挛、喉头黏膜水肿、呼吸困难、哮喘，甚至过敏性休克等。

（三）诊断与鉴别诊断

1. 诊断　根据输血后短时间内出现过敏的症状、体征，过敏性输血反应的诊断比较容易建立。
2. 鉴别诊断　过敏性输血反应应与药物引起的过敏反应相鉴别，两者均表现为不同程度的过敏反应，可结合患者的药物过敏史、开始药物治疗的时间等情况进行分析和鉴别。

（四）治疗原则

1. 轻度过敏反应的治疗　①减慢输血速度；②抗过敏治疗：口服或肌内注射抗组胺药或皮下注射肾上腺素；③其他支持、对症治疗。

2. 重度过敏反应的治疗　①一般处理：立即停止输血，保持静脉通路通畅；②抗过敏治疗：皮下注射肾上腺素或静脉滴注氢化可的松或地塞米松；③解痉平喘治疗：静脉滴注氨茶碱，必要时气管插管或气管切开；④其他治疗：出现过敏性休克的患者，应积极进行抗休克治疗。

（五）预防

对有输血过敏反应史的患者，可采用以下措施预防输血反应：①输血前口服抗组胺药如苯海拉明、盐酸异丙嗪或使用肾上腺皮质激素；②选择无过敏史、未接受任何药物治疗的献血员，对经产妇和曾有输血史的献血员要求其血浆中抗-IgA 阴性方可献血；③存在特异性抗-IgA 或抗-IgA 亚型的患者，应选择洗涤红细胞或洗涤血小板或缺乏 IgA 抗原的献血员血液；④尽量接受自身输血。

三、溶血性输血反应

溶血性输血反应（hemolytic transfusion reaction，HTR）是指在输血开始后发生的、与输血相关的红细胞异常破坏引起的一系列病理反应。根据溶血发生的时间，溶血性输血反应分为急性溶血性输血反应（acutehemolytic transfusion reaction）与迟发性溶血性输血反应（delayedhemolytic transfusion reaction）。前者指输血 24h 内发生的溶血性输血反应；后者指输血 1 天后至数周内发生的输血反应。根据文献报道，发生急性溶血性输血反应的概率为 1∶13 000，发生迟发性溶血性输血反应的概率为 1∶9 000。

（一）病因与发病机制

1. 免疫性溶血性反应　免疫性溶血性反应的相关抗体主要有 IgM 抗体和 IgG 抗体。A 型或 B 型人血浆的天然抗-B、抗-A 为 IgM 抗体，免疫性抗-A、抗-B 以及 O 型血浆中的抗-A、抗-B 以 IgG 抗体为主。

IgM 类抗体具有较强的活化补体能力，IgM 类抗体致敏红细胞后容易导致血管内溶血。大部分 IgG 抗体致敏红细胞后仅能部分活化补体反应至 C_{3b} 阶段，被 IgG 抗体和（或）C_{3b} 包裹的红细胞随血流经过肝、脾时，IgG 的 Fc 部分和（或）C_{3b} 与网状内皮原位巨噬细胞表面特异性的 Fc 受体和（或）C_{3b} 受体结合，红细胞被吞噬破坏，从而引起血管外溶血。

临床上引起免疫性溶血有下列四种情况：①ABO 血型不合引起的溶血：A 型或 B 型血患者血浆中的天然抗-B、抗-A 为 IgM 抗体，由 A 型与 B 型血误输主要引起血管内溶血，临床上表现为急性溶血性输血反应。ABO 亚型抗体可以为天然抗体也可以为免疫性抗体，由 ABO 亚型不合引起的免疫性溶血可能为血管内溶血也可能引起血管外溶血。O 型血患者血中存在的免疫性抗-A 和抗-B 属 IgG 抗体，异型输血可引起血管外溶血。②Rh 血型不合引起的溶血：Rh 抗体多为 IgG 抗体，Rh 血型不合引起的溶血为血管外溶血，主要表现为迟发性溶血性输血反应。③其他血型不合引起的溶血：MNSs、Lewis、Kell 及 Di 血型不合可引起血管内或血管外溶血，常常表现为迟发性溶血性输血反应。④献血员间血型不合引起的溶血：献血员间血型不合引起的溶血见于大量输血或短期内输入多个献血员的血液制品。

2. 非免疫性溶血性反应　非免疫性溶血性反应也称假性溶血性输血反应，相关的非免疫性因素包括：受血者或供血者红细胞有缺损；低渗液输入；冰冻、过热或机械损伤；某些药物混入等。

（二）临床表现

溶血性输血反应分为急性溶血性输血反应和迟发性溶血性输血反应。

1. **急性溶血性输血反应的临床表现** ①起病情况：多数起病急，在输入 10～30ml 异型血即可出现溶血表现；少数也可以在输血 24h 内出现溶血表现。②溶血的症状、体征：典型的溶血表现为发冷、寒战、发热、头痛、腰背痛、腹痛、胸前压迫感、呼吸困难、紫癜、血红蛋白尿及黄疸等。当患者处于全身麻醉状态时，患者可能表现为不能解释的手术区严重出血。③溶血并发症的表现：严重时可出现休克、DIC 及急性肾功能衰竭等溶血并发症的临床表现。

2. **迟发性溶血性输血反应的临床表现** ①起病情况：起病较慢，多数在输血 1 天后至数天内出现溶血表现，少数患者也可以在输血数周后才出现溶血表现。②溶血的症状、体征：一般来说，迟发性溶血性输血反应的临床表现较急性溶血性输血反应轻，可以表现为血管外溶血，也可以表现为血管内溶血。血管外溶血表现为：原因不明的发热、贫血、黄疸及血清间接胆红素升高；血管内溶血表现为：畏寒、寒战、腰痛及血红蛋白尿等。③溶血并发症的表现：少数迟发性溶血性输血反应患者也可以出现 DIC 及急性肾功能衰竭等溶血并发症的临床表现。

（三）实验室检查

1. **一般检查** 适用于急性溶血性输血反应患者，有关检查包括：①血型的复查：献血员及受血者血型复查有助于发现 ABO 血型不合的异型输血；②重做交叉配血试验：用受血者输血前、后血标本与血袋剩余血标本做交叉配血试验，如果以上交叉配血试验均不配合，说明输血前交叉配血错误，可能与实验操作结果判读及标本错误有关；③重做抗体筛查试验：对受血者输血前、后及血袋剩余标本重新进行抗体筛查试验，可能检测出被漏检的不规则抗体。

2. **血管内溶血的实验室检查** ①血浆游离血红蛋白的检测：正常情况下，血浆中仅存在微量游离血红蛋白，定量检测约 10～40mg/L。血管内溶血时，血浆游离血红蛋白升高，溶血发生 1～2h 达高峰。②血清结合珠蛋白：正常成人血清结合珠蛋白为 0.5～1.5g/L，血管内溶血时游离血红蛋白与血清结合珠蛋白结合，使血清结合珠蛋白水平下降；溶血停止 3～4 天后血清结合珠蛋白才恢复正常。③血红蛋白尿：血管内溶血时，尿潜血阳性、尿蛋白阳性而尿红细胞阴性。

3. **血管外溶血的实验室检查** ①胆红素测定：血管外溶血时，血清间接胆红素升高而直接胆红素正常；②尿胆原及尿胆红素：血管外溶血后 3～7h，患者尿胆原明显升高而尿胆红素一般不升高。

（四）诊断与鉴别诊断

1. **诊断** 对输血后短时间内出现的血管内溶血、血管外溶血的症状、体征或在全身麻醉状态下出现不明原因的手术区出血及低血压的患者均应考虑溶血性输血反应的可能，应结合实验室检查进一步明确诊断。

2. **鉴别诊断** 急性溶血性输血反应与细菌性输血反应的鉴别：后者的常见症状为高热、休克，也可出现血红蛋白尿、急性肾功能衰竭及 DIC，容易与溶血性输血反应相混淆。但细菌性输血反应血袋剩余血可见溶血、变色、凝块及气泡等细菌污染现象，血袋剩余血细菌学检查包括剩余血涂片染色可找到细菌等（找不到细菌者也不能除外细菌污染）。

（五）治疗原则

1. 急性溶血性输血反应的治疗原则　①立即停止输血，保持静脉通路通畅；②静脉滴注肾上腺皮质激素或大剂量免疫球蛋白；③急性溶血反应并发症的防治，包括急性肾功能衰竭、休克及DIC的防治；④其他：补充足够的血容量、碱化尿液以及生命体征的监测等。

2. 迟发性溶血性输血反应的治疗原则　①支持对症治疗：如补充足够的血容量、碱化尿液等；②必要时可用肾上腺皮质激素治疗；③观察生命体征，注意严重并发症如急性肾功能衰竭、DIC的防治。

（六）预防

目前发现，大多数不相容输血以及急性溶血性输血反应与人为差错有关，而这些人为差错是可以避免的。急性溶血性输血反应的预防措施包括：①建立严格的输血工作管理制度；②避免在血样采集、血型鉴定、交叉配血、发血及输血过程中发生工作差错；③尽量不输或少输血，如有条件可进行自体输血。

四、大量输血的不良反应

大量输血（massive transfusion）是指24h内输血量等于或超过患者的血容量或在3h内输血量达到或超过患者血容量的一半。

大量输血在抢救患者方面发挥了重要作用，但是，大量输血可引起出血倾向、酸碱失衡、水与电解质紊乱及循环超负荷等输血不良反应。

（一）大量输血引起出血倾向

1. 病因与发病机制　①需要进行大量输血的患者往往存在大出血的基础疾病，大出血不仅大量地损失血小板和凝血因子，而且在止血过程中又大量地消耗血小板和凝血因子；②库存血中血小板、不稳定凝血因子部分或全部破坏；③血液制品中枸橼酸钠抗凝剂的大量输入可能引起患者凝血时间延长；④一部分凝血因子被稀释导致稀释性的凝血功能障碍；⑤大出血本身可导致止血不良。

2. 临床表现　主要表现为不明原因的手术创面或伤口渗血不止，皮肤、黏膜出血甚至内脏器官出血。

3. 实验室检查　①血液常规检查可发现血小板减少；②出、凝血功能检测可见出血时间延长、凝血酶原时间延长；③凝血因子定量检测可发现凝血因子水平降低。

4. 治疗原则　主要是补充凝血因子及血小板，包括输注新鲜冰冻血浆、冷沉淀、纤维蛋白原及血小板等。

（二）大量输血引起酸碱失衡和水、电解质紊乱

1. 酸中毒　大量输血患者出现酸中毒的原因：一方面是大量输血的患者往往存在失血性休克等病理生理过程，由于缺血、缺氧可引起代谢性酸中毒；另一方面是红细胞在保存过程中产生大量的乳酸，加上保存液中含有枸橼酸使血液呈酸性。

应该注意的是，大量输血后由于循环的改善，乳酸及枸橼酸在肝功能正常时通过糖异生及三羧酸循环转变为ATP，由大量输血本身引起酸中毒很少。如大量输血后患者出现持续的代谢性酸中毒，往往提示患者仍存在低血容量状况，治疗上应考虑进一步扩容。

根据血气分析结果，酸中毒的诊断比较容易建立。

大量输血引起酸中毒的治疗，原则上可以适当使用碳酸氢钠，但应注意防止"矫枉过正"。此外，如患者出现持续的代谢性酸中毒，在纠酸处理的同时还应注意扩容治疗。

2. 碱中毒　尽管保存的红细胞制品中 pH 呈酸性，但是，大量输血情况下代谢性碱中毒的发生率要高于代谢性酸中毒。这是因为：①大量输血后血液抗凝剂中含有的枸橼酸钠在肝脏中转化成碳酸氢钠；②治疗代谢性酸中毒过程中使用碳酸氢钠。

碱中毒使氧离曲线左移，氧合血红蛋白亲和力增高，导致红细胞对氧的释放下降。如果大量输血后常规补充碳酸氢钠将导致严重的碱中毒，其结果是心肌收缩力下降，组织缺血、缺氧的情况进一步恶化。

在大量输血引起碱中毒的防治过程中，要特别注意：人体对酸碱平衡具有强大的代偿能力，大量输血后不必常规应用碳酸氢钠；如果需要补碱则应特别注意防止"矫枉过正"。

3. 枸橼酸盐中毒　枸橼酸盐是血液采集和保存过程中应用的抗凝剂，其抗凝作用的机制在于它与血液中的钙螯合使血钙降低。在正常情况下，枸橼酸盐进入人体后主要在肝脏代谢并由肾脏排泄，不会发生枸橼酸盐中毒。在大量输血时，受血者往往伴有休克、组织灌流不足及肝、肾功能不全等，机体对枸橼酸盐的代谢速度或代偿能力减低，患者容易发生枸橼酸盐中毒。

（1）枸橼酸盐中毒的临床表现：出现不自主的肌震颤、手足搐搦、血压下降，病情严重时可出现心室颤动甚至心脏停搏。

（2）枸橼酸盐中毒的实验室检查：血液生化检查可发现低血钙；心电图检查看见 ST 段延长。

（3）枸橼酸盐中毒的治疗：主要是补钙治疗。输血患者出现肌肉震颤应注意枸橼酸盐中毒并考虑予以补钙治疗。下列情况应给予 10% 葡萄糖酸钙 10ml 预防枸橼酸盐中毒：输血速度达 500ml/10min；成人输血量达 5L 以上；儿童换血一个容量等。大量输血时注意监测血钙及心电图。

4. 血钾的改变　大量输血时，患者可以出现高血钾，也可以出现低血钾。大量输血时患者血钾如何改变由患者输入血液的量、疾病的状态以及机体的代谢等情况确定。

（1）大量输血时血钾改变的机制：大量输血时出现高血钾与库存血血钾浓度较高有关：血液在保存过程中，由于细胞膜上维持钾、钠平衡的 Na^+，K^+ – ATP 泵障碍，细胞内钾逸出，血钾浓度升高，大量输血就可引起高血钾。大量输血时出现低血钾与大量输血引起代谢性碱中毒有关：大量输血时枸橼酸盐在肝脏迅速转化成碳酸氢钠，使患者出现代谢性碱中毒，一方面使血钾从细胞外转移到细胞内，另一方面又促进肾排钾增多。

（2）大量输血时血钾改变的临床表现：低血钾和高血钾的症状、体征缺乏特异性，即便出现有关症状、体征也可能因为实施大输血而被忽略，因而，在大量输血时要注意监测血钾、心电图，以便及时发现血钾改变。

（3）大量输血时血钾改变的治疗：低血钾的治疗主要是补钾，要特别注意坚持"见尿补钾"的原则，否则可能会出现高血钾而危及患者的生命。高血钾的治疗措施包括：①静脉注射 5% 碳酸氢钠溶液 60~100ml，再静脉滴注 5% 碳酸氢钠 100~200ml。使用碳酸氢钠降低血钾的机制是促进肾脏排钾并使细胞外钾进入细胞内。②静脉滴注 25% 葡萄糖溶液 100~200ml，每 3~4g 糖加入 1U 胰岛素，起到促进血钾进入细胞内从而降低血钾的作用。

③其他治疗措施：利尿治疗及支持对症治疗等。

5. 高血氨　库存血血氨显著增高。当输入高血氨的血液后，氨由丙氨酸和谷氨酸运输到达肝脏，参与鸟氨酸循环并被代谢成无毒的物质排出体外。如果患者肝功能不全，输入大量含有高血氨的库存血而肝脏又不能及时将大量的血氨代谢就会引起高血氨。

（1）高血氨的临床表现：轻者出现性格、行为的改变；重者出现扑翼样震颤及意识障碍。患者出现以上临床表现可结合血氨定量测定进行诊断。

（2）高血氨的治疗治：疗药物有谷氨酸、精氨酸及左旋多巴等制剂，这些药物可以纠正氨代谢紊乱状况；高血氨的其他治疗包括护肝治疗及支持、对症治疗等。

五、输血相关性急性肺损伤

输血相关性急性肺损伤（transfusion-related acute lung injury，TRALI）是指因输入的血液中含有与受者白细胞抗原相应的HLA抗体或粒细胞特异性抗体而导致的与左心衰竭无关的急性肺水肿症状与体征。

TRALI的发生率为1∶5 000～1∶190 000，由于多次妊娠妇女血中存在HLA抗体的概率高，输注来源于多次妊娠献血员血液的患者发生TRALI的概率增加。

（一）病因与发病机制

输入含HLA抗体或粒细胞特异性抗体的血液制品时，供者血中的白细胞抗体（包括HLA-Ⅰ、HLA-Ⅱ类抗体，抗粒细胞特异性抗原NA1、NA2的抗体）与患者白细胞发生抗原抗体反应，白细胞在肺循环中凝集形成肺浸润并激活补体。中性粒细胞在肺血管内聚集、黏附并释放蛋白酶、酸性脂质和氧自由基等，使肺血管内皮细胞受损，血管通透性增强，液体由血管内外渗到肺间质和肺泡内导致肺水肿及呼吸窘迫综合征的发生。

（二）临床表现

TRALI的临床表现与非心源性肺水肿、呼吸窘迫综合征类似。

1. 起病情况　输血数分钟至40h发生，发病较急，突然出现寒战、发热。
2. 肺水肿或呼吸窘迫等表现　呼吸困难、发绀、咳嗽、咳泡沫水样痰，查体可发现肺部湿啰音，严重患者出现低血压、休克、肾功能衰竭甚至死亡。
3. X线检查　早期肺野清晰或仅见肺纹理增多、模糊，病情加重时双肺弥漫性小斑片阴影，大片融合，但血管无充血。
4. 动脉血气分析　动脉血氧分压下降、血氧饱和度下降、二氧化碳分压下降，后者与低氧血症引起过度通气有关。

（三）诊断与鉴别诊断

1. 诊断　诊断要点包括：①输血后出现急性肺水肿的症状、体征；②献血者和受血者有多次妊娠、多次输血史，特别是献血员≥3次妊娠史；③患者动脉血氧分压降低、中心静脉压正常；④献血员或受血者血中HLA抗体或粒细胞特异性抗体阳性或献血员血清淋巴细胞毒试验阳性；⑤能够除外过敏性输血反应及循环超负荷等。
2. 鉴别诊断　TRALI要注意与过敏性输血反应及输血相关循环超负荷相鉴别。

（1）过敏性输血反应：发病较TRALI快，输血后数秒到数分钟后即可发生；一般无发热；常出现严重的低血压即过敏性休克。

（2）输血相关循环超负荷：主要发生于老弱病残以及原有心、肺功能不全的患者，往往在输血量过大、输血速度过快时发生，因循环超负荷，患者中心静脉压增高。

（四）治疗原则

1. 去除病因　立即终止输血、保持静脉通道通畅。
2. 氧疗湿化器　内置75%~95%乙醇吸氧，也可采用面罩持续气道正压吸氧（CPAP）或呼气末正压通气吸氧（PEEP）。
3. 肾上腺皮质激素治疗　地塞米松10~40mg，静脉注射，连续2~3天。
4. 支持、对症治疗　包括纠正酸碱失衡及电解质紊乱、营养支持治疗等。

（五）预防

预防措施主要包括：①严格掌握输血指征，避免不必要的输血；②选择少浆或不含血浆成分的血液制品；③避免使用有多次妊娠史或输血史的献血员血液。

六、细菌性输血反应

细菌性输血反应是指由于血液被假单胞菌等细菌污染而造成的严重输血反应。临床表现包括寒战、头痛、高热、皮肤发红、发绀、呼吸困难及血压下降等。

血液污染细菌受许多因素影响，如血液制品种类、保存温度及保存时间等。根据目前采血、成分血制备及保存的技术情况，新鲜冰冻血浆及冷沉淀污染细菌概率微乎其微，其他血液制品污染细菌概率则较高：1U红细胞为1∶143 000，1个治疗量单采血小板为1∶2 000~1∶8 000。血小板易被细菌污染主要与血小板的保存温度为（22±2）℃有关，这样的温度比较适合细菌生长。

（一）细菌污染血液制品的途径和机制

在血液的采集、成分血的制备、保存、分发及输注等环节都可能发生细菌进入血袋污染血液制品的可能和危险，例如：①菌血症献血员献血时可能采到带有细菌的血液；②献血员采血局部皮肤带有细菌也可能随采血进入血袋；③塑料输血器材本身污染细菌造成血液污染；④血液分离、制备、运输、发放及临床输血过程中未严格执行操作规程均可能导致血液制品污染细菌。

污染血液制品的细菌谱相当广泛，其中革兰阳性菌占49%（革兰阳性球菌占28%、革兰阳性杆菌占21%），革兰阴性菌占46%，其他混合杂菌占5%。

（二）临床表现

细菌性输血反应的临床表现取决于污染细菌的种类、进入人体的细菌数量、患者的原发病和免疫功能状况等。

输注受革兰阴性菌污染的全血或红细胞，通常在输血30min后出现症状，重者输入10~20ml血后即刻发生输血反应。主要症状包括寒战、高热、烦躁不安、呼吸困难、干咳及面色潮红。严重者可出现休克、急性肾功能衰竭及DIC。在全身麻醉状态下的患者可能仅出现血压下降、手术创面渗血不止等体征而不表现出寒战、高热。

输注受革兰阳性菌污染的血液制品发生输血反应的临床表现相对较轻，有时可无输血反应表现，有时仅有发热反应，这种现象与革兰阳性菌不产生内毒素有关。

（三）实验室检查

细菌性输血反应的实验室检查主要包括直接涂片镜检和细菌培养。

1. 直接涂片镜检　取可疑的细菌污染血标本直接涂片或离心后涂片镜检，镜检找到细菌即可做出诊断，若镜检未发现细菌应进一步做细菌培养。直接涂片镜检存在漏报或假阳性的可能，在临床应用过程中应予以注意。

2. 细菌培养　取可疑的细菌污染血标本和患者的血标本，分别于低温（4℃）、室温（22℃）和37℃做需氧菌和厌氧菌培养。可疑的细菌污染血标本，若细菌培养出现阳性结果即可做出诊断。

（四）诊断与鉴别诊断

1. 诊断　根据输血后短时间内出现高热、休克及皮肤、黏膜充血等细菌性输血反应的症状、体征，结合实验室检查，细菌性输血反应的诊断比较容易建立。

2. 鉴别诊断　①轻度细菌性输血反应应与非溶血性发热性输血反应鉴别，前者病情较重，血压下降，对症处理无效；后者病情较轻，血压无变化，对症治疗有效。②重度细菌性输血反应应与急性溶血性输血反应鉴别，两者均可出现寒战、高热、低血压及休克等症状、体征，但后者尚可出现黄疸、血红蛋白尿等溶血的表现，血标本细菌学检测阴性。

（五）治疗原则

（1）立即停止输血，保持静脉通道通畅。

（2）尽早联用大剂量广谱抗生素。

（3）治疗并发症，如急性肾功能衰竭、休克及DIC的治疗等。

（4）其他：慎用损肾药物，其他支持、对症治疗等。

（六）预防

（1）一次性采血、输血器材要选择正规厂家的合格产品。

（2）在采血以及血液制品的制备、贮存、运输及输注过程中严格执行无菌操作。

（3）可疑存在细菌污染的血液制品不得发出、不能输注。

（4）有感染灶或上呼吸道感染的献血员应暂缓献血。

（5）输血过程中应严密观察，必要时及时中止输血。

七、输血相关循环超负荷

输血相关循环超负荷（transfusion-associated circulatory overload）是指即短时间内输入大量血液或输血速度过快，超过患者循环或心脏负荷能力，导致患者出现心力衰竭或急性肺水肿的一种输血反应。

（一）病因与发病机制

输血相关循环超负荷的病因和发病机制有以下三个方面。

1. 心、肺功能不全的患者　存在心脏病如冠心病、心肌病、心律失常、贫血性心脏病的患者以及老年和儿童患者，存在心、肺功能不全或具有心、肺功能不全的潜在因素，如果输血过快、过多就可能会出现循环超负荷。

2. 心功能正常但快速、大量输血或输液的患者　心功能正常的患者如果快速、大量输血或输液,血容量快速增加,超出心排血量范围时也可以出现循环超负荷。

3. 血浆胶体渗透压降低或肺血管渗透压增加的患者　低蛋白血症或大面积肺炎的患者,即使输血不多也可使大量组织间液进入到血管内从而引起循环超负荷。

(二)临床表现

1. 起病情况　起病急骤,输血中患者突然发病。

2. 肺水肿的症状、体征　突起呼吸困难、端坐呼吸、咳嗽、咳大量粉红色泡沫痰。查体可见颈静脉怒张、两肺布满湿啰音、血压下降、休克和心律失常。

3. X线检查　X线检查可见肺水肿影像。

(三)诊断与鉴别诊断

患者在大量输血中或快速输血后出现呼吸困难、发绀、咳嗽、咳粉红色泡沫痰等急性肺水肿表现,均应考虑本病的可能。

输血相关的循环超负荷应注意与TRALI鉴别,两者的共同特点是两者均表现为肺水肿的症状、体征。鉴别的要点是前者基本发生在大量输血或快速输血的患者;而后者常常发生在输血量少且输血速度不快的患者。

(四)治疗原则

1. 停止或减慢输液或输血　立即停止输血或输液,保留静脉通路通畅。

2. 减少静脉回流　取坐位,双腿下垂以减少静脉回流。

3. 氧疗　酒精水封瓶吸氧。

4. 吗啡的应用　静脉缓慢注射吗啡5~10mg,一方面起镇静作用,另一方面通过吗啡对小血管的舒张作用可减轻心脏负荷,必要时15min后再重复静脉缓注吗啡1次。

5. 利尿剂的应用　呋塞米20~40mg静脉推注,必要时4h后重复1次,起利尿、扩张静脉作用,有利于缓解肺水肿。

6. 血管扩张剂的应用　可选用硝普钠、硝酸甘油及酚妥拉明任何一种血管扩张剂,通过血管扩张剂的血管扩张作用,减少回心血量,减轻心脏负荷。

7. 洋地黄类药物的应用　洋地黄类药物如毛花苷C等特别适合于有心房颤动伴有快速心室率或有心室扩大伴有左心收缩功能不全的患者。但是,急性心肌梗死患者在急性期24h内以及由二尖瓣狭窄所致的急性肺水肿患者则不宜用洋地黄类药。

8. 解痉平喘治疗　静脉推注氨茶碱,氨茶碱可解除支气管痉挛并具有一定的正性肌力、扩张血管及利尿作用,对治疗输血所致循环负荷过重起重要辅助作用。

(五)预防

(1) 输血时应选择添加剂红细胞以减少输入的容量。

(2) 应根据患者年龄、体重及基础疾病等情况确定输血的量和速度,对易引起循环超负荷的患者输血的量宜少,输血的速度宜慢。

(3) 输血过程中应严密观察病情变化并及时采取相应的治疗措施。

八、输血后紫癜

输血后紫癜(post-transfusion purpura,PTP)是指输血后7~10天受血者的血小板急剧被破坏,导致的皮肤、黏膜出血症,常因受血者有血小板或淋巴细胞抗体所引发。PTP主要表现为瘀斑和黏膜出血,严重者有内脏、颅内出血等。患者常为有输血史或妊娠史女性。

(一) 病因与发病机制

PTP 大多数发生于血小板特异性抗原(HPA)即 HPA-1a 阴性的患者。欧美国家 HPA-1a 阳性率为 97.6%,我国人群中 HPA-1a 阳性率大于 99.9%。某些 HPA-1a 阴性的患者,在多次妊娠、输血后产生抗-HPA-1a,当再次输入 HPA-1a 阳性的浓缩血小板时,抗体与抗原结合可破坏输入的血小板,也破坏自身 HPA-1a 阴性的血小板,引起血小板减少。

(二) 临床表现

①一般表现:输血 7~10 天突然出现寒战、高热。②出血表现:轻者皮肤、黏膜瘀点、瘀斑,口、鼻黏膜出血或月经增多;重者可出现内脏器官出血甚至死于颅内出血。出血表现一般持续 2~6 周。③实验室检查:血液常规检查血小板明显减少;骨髓检查巨核细胞正常或增多,血小板生成良好;血清学检测可检出抗-HPA-1a。

(三) 诊断

根据患者的输血史、妊娠史、临床表现及实验室检查,PTP 的诊断比较容易建立。

(四) 治疗原则

1. 免疫抑制剂治疗　使用肾上腺皮质激素是治疗 PTP 的有效方法,静脉注射大剂量的免疫球蛋白也可取得良好疗效。

2. 治疗性血浆置换　通过治疗性血浆置换降低患者血浆中的血小板抗体含量,减少血小板的破坏从而达到治疗作用。

3. 支持、对症治疗　主要包括止血治疗等。

(五) 预防

PTP 的预防比较困难,预防措施包括严格掌握输血指征,能不输血尽量不输血;对需要输注血小板的患者,条件许可时应输注与患者的血小板抗体相配合的血小板。

九、肺微血管栓塞

肺微血管栓塞是指由于输注含有一定量微聚体的血液后引起肺循环的微血管栓塞而产生的一系列症状群。

(一) 病因与发病机制

引起肺微血管栓塞的微聚体包括血液贮存过程中由血小板、白细胞、细胞碎片、变性蛋白及纤维蛋白等形成的微聚体,直径约 20~120μm。采用 ACD 抗凝的全血,在采血 24h 就开始形成微聚体,贮存 8~10 天后,血中的微聚体明显增多。常规输血使用的标准输血器其滤网孔径为 170μm,不能滤除微聚体。这些微聚体在输血时通过滤网进入肺循环并可能在肺微血管发生栓塞。

(二) 临床表现

肺微血管栓塞患者临床表现的轻重因进入肺循环微聚体的数量以及肺内微循环障碍范围的大小而异。

1. 小范围的微血管栓塞　可能无明显的症状、体征或仅有轻度不适感。

2. 大范围的微血管栓塞　突然发生胸闷、胸痛、呼吸困难、恶心、呕吐、面色苍白、心悸及冷汗，查体可见呼吸浅快、发绀、肺部湿啰音及血压下降等。

（三）诊断

目前对输血引起的肺微血管栓塞的认识尚比较局限，输血引起的肺微血管栓塞尚无明确的诊断标准。当患者大量输血后出现以上临床表现并可排除其他因素时，应考虑诊断肺微血管栓塞。

（四）治疗原则与预防措施

1. 肺微血管栓塞的治疗原则　包括氧疗、扩张支气管、纠正休克以及支持与对症治疗等。

2. 肺微血管栓塞的预防措施　目前，预防肺微血管栓塞尚缺乏行之有效的方法，以下措施在一定程度上可起到预防作用，这些措施包括：采用过滤孔径为 20~40μm 的微聚体滤器；输注保存7天以内的血液制品等。

十、输血相关移植物抗宿主病

输血相关移植物抗宿主病（transfusion associated graft-versus-host disease，TA-GVHD）是指受血者输入含有免疫活性淋巴细胞（主要是T细胞）的血液制品后发生的一种与骨髓移植引起的 GVHD 类似的临床症状群。

TA-GVHD 是一种致命性的免疫性输血并发症，发生率为 0.01%~0.1%，死亡率为 15%，甚至高达 90%。

（一）病因与发病机制

TA-GVHD 的发生主要与受血者的免疫状态、供者与受者的组织相容性及输入的淋巴细胞数量三方面有关。

1. 受血者的免疫状态　TA-GVHD 绝大多数发生于免疫系统存在严重缺陷或严重受抑的受血者，因为受血者免疫系统缺乏识别、清除输入体内的供者T细胞的能力，致使供者T细胞在受者体内植活并分裂、增生，然后视受者为"异己"，反过来攻击和破坏受者的细胞和组织，从而发生 TA-GVHD。艾滋病患者也存在严重的免疫缺陷，但艾滋病患者发生 TA-GVHD 较少，这可能与 HIV 同时对供者 $CD4^+$ 细胞进行攻击，致使供者T细胞丧失免疫识别能力有关。

2. 供、受者的组织相容性　免疫功能基本正常的患者发生 TA-GVHD，多见于直系亲属之间特别是Ⅰ、Ⅱ级亲属之间的输血。这类输血时供者大多数为 HLA 单倍型纯合子（D-aa），而受者大多为 HLA 单倍型杂合子（R-ab）。由于供者的单倍体与受者相同（R-ab/D-aa），使受者的免疫系统受到干扰，不能识别供者淋巴细胞为外来物而加以排斥，使供者的淋巴细胞得以在受者体内增生并产生抗宿主反应。

3. 输入的淋巴细胞　数量输入的淋巴细胞数量 $>10^7/kg$ 时容易引起 TA-GVHD。目前，临床上应用的全血、红细胞、血小板和浓缩粒细胞中含有的淋巴细胞数均 $>2\times10^9/kg$，均具有诱发 TA-GVHD 的可能性。采用洗涤和过滤的方法处理血液制品仍残存 10^6~10^8 个淋巴细胞，仍可能诱发 TA-GVHD。目前，国际上推荐用辐照血液的方法来预防 TA-GVHD。

4. 其他　目前认为，受血者 $CD4^+$、$CD8^+$ 细胞和自然杀伤细胞也可能与 TA-CVHD 的发生有关，有关以上细胞与 TA-GVHD 确切的关系尚待进一步研究。

（二）临床表现与实验室检查

TA-GVHD 主要受损的靶器官是皮肤、肠道、肝脏和骨髓，这些器官受损可引起一系列症状群。TA-GVHD 一般发生在输血后 2~30 天，临床症状以发热和皮疹最为多见，病情严重时患者常常短时间内死亡。

1. 发热　发热是 TA-GVHD 的早期症状，也是 TA-GVHD 最为常见的症状。

2. 皮肤表现　皮肤表现是 TA-GVHD 最为多见的体征之一，表现为皮肤红斑和细小斑丘疹，逐渐蔓延全身，严重者出现全身红皮病，形成水疱和皮肤剥脱。

3. 消化道表现　在皮疹出现后，TA-GVHD 患者可出现恶心、呕吐及腹泻等消化道症状。腹泻可为稀便、水样便或血水样便，往往伴有腹痛。肝脏受累时可以出现肝区疼痛、黄疸及氨基转移酶升高。

4. 骨髓衰竭表现　骨髓受累引起骨髓衰竭时可出现全血细胞减少，这是 TA-GVHD 终末期的重要特征。

5. 皮疹部位的病理活检　皮疹部位病理活检的特点为表皮基底细胞空泡变性，真皮与表皮交界部位淋巴细胞浸润、表皮角化等。

6. 供者 T 细胞检测　检测方法包括 PCR 技术、HLA 或 DNA 多态性检测技术等，如能检测到供者 T 细胞植活的证据则可确诊 TA-GVHD。

（三）诊断

输入未经 γ 射线照射的血液制品 2~50 天时间内，出现发热、皮疹以及胃肠道、肝和骨髓功能障碍为主要表现的患者均应考虑 TA-GVHD。TA-CVHD 还应结合皮疹部位病理活组织检查、染色体检查以及供者 T 细胞植活的证据等辅助检查进行确诊。

（四）治疗原则

TA-GVHD 目前尚无特殊治疗方法，其治疗类似骨髓移植后的 GVHD，有关治疗原则包括：①静脉滴注大剂量糖皮质激素；②静脉滴注抗淋巴细胞或抗胸腺细胞球蛋白；③应用抗 T 细胞单克隆抗体；④应用其他免疫抑制剂。以上治疗可单独或联合使用，但 TA-GVHD 的疗效欠佳，死亡率比较高。

（五）预防

TA-GVHD 缺乏特异性治疗方法，死亡率比较高，故应高度重视 TA-GVHD 的预防。TA-GVHD 的预防措施包括：①严格掌握输血指征，避免不必要的输血；②避免亲属间输血，避免输新鲜血；③高危人群输血时，血液制品应先进行 γ 射线照射后再输入。

十一、含铁血黄素沉着症

含铁血黄素沉着症（hemosiderosis）又称血色病，是体内铁负荷过多的一组疾病。输血所致的含缺血黄素沉着症是由于长期反复输注全血、红细胞使体内铁负荷过重的一种输血不良反应。

（一）病因与发病机制

铁是人体必需的微量元素之一。人体内铁的总量为 3~5g（正常成年男性体内含铁约 50~55mg/kg，女性体内含铁约 35~40mg/kg），其中 62.2% 为血红蛋白铁，31.0% 为储存铁（铁蛋白、含铁血黄素），4%为肌红蛋白铁，还有少量的铁分布在各种酶、辅酶及其他组织中。

正常人每天造血约需要20~25mg铁，其中95%的铁来自人体铁的再利用，约5%（1mg）的铁需要从食物中吸收。为维持体内平衡，人体需要每天从食物摄取铁，正常人为1~1.5mg/d，发育期青少年为1.5~2mg/d，妊娠期及哺乳期妇女为2~4mg/d。人体每天排铁不超过1mg，主要通过肠黏膜脱落细胞随粪便排出；少量通过尿液、汗液及乳汁排出。正常情况下，人体每日摄入铁和消耗铁处于平衡状态。如果人体内铁剩余，剩余的铁将以铁蛋白和含铁血黄素形式储存于骨髓、肝及单核－吞噬细胞中。

每毫升血约含铁0.5mg，如果长期反复输血（全血和红细胞），不可避免地引起体内铁负荷过重，这些过剩的铁以含铁血黄素的形式沉积在单核－吞噬细胞和其他组织细胞中，引起包括肝脏、心脏、胰腺、下丘脑及甲状腺等组织、器官的损害，可表现为肝硬化、心肌炎、下丘脑性腺激素分泌不足、甲状腺功能亢进、关节痛、关节变形以及皮肤色素沉着等。

（二）临床表现

由输血引起的含铁血黄素沉着症发生在长期接受输血治疗的慢性贫血患者，累计输血量往往超过10 000ml，其临床表现与其他含铁血黄素沉着症的临床表现相似，包括下述五方面表现。

1. **皮肤色素沉着** 皮肤色素沉着常为首发表现，典型表现为全身皮肤黑灰色或青灰色，尤以暴露部位、瘢痕组织表面及外生殖器为甚，患者口腔黏膜也可以出现色素沉着。

2. **肝脏病变** 早期表现为肝肿大和肝纤维化，此期间患者肝功能多正常，病情进一步进展后患者可表现为肝硬化、门脉高压及肝性脑病等。

3. **心脏病变** 和充血性心肌病相似，患者表现为心脏扩大、心律失常和心力衰竭，严重者可死于心脏并发症。

4. **胰岛病变与糖尿病** 约65%的患者出现糖尿病的症状、体征，如多饮、多食、多尿、体重减轻、血糖增高及尿糖阳性等。患者糖尿病的严重程度和铁负荷的严重程度可呈平行关系。在此类糖尿病患者中，部分患者对胰岛素不敏感，控制比较困难。

5. **其他脏器病变** 包括下丘脑－腺垂体、肾上腺、甲状腺、甲状旁腺、性腺以及关节的滑膜等，引起的相关临床表现包括性欲减退、阳痿、闭经、睾丸萎缩、毛发脱落、关节痛及关节畸形等。

（三）实验室检查

1. **铁负荷过重的实验室检查** ①血清铁升高；②血清转铁蛋白饱和度升高：血清转铁蛋白饱和度正常时低于50%，含铁血黄素沉着症时可高达80%~100%；③血清铁蛋白：正常男性<300μg/L，女性<200μg/L，含铁血黄素沉着症患者往往>700μg/L。

2. **组织、器官受累的实验室检查** 根据患者受累器官的情况分别出现相应的实验室检查表现，例如肝损害失代偿期时出现肝功能异常，胰岛受累时出现血糖增高等。

（四）诊断

根据患者的病史、输血史、临床症状、体征和实验室检查结果，含铁血黄素沉着症的诊断比较容易建立。必要时可行皮肤活检及肝组织活检协助诊断。

输血所致含铁血黄素沉着症应与原发性含铁血黄素沉着症相鉴别,后者的特点是患者常有含铁血黄素沉着症家族史,多见于中年以上的男性,无输血史或所输的血量不多。

(五)治疗原则

含铁血黄素沉着症的治疗原则主要包括铁螯合剂治疗和对症治疗。

1. 铁螯合剂治疗　可用去铁胺或乙二胺四乙酸,每天肌内注射去铁胺 10mg/kg,可使机体每天从尿中排铁 10~20mg。

2. 对症治疗　根据患者的临床表现可相应进行护肝、降糖及强心等治疗。

(王孟燕)

第二节　输血传播疾病

输血传播疾病是指输入携带病原体的血液而感染的疾病。输血传播疾病本身是传染病,认识这些传染病是认识输血传播疾病的基础。在本节中,我们介绍比较重要的输血传播疾病,用更多的篇幅介绍这些传染病本身。

一、获得性免疫缺陷综合征

获得性免疫缺陷综合征(acquired immunodeficiency symdrome,AIDS)又称艾滋病,是由人类免疫缺陷病毒(human immunodeficiency virus,HIV)引起的以侵犯 T 辅助淋巴细胞为主、以引起细胞免疫功能缺陷为特征的传染病。HIV 感染速度快、波及范围广、病死率高,被称为"世纪绝症"。世界各国政府都非常关注 AIDS 的预防和控制。

输血是感染 HIV 的途径之一,由输血引起的 AIDS 称为输血相关性艾滋病。每输 1U 血液制品,感染 HIV 的概率在发达国家为 1∶1 468 000~1∶4 700 000,在一些非洲国家如肯尼亚等则高达 1∶50~1∶2 578。

(一)病原学

HIV 是一种单链 RNA 病毒,属于逆转录病毒科、灵长类慢病毒亚科。HIV 呈球形 20 面立体结构,直径约 90~140nm,相对分子质量为 2.4×10^4。HIV 分为 HIV-1 型和 HIV-2 型两种。HIV-1 型有 13 个亚型,分为三大组即 M 组、O 组和 N 组。HIV-2 型有 A、B、C、D、E、F 共 6 个亚型。目前发现,世界各地 AIDS 多由 HIV-1 型所致,HIV-2 型则主要在西非流行。

HIV 既嗜淋巴细胞又嗜神经细胞,主要感染人体内 $CD4^+T$ 细胞、单核-吞噬细胞、B 细胞、小神经胶质细胞和骨髓干细胞等。

HIV 对酸、热均敏感,pH 降至 6 时 HIV 病毒数量大幅度下降。56℃ 30min 可破坏病毒中的酶,60℃ 3h 或 80℃ 30min 可使病毒感染性消失。HIV 对一般消毒剂比较敏感,用 1% 戊二醛处理 5min,用 5% 次氯酸钠、70% 乙醇处理 1min 均可灭活病毒。但是,HIV 对碱及紫外线均不敏感。

(二)流行病学

自 1981 年美国首次报道 AIDS 以来,世界各地 AIDS 的发病率就以惊人的速度逐年递增。HIV 感染以非洲、美州和欧洲为主,亚洲的 HIV 感染目前正处于快速增长期。我国于

1985年发现首例AIDS，截至2007年累计报告的HIV感染者和患者约为70万例，人群中HIV感染率约为0.05%，主要分布在云南、新疆、广西、广东和四川等。

1. 传染源　AIDS患者及HIV感染者是本病的传染源，特别是处于窗口期或无症状的HIV感染者更具有传染病学意义。

2. 传播途径　包括性接触传播、经血途径传播、母婴传播及其他途径传播，后者见于器官移植、人工授精、被HIV污染的针头刺伤等。

3. 易感人群　人群普遍易感，高危人群为男同性恋者、静脉药瘾者、注射吸毒者、性乱者、血友病患者及多次接受输血或血液制品者。

（三）临床表现

1. 急性感染期　感染HIV 4~6周后出现类似传染性单核细胞增多症的临床症状，表现为发热、全身不适、头痛、关节痛及淋巴结肿大等，持续约3周后消失。从感染HIV到血清HIV抗体阳性之间这段时间称为AIDS的窗口期。AIDS的窗口期为22天~6个月，窗口期过后血清HIV抗体才为阳性。

2. 无症状感染期　在急性感染期后即为无症状感染期。此期平均8~10年，感染者基本无临床症状，但血中可检出HIV RNA、HIV核心及包膜蛋白抗体。

3. 全身淋巴结肿大期　此期的特点是全身淋巴结肿大，持续12周以上，部分患者淋巴结肿大1年后又消退，但可反复肿大。肿大淋巴结病理组织学检查一般为反应性增生。

4. 艾滋病期　①艾滋病相关综合征：发热、盗汗、体重下降、慢性腹泻、肝脾淋巴结肿大等；②艾滋病痴呆综合征或HIV脑病：头痛、癫痫及进行性痴呆；③严重的机会性感染：肺孢子菌肺炎、肺孢子虫肺炎及深部真菌病等；④继发性肿瘤：卡波西肉瘤及非霍奇金淋巴瘤等；⑤其他并发症：如慢性淋巴性间质性肺炎等。

（四）诊断

1. 临床诊断　急性HIV感染可根据高危因素及类血清病表现考虑AIDS可能，应进一步结合实验室检查进行诊断。

慢性HIV感染应结合流行病学病史、严重的机会性感染或肿瘤、CD4/CD8倒置等考虑本病可能，应进一步结合实验室检查进行诊断。

高危人群有下列两项或以上可疑诊AIDS，应进一步检查确诊：①短期内体重下降10%以上；②咳嗽或腹泻超过4周；③持续或间歇性发热超过4周；④全身淋巴结肿大；⑤反复带状疱疹或慢性播散性单纯疱疹病毒感染；⑥口腔念珠菌病；⑦全身瘙痒性皮炎。

下列情况之一也应疑诊AIDS：①难治性肺部感染或进展迅速的活动性结核病；②中枢神经系统受损或中、青年痴呆症；③卡波西肉瘤或伯基特淋巴瘤。

2. 实验室诊断　主要包括病原学检查和血清学检查即HIV抗体检测。①病原学检查：包括病毒分离、原位杂交、P24抗原检测及HIV核酸检测四种方法。病毒分离用于HIV感染的诊断一般用于科研，因为这种实验方法难度大、成功率低。原位杂交用于诊断HIV感染的特点是可以显示病毒感染的原始部位。P24抗原检测和用PCR技术进行HIV核酸检测较HIV抗体检测能更早地发现HIV感染，使窗口期缩短至1周左右。用PCR定量检测技术还可用于AIDS疗效的监测。②HIV抗体检测：包括初筛试验和确认试验，初筛试验包括ELISA法、胶体金（硒）快速试验及颗粒凝集法等；确认试验包括免疫印迹法和免疫荧光法等。

（五）治疗原则

1. 抗病毒治疗 ①核苷类似物反转录酶抑制剂：齐多夫定（叠氮胸苷）、双脱氧胞苷、双脱氧肌苷及拉米夫定等；②非核苷类似物反转录酶抑制剂：尼维拉平、施多宁等；③蛋白酶抑制剂：利托那韦、吲哚那韦、沙奎那韦和奈非那韦等。

2. 免疫重建 使用药物治疗或其他治疗使患者受损的免疫细胞及其功能恢复，包括免疫增强剂、胸腺移植、患者T细胞体外扩增后回输等。

3. 治疗 AIDS并发症治疗感染和肿瘤并发症等。

4. 其他治疗 如支持、对症治疗等。

（六）预防

目前，预防AIDS的主要措施如下。

1. 管理传染源 包括隔离治疗患者，监控无症状HIV感染者，高危人群普查HIV感染者等。

2. 切断传播途径 包括加强AIDS防治知识宣传教育、禁止毒品注射、取缔娼妓、高危人群用安全套、严格筛查血液及血液制品等。

3. 保护易感人群 预防HIV感染的疫苗尚在研究中，部分疫苗已进入Ⅱ/Ⅲ期临床试验研究阶段。

二、病毒性肝炎

因输血感染肝炎病毒等而引起的肝炎称为输血后肝炎。输血后肝炎中乙型肝炎和丙型肝炎占重要地位，以下介绍乙型肝炎和丙型肝炎。

（一）乙型肝炎

1. 病原学 乙型肝炎病毒（hepatitis B virus，HBV）系DNA病毒，在外周血中有三种不同的存在形式：大球形颗粒（Dane颗粒）、小球形颗粒和丝状或核状颗粒。Dane颗粒为完整的HBV颗粒，直径42nm，由包膜与核壳组成。包膜为脂蛋白，内含HBsAg、糖蛋白和细胞脂质；核心直径27nm，内含双股DNA、DNA聚合酶及核心蛋白等。小球形颗粒和丝状或核状颗粒，直径均22nm，由HBsAg组成，为空心包膜，不含核酸。一般情况下，血清中以小球形颗粒最多，Dane颗粒最少。

HBV的抵抗力很强，对温度、干燥、紫外线及一般浓度的消毒剂均能耐受。能够灭活HBV的方法包括：121℃高压灭菌20min，100℃干烤1h，100℃直接煮沸2min，以及用0.5%过氧乙酸溶液、3%漂白粉溶液及5%次氯酸钠溶液直接处理。

2. 流行病学 乙型肝炎是世界范围的病毒性传染病，全球携带HBsAg的人数超过3亿人。我国是乙型肝炎的高流行区，人群中40%~60%受过HBV感染，8%~10%为HbsAg携带者。

（1）传染源：主要是急、慢性乙型肝炎患者和病毒携带者。潜伏期、急性期或慢性活动初期患者的血液、唾液、黏液、阴道分泌物及乳汁等都有传染性。

（2）传播途径：①母婴传播：包括妊娠时通过胎盘感染胎儿，分娩时通过婴儿的微小伤口感染，分娩后由母婴间密切接触感染。其中分娩过程引起的感染是母婴传播的主要方式。②血液、体液传播：血液中HBV含量最高，微量的感染血进入人体即可造成感染，例如输血、注射、手术、拔牙、共用剃刀及牙刷等均可能引起感染。目前已证实体液如唾液、汗液、精液、乳汁及阴道分泌物等均含有HBV，密切的生活接触及性接触也可能感染HBV。输血是感染HBV的途径之一，根据文献报道，每输1U血液制品感染HBV的概率在发达国家约为1：31 000～1：205 000，而在一些非洲国家如肯尼亚等则高达1：74～1：1 000。

（3）易感人群抗-hBs阴性者是HBV的易感人群，高危人群包括HBsAg阳性母亲的新生儿、HBsAg阳性者的家属、反复输血的患者（如血友病患者等）、血液透析患者、多个性伴侣者、静脉药瘾者以及接触血液的医务工作者等。

3. 临床表现　乙型肝炎的临床表现有以下几种类型。

（1）急性肝炎：表现为乏力、纳差、恶心、厌油、腹胀、肝区痛及尿色加深等，根据患者是否存在黄疸分为急性黄疸型肝炎和急性无黄疸型肝炎。

（2）慢性肝炎：分为轻度、中度和重度三种，轻度慢性肝炎的表现类似急性肝炎。重度慢性肝炎除具备轻度慢性肝炎表现外，还伴有肝病面容、肝掌、蜘蛛痣、脾大、天门冬氨酸氨基转移酶和（或）丙氨酸氨基转移酶反复持续升高。中度慢性肝炎的临床表现介于轻度与重度慢性肝炎之间。

（3）重型肝炎：分为急性、亚急性和慢性重型肝炎三种。①急性重型肝炎：发展迅猛，极度乏力，严重消化道症状，出现神经、精神症状者表现为嗜睡、性格改变、烦躁不安、昏迷及扑翼样震颤等；②亚急性重型肝炎：表现为极度乏力、黄疸进行性加深、出血倾向及肝性脑病等；③慢性重型肝炎：临床表现同亚急性重型肝炎，但这类患者一般在慢性肝病基础上发病。

（4）瘀胆型肝炎：起病类似急性黄疸型肝炎，但自觉症状较轻，黄疸较深。

（5）肝炎后肝硬化：分为活动性肝硬化和静止性肝硬化两种，前者表现类似慢性肝炎，后者无肝炎活动表现，症状轻或无特异性。

4. 实验室检查　①肝功能检查：肝炎时可出现血清胆红素、血清丙氨酸氨基转移酶和天门冬氨酸氨基转移酶及血清蛋白的改变。②乙型肝炎病毒抗原、抗体检测：用血清学方法检测HBsAg、抗-HBs、HBeAg、抗-HBe及抗-HBc。以上HBV抗原、抗体的血清学指标与临床关系复杂，应结合临床及肝功能检查综合评判。③HBV DNA检测：用核酸分子杂交技术和PCR技术检测HBV DNA具有很高的特异性和敏感性，是HBV早期感染的最直接证据。④其他检查：包括凝血酶原时间、尿常规及血氨检测等对诊断肝炎均有一定指导意义。

5. 诊断　应结合流行病学资料、临床表现、病原学检查及其他实验室检查结果进行诊断。乙型肝炎诊断明确后还应根据患者的临床症状、体征、肝功能检查及血氨检测等结果进一步做分型诊断。

6. 治疗原则　包括抗病毒治疗、护肝治疗、并发症的治疗及支持、对症治疗等。

（1）抗病毒治疗：有关药物包括α-干扰素、拉米夫定及阿德福韦等。

（2）护肝治疗：①非特异性护肝药物治疗：维生素类药、还原型谷胱甘肽及葡萄糖内酯等；②降酶治疗：五味子类（联苯双酯、双环醇等）、山豆根类（苦参碱等）及甘草提取物等；③退黄治疗：丹参、栀枝黄、门冬氨酸钾镁及前列腺素E_1等。

（3）肝炎并发症的治疗：如消化道出血、肝肾综合征及肝性脑病等的治疗。

（4）其他治疗：包括适当休息、合理饮食、心理辅导及支持、对症治疗等。

7. 预防　乙型肝炎的预防方法包括控制传染源、切断传播途径和保护易感人群。

（1）控制传染源：包括隔离治疗患者，现症感染者限制从事食品加工、饮食服务及托幼保育工作，对献血员进行严格筛选等。

（2）切断传播途径：包括养成良好的个人卫生习惯，一些生活用品如理发、美容及洗浴等用品严格按规定进行消毒处理，各种医疗器械实行一用一消毒措施，加强血液制品管理等。

（3）保护易感人群：易感人群及新生儿接种乙肝疫苗，HBV慢性感染母亲的新生儿以及暴露于HBV的易感者注射乙型肝炎免疫球蛋白等。

（二）丙型肝炎

1. 病原学　丙型肝炎病毒（hepatitis C virus，HCV）属于黄病毒科丙型肝炎病毒属病毒；HCV呈球形颗粒状结构，直径30～60nm，外有脂质外壳、囊膜和棘突结构，内有由核心蛋白和核酸组成的核衣壳。

HCV对有机溶剂敏感，终浓度为10%的氯仿溶液可杀灭HCV；1：1 000甲醛溶液37℃熏蒸处理6h可使HCV传染性丧失；经100℃ 5min或60℃ 10h也可使HCV传染性丧失；血液制品中的HCV可用干热80℃ 72h或加变性剂使之灭活。

2. 流行病学　HCV的感染率或流行率世界各地差异显著。欧美国家普通人群HCV流行率<1%，低于发展中国家。我国HCV感染属中高流行区，全国约有4 000万HCV携带者，平均感染率为3.2%。1995年前后，我国部分省份因单采血浆交叉感染，导致献血员中发生丙型肝炎暴发流行，抗-HCV阳性率高达80%。之后，我国对采供血工作进行了严格的管理，有效地控制了因采供血导致的HCV感染。

（1）传染源：主要为急、慢性患者和无症状HCV携带者，病毒存在于血液、精液、阴道及子宫分泌物、唾液及泪液等体液中。

（2）传播途径：丙型肝炎的传播途径类似于乙型肝炎，其传播途径除母婴传播和经破损的皮肤、黏膜传播外，输血、注射、性接触及生活密切接触均可能引起HCV感染。由于HCV为RNA病毒，外界抵抗力较弱，加上体液中HCV含量较少，HCV传播较HBV局限。输血是感染HCV的途径之一，根据文献报道，每输1U血液制品感染HCV的概率在发达国家约为1：193 500～1：3 100 000，而在一些非洲国家如肯尼亚等则高达1：2 578。

（3）易感人群：人类对HCV普遍易感，目前检测到的抗-HCV并非保护性抗体。

3. 临床表现　丙型肝炎的临床表现与乙型肝炎类似。与乙型肝炎比较，丙型肝炎中重型肝炎比较少；而急性丙型肝炎转变为慢性肝炎则较乙型肝炎多。在成年患者中，50%～80%的急性丙型肝炎可转为慢性肝炎，而急性乙型肝炎只有10%～40%的患者转变为慢性肝炎。

输血后丙型肝炎感染潜伏期约为2～16周，约3/4的感染者不出现症状而成为长期HCV-携带者。输血后15～85天，利用PCR技术可检出血清中HCV RNA；输血后1～6个月抗-HCV检出率高达100%。输血后丙型肝炎患者输血后第15～60天出现天门冬氨酸氨基转移酶异常，60%的患者天门冬氨酸氨基转移酶异常超过1年，部分患者转为慢性肝炎并进展到肝硬化、肝癌。

4. 实验室检查　包括病原学、抗-HCV、HCV RNA检测等。

（1）病原学检查：主要包括HCV抗原检测和抗-HCV检测两种。①HCV抗原检测：HCV在血液中的含量太低，用常规方法不能检出HCV抗原。目前，利用EIA技术检测HCV核心抗原的试剂已经问世，人感染HCV后40天左右即可利用该试剂检测出HCV抗原，使

HCV 感染的窗口期进一步缩短。②抗－HCV 检测：检测方法有 ELISA 法和重组免疫印迹法。ELISA 法是目前最为常用的筛查抗－HCV 的方法，具有操作简便、快捷、成本低、检测敏感性好以及便于自动化操作等特点。但是，用 ELISA 法检测抗－HCV 的特异性较差，假阳性率较高。利用 ELISA 法检测抗－HCV 的窗口期平均为 70 天。抗－HCV 的确认试验一般采用重组免疫印迹法。抗－HCV 中，C22、C33－c 抗体出现最早，抗－C 其次，NSI 及 NS4 抗体阳性率较低。因此，利用重组免疫印迹法检测抗－HCV 时，将各段抗体组合，可以提高抗－HCV 检测的敏感度。③HCV－RNA 检测：HCV 感染后，血清 HCV RNA 要比抗－HCV 早出现数周，检测血清 HCV RNA 已成为早期 HCV 病毒血症的"金指标"。利用 PCR 技术检测 HCV RNA 具有以下三个特点：敏感性高，可提高 HCV 检出率，显著缩短"窗口期"；利用 PCR 技术检测 HCV RNA 是判断 HCV 感染及传染性的可靠指标；PCR 技术操作比较繁琐，成本较其他检查方法高，易受污染而出现假阳性。

（2）其他实验室检查：包括肝功能、尿常规及血氨检测等，有利于丙型肝炎的分型诊断。

5. 诊断　丙型肝炎的诊断要结合流行病学资料、患者的症状与体征、肝功能检查及病原学检查等。

丙型肝炎诊断明确后，还要根据患者的临床表现进一步做分型诊断，对指导治疗具有重要意义。

6. 治疗原则　丙型肝炎的治疗原则与乙型肝炎基本相同。丙型肝炎的抗病毒治疗可选用 γ－干扰素，其他治疗原则如一般治疗、护肝治疗及治疗肝炎并发症等也基本同乙型肝炎。

7. 预防　由于丙型肝炎的传播途径与乙型肝炎基本相同，丙型肝炎的预防措施包括控制传染源、切断传播途径及保护易感人群基本同乙型肝炎。

三、巨细胞病毒感染

（一）病原学

巨细胞病毒（cytomegalo virus，CMV）是人类疱疹病毒属疱疹病毒科乙组疱疹亚科的一种 DNA 病毒，具有典型的疱疹病毒样结构，病毒颗粒直径 80～110nm，病毒外壳为对称的二十面体，内含 162 个壳粒。主要侵犯上皮细胞，并只能在活细胞中生长，由于感染该病毒后出现巨大细胞，故名 CMV。

CMV 不耐酸、不耐热，pH＜5 或 56℃30min 可充分灭活 CMV；10% 的家用漂白粉可使其感染性明显降低；CMV 在 20% 乙醚中最多存活 2h；紫外线照射 5min 也可充分灭活 CMV。

（二）流行病学

CMV 感染在人类非常普遍，CMV 抗体阳性率在发达国家的献血员中为 40%～70%，在发展中国家则高达 81%～100%，我国一般人群中 CMV 抗体阳性率也在 90% 以上。

CMV 患者或隐性感染者是本病的传染源，CMV 在体内分布广泛，唾液、尿液、精液、子宫颈分泌物、乳汁、血液及内脏器官均可存在 CMV。

CMV 的传播途径包括母婴传播、器官移植传播、性交传播和输血传播等。

（三）临床表现

输血后 CMV 感染分为三种类型，即：初次感染、激活性感染和再感染，其临床表现如下。

1. 初次感染　输血前 CMV 抗体阴性的受血者接受 CMV 感染的献血员血液,受血者血液中将在 12 周内出现 CMV 或 CMV 抗体阳性。

2. 激活性感染　又称再活化感染,发生于 CMV 抗体阳性的受血者,输血前呈潜伏状态,输血后表现为血清学或病毒学的内源性 CMV 活动性感染。激活性感染与输血引起短暂性免疫抑制作用有关。

3. 再感染　CMV 抗体阳性的受血者,输注含有不同病毒株的 CMV 献血员血液,引起强烈的 CMV 抗体反应,病毒排出量和抗体成倍增加。再感染与激活性感染很难区别,一般把二者统称为复发感染(再发性感染或二次感染)。

人群中 CMV 感染主要为亚临床感染,患者一般无症状。对免疫功能正常的感染者,病毒往往以潜伏的形式持续终生。当宿主免疫状态失去平衡如在器官移植、癌症、妊娠以及免疫抑制剂治疗等情况下,潜伏的病毒才复活。

(四) 实验室检查与诊断

1. 脱落细胞及组织病理学检查　尿液、唾液、气管分泌物、胃洗液、乳汁及脑脊液等均含 CMV,均可检出特征性的巨细胞。巨细胞直径约 10~40nm,胞质少,胞核大,核内含有一明显的中心包涵体,中心包涵体及其周边的晕轮即所谓的"猫头鹰眼睛"。肝、脾和胃等组织可通过病理活检方法检出此种细胞。

2. 病毒分离和抗原检测　CMV 分离可借助人胚胎成纤维细胞进行,但这种 CMV 分离方法需时较长,不宜用于临床。

CMV 抗原的检测有利于 CMV 感染的早期诊断。进行 CMV 抗原检测时可,用针对 CMV 早期抗原的单克隆抗体对接种标本的组织培养细胞进行直接免疫酶染色,也可以用免疫荧光法检测 CMV 早期抗原。

3. PCR 检测技术　利用 PCR 技术对尿液或血液等标本进行检测检出 CMV 比较早。对尿液进行 PCR 检测时,应注意尿液标本中的抑制物可干扰 PCR 扩增,可能影响检测结果。

4. 血清学检查　CMV 抗体是检测 CMV 感染比较常用的检测方法,抗-CMVIgM 可用免疫荧光法、ELISA 法或放射免疫法等进行检测。

(五) 治疗原则

对于有临床症状或者是先天性 CMV 感染者,抗病毒治疗可用阿糖胞苷、磺苷及干扰素等。用于治疗和预防 CMV 感染的其他药物包括人免疫球蛋白、阿昔洛韦及更昔洛韦等。

由于 CMV 有致畸作用以及目前对 CMV 感染者缺乏有效治疗方法等原因,目前认为,妊娠早期发现有原发性 CMV 感染时,应尽快中止妊娠;对妊娠中、晚期 CMV 感染者应进一步检查胎儿有无畸形,以便进一步采取相应的治疗措施。

(六) 输血传播 CMV 的预防

①输用 CMV 抗体阴性献血员的血液;②输用去除白细胞的血液;③输用贮存血液;④静脉注射 CMV 免疫球蛋白;⑤其他预防措施,如应用 CMV 疫苗等。

四、人类 T 淋巴细胞病毒感染

(一) 病原学

人类 T 淋巴细胞病毒(human T-cell lymphotropic virus,HTLV)是一种 RNA 病毒,属

于人逆转录病毒 C 型成瘤病毒亚科。HTLV-Ⅰ/Ⅱ病毒颗粒的直径为 100nm，病毒颗粒中心是病毒 RNA 和多聚酶，外面环绕病毒结构蛋白，最外层是镶嵌病毒外膜蛋白的脂膜。HTLV-Ⅰ在体内主要感染 $CD4^+T$ 细胞，血液、乳汁及精液均含有 HTLV-Ⅰ。

（二）流行病学

HTLV-Ⅰ/Ⅱ的传染源是 HTLV-Ⅰ/Ⅱ的感染者。

HTLV-Ⅰ/Ⅱ的传播途径包括母婴传播、性传播及输血传播等。

HTLV-Ⅰ感染主要分布在日本南部、加勒比海地区、非洲中部、美洲中部和南部、巴布亚、新几内亚和澳大利亚等。根据文献报道，HTLV-Ⅰ在人群中的感染率日本南部为 8.1%；加勒比海地区为 2%~12%；我国 HTLV-Ⅰ感染率比较低，人群中 HTLV-Ⅰ/Ⅱ抗体阳性率约为 0.3%。

（三）临床表现

HTLV-Ⅰ/Ⅱ感染者大多没有任何症状、体征。但是，HTLV-Ⅰ/Ⅱ感染能引起宿主淋巴组织增生性疾病和非淋巴组织增生性疾病。

HTLV-Ⅰ还具有嗜神经性，可在 <1% 的携带中引起进行性脊髓病变，患者表现为进行性强直性下肢轻瘫。

HTLV-Ⅰ/Ⅱ还具有致瘤性，感染者出现成人 T 细胞白血病或淋巴瘤，后者的发生率低于 5%。

（四）实验室检查

初筛试验包括 ELISA 法、间接免疫荧光法、^{125}I 标记的 P24 放射免疫法、竞争 ELISA 法和明胶颗粒凝集法。确证试验包括蛋白印迹试验、重组免疫印迹试验、放射免疫沉淀试验及 PCR 技术等。

（五）预防

①严格掌握输血指征，尽量减少或避免输注血液制品；②输用去白细胞的血液制品或贮存时间≥14 天的血液制品；③在 HTLV-Ⅰ/Ⅱ流行区，可根据情况考虑对献血员和血液制品进行 HTLV-Ⅰ/Ⅱ抗体筛查。

（徐道晶）

参考文献

[1] 罗春丽．临床检验基础．第三版．北京：人民卫生出版社，2012．
[2] 许文荣，王建中．临床血液学检验．第五版．北京：人民卫生出版社，2012．
[3] 薛宏伟．临床医学概要．北京：人民卫生出版社，2012．
[4] 候振江．血液学检验．第三版．北京：人民卫生出版社，2012．
[5] 向红．医学检验项目指南．北京：人民卫生出版社，2011．
[6] 贺志安．检验仪器分析．北京：人民卫生出版社，2012．
[7] 尚红，王毓三，申子瑜．全国临床检验操作规程．第四版．北京：人民卫生出版社，2015．
[8] 刘成玉．临床检验基础．第2版．北京：中国医药科技出版社，2010．
[9] 胡丽华．临床输血学检验．北京：人民卫生出版社，2012．
[10] 曾小菁．血液学检验技术．北京：科学出版社，2016．
[11] 陈小伍，于新发，田兆嵩．输血治疗学．北京：科学出版社，2012．
[12] 魏晴．临床输血指南．北京：科学出版社，2013．
[13] 王全立，罗卫东，穆士杰．临床输血与免疫．西安：第四军医大学出版社．2012．
[14] 陈会友．简明输血治疗．北京：科学出版社，2012．
[15] 褚静英，陆玉霞．输血检验技术．西安：西安交通大学出版社，2014．
[16] 杨宝成．采供血及临床输血管理．北京：人民卫生出版社，2011．
[17] 刘久波，罗杰．实用临床输血手册．武汉：华中科技大学出版社，2015．
[18] 卢亮．采供血及输血管理学．上海：科学技术文献出版社，2011．
[19] 张家忠．临床输血检验技术．北京：人民卫生出版社，2016．
[20] 胡丽华．临床输血学检验技术．北京：人民卫生出版社，2015．
[21] 张献清，胡兴斌．实用临床输血医学．西安：第四军医大学出版社，2014．
[22] 田兆嵩，何子毅，刘仁强．临床输血质量管理指南．北京：科学出版社，2014．